Fit durch Proteine

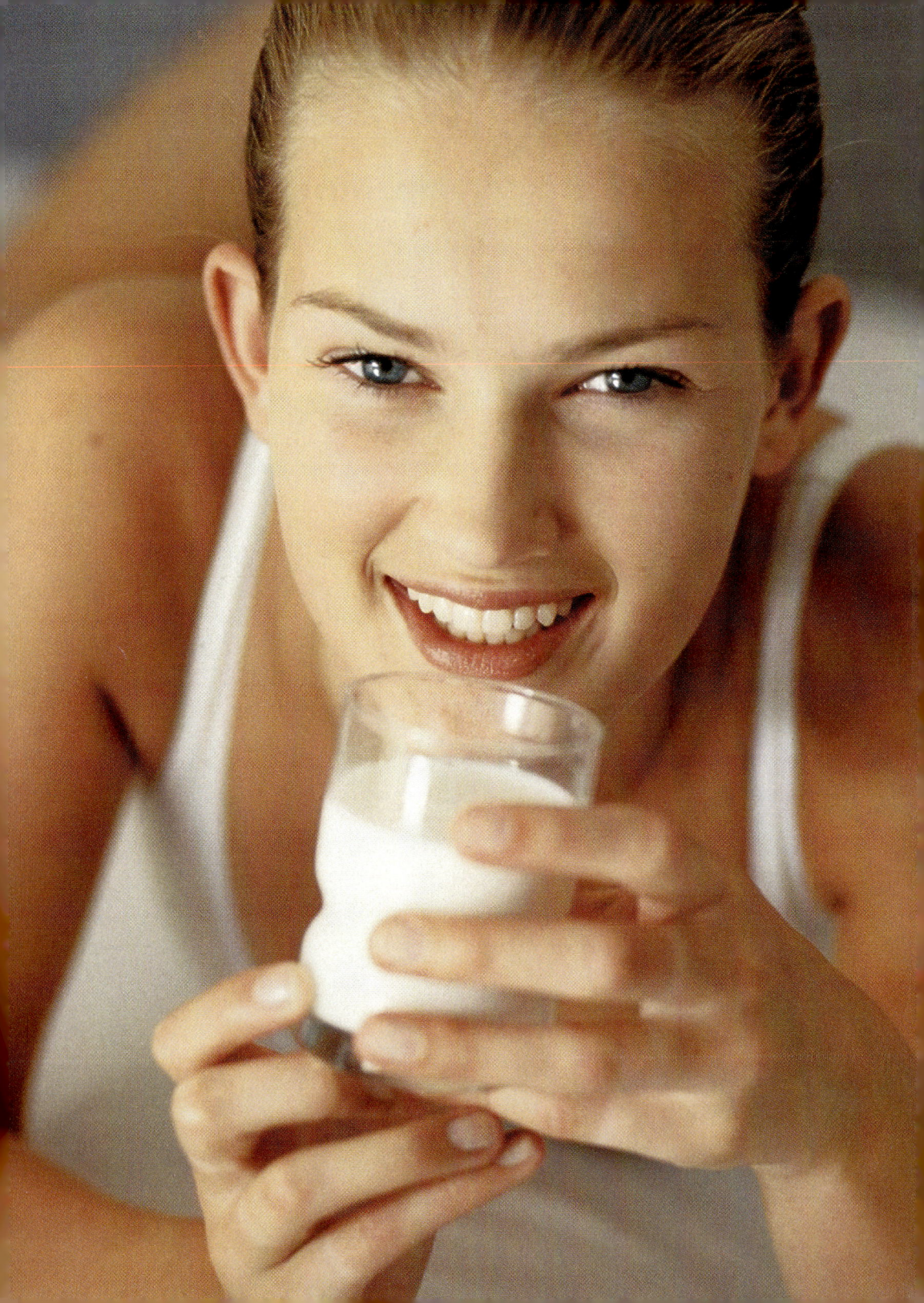

Klaus Oberbeil

Fit durch
Proteine

Powernahrung für Fitness und Vitalität

SÜDWEST

INHALT

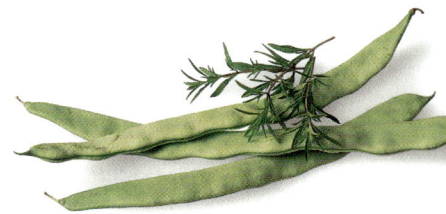

Grüne Bohnen enthalten 2,4 Gramm Eiweiß pro 100 Gramm

Auch Eier sind gute Protein-lieferanten.

Wie der Körper Proteine aufnimmt

Schön und schlank mit Proteinen

Hartkäse enthält mehr Aminosäuren als Frischkäse.

Besonders eiweißreich und aromatisch sind Sojasprossen.

Mehr Eiweiß für den Speisezettel

Seefische enthalten durchschnittlich mehr Proteine als Süßwasserfische.

Das Jahrtausend der Proteine

Wenn es darum geht, was gesund, fit, schlank und glücklich macht, startet das neue Millennium mit dem topaktuellen Postulat der Stoffwechselforschung: »Alles, was in unserem Körper geschieht, geschieht durch Eiweiß. Alle anderen Nährstoffe – wie Vitamine, Mineralien, Spurenelemente, Fettsäuren, Kohlenhydrate oder Wasser – sind lediglich Hilfsstoffe bei der Produktion lebenswichtiger Zellproteine.«

Die Schwankungen des Zellstoffwechsels erklären den oft rätselhaften Wechsel in unserer Tagesform. Beim Aufstehen fühlen wir uns prächtig – am späten Vormittag schon wieder hundemüde. Mal erfüllt uns das Glück innerer Heiterkeit, Stunden später platzt uns plötzlich der Kragen.

Genau auf diese Zellproteine kommt es an, sowohl in Bezug auf unsere mentale als auch unsere körperliche Gesundheit. Je mehr Zellproteine Enzymmoleküle in unseren Körperzellen zusammenbauen, desto besser funktioniert unser Zellstoffwechsel und desto besser fühlen wir uns. Dabei lautet die Formel ganz einfach: Wenn unser Zellstoffwechsel die erwünschte Höchstmarke mit 100 Prozent erreicht, geht es uns gut. Je mehr er absinkt – auf 80, 65, 47 Prozent oder vielleicht noch tiefer –, desto schlechter fühlen wir uns, seelisch wie körperlich.

Den Zellstoffwechsel aktivieren

Tiere und Pflanzen halten ihren Zellstoffwechsel stets auf 100 Prozent, nutzen ihr genetisches Potenzial deshalb Stunde für Stunde voll aus. Wir können viel von ihnen lernen, um den Alltag besser zu meistern, Konflikte kraftvoll zu bewältigen, Übergewicht abzubauen, unser äußeres Erscheinungsbild zu verbessern, die Sehkraft zu erhöhen, unsere Stimmungslage anzuheben usw. Immer spielt dabei das Auf und Ab der Messmarke, der sozusagen fein schwankende oder vibrierende Zeiger unseres Zellstoffwechsels, eine große Rolle.

Oder kurz ausgedrückt: Die Produktion von Zellproteinen immer möglichst nahe bei 100 Prozent halten – und nichts kann schief gehen. Einfach ist dies allerdings nicht. Zellproteine werden in so genannten Ribosomen aus Aminosäuren zusammengeknüpft, den kleinsten Eiweißbausteinen. Muskelzellen, vor allem Herzmuskelzellen, verfügen über rund eine Million solcher Eiweißfabriken. Bindegewebe- und andere Zellen benötigen nicht ganz so viel davon.

Aminosäuren – der Motor des Wohlbefindens

Doch immerhin: Eine runde Trillion Ribosomen kommen in unserem Organismus zusammen. Und weil es rund 45 Sekunden dauert, bis eine Eiweißfabrik ein durchschnittlich großes Zellprotein produziert hat, werden pro Minute auch Trillionen solcher Zelleiweißstoffe benötigt, um uns fit, glücklich, schlank und jung zu erhalten. Je mehr der kleinsten Eiweißbausteine, der Aminosäuren, unseren Zellen über das Labyrinth der Blutgefäße geliefert werden, desto mehr wird der »Turbomotor« unseres Wohlbefindens angekurbelt. Nicht zu vergessen natürlich: Ohne die kleinen fleißigen Helfer Vitamine, Spurenelemente & Co. funktioniert im Zellstoffwechsel nichts.

Vitaler werden in kurzer Zeit

Dieses Kursbuch ist daher der womöglich wirkungsvollste Ratgeber für Menschen, die sich psychisch nicht richtig wohl fühlen und/oder mit ihrem Körper oder dessen Leistungen nicht zufrieden sind.

Den Zellstoffwechsel auf die Idealmarke 100 hochzufahren, hilft oft sofort oder zumindest nach 24 bzw. 36 Stunden – also nicht erst nach drei Wochen, wie es der Beipackzettel so mancher Arzneimittel verspricht. Probieren Sie es ganz einfach aus – Sie werden bald das reinste Proteinwunder erleben!

Schlicht die Eiweißzufuhr hochfahren durch reichlich Joghurt und saftige Steaks – das funktioniert leider nicht. Wer mit Proteinen sein Wohlbefinden dauerhaft steigern möchte, muss die komplexen Vorgänge des Stoffwechsels verstehen.

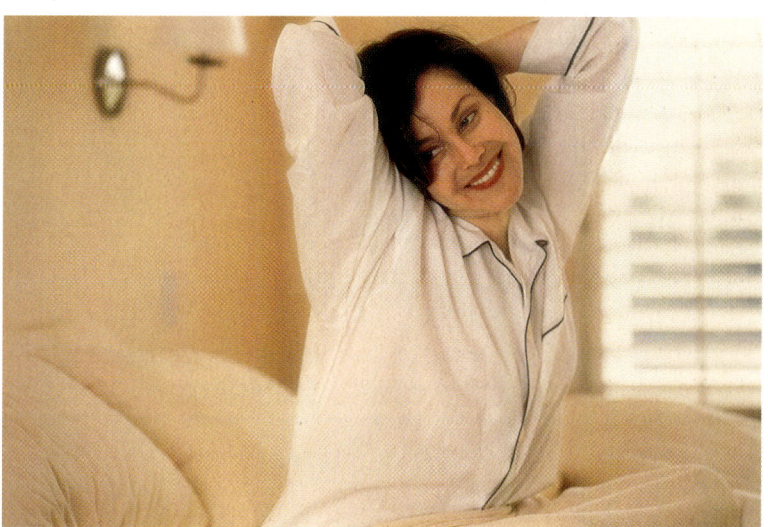

Proteine haben großen Einfluss auf unser körperliches und seelisches Befinden. Sie dienen als Strukturproteine vieler Körpergewebe, z. B. für Haare, Haut oder Muskeln, und sind mitverantwortlich für wichtige biochemische Vorgänge im Körper.

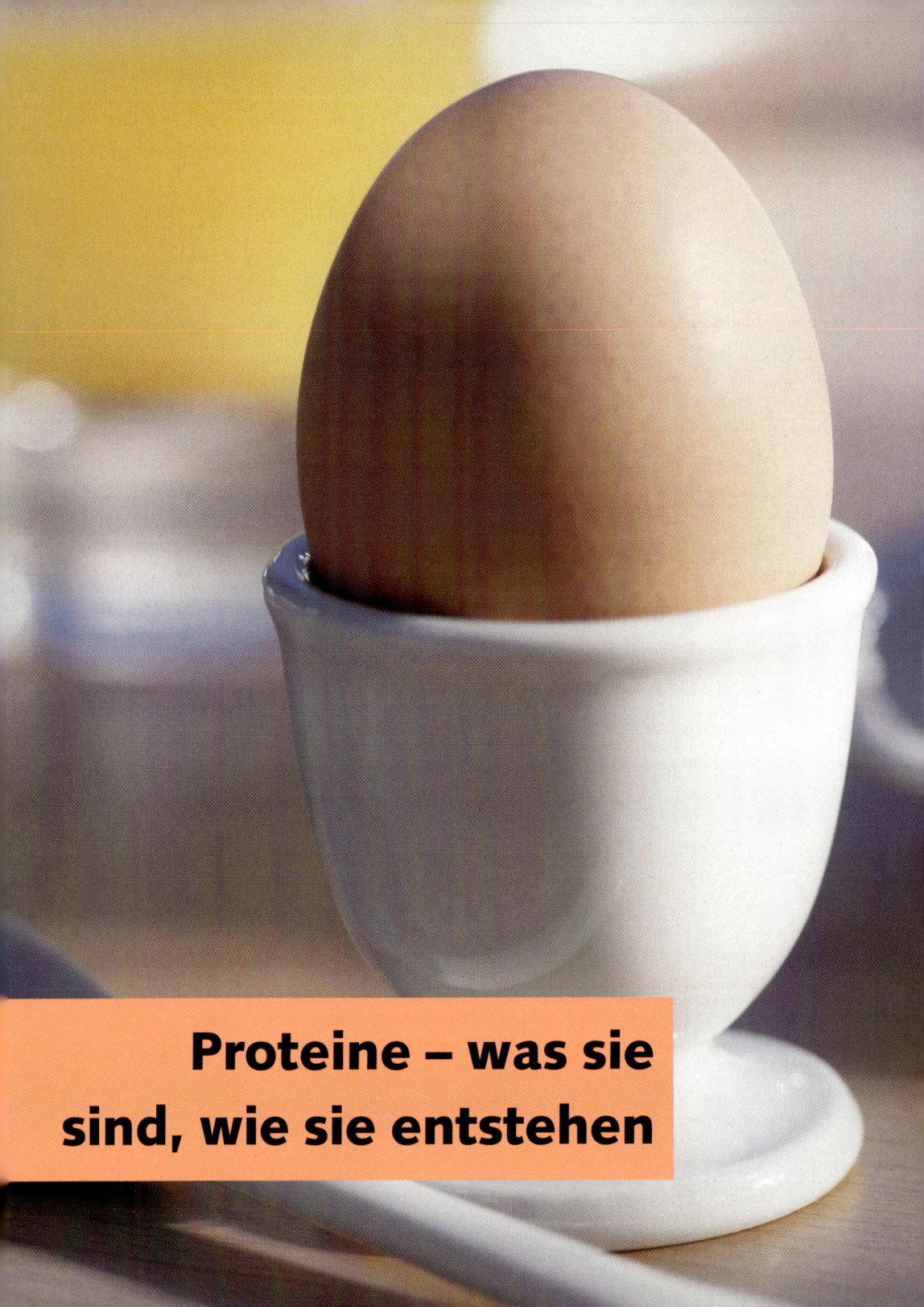

Proteine – was sie sind, wie sie entstehen

Der Baustoff des Lebens

In einer Milliarden Jahre während Evolution hat die Natur einen im Prinzip recht simplen Mechanismus genutzt, um Pflanzen und Tiere – vom kleinsten Grashalm bis zum Elefanten – zu entwickeln: die Eiweißsynthese. Mit dem Eiklar – dem Weißen im Ei – hat Eiweiß eigentlich nicht viel zu tun. Deshalb ist die wissenschaftliche Bezeichnung »Proteine« treffender. Eiweiß ist das Struktur- und Gerüstmaterial, aus dem alles aufgebaut ist, was auf Erden wächst oder sich bewegt. Auch wir Menschen bestehen zum großen Teil aus Eiweiß. Wenn wir unserem Körper alles Wasser entziehen würden, enthielte die verbleibende »Trockenmasse« fast 50 Prozent Proteine.

Zellforscher schätzen, dass die Natur in den Jahrmilliarden ihrer Entwicklung etwa 100 Millionen verschiedene Zellproteine aufgebaut hat – in Pflanzen und Tieren. Unser Körper jedoch benötigt nur rund 50 000 davon.

Woraus das Eiweiß im Körper besteht

Das Gesamteiweiß in unserem Körper setzt sich aus Aminosäuren zusammen, den kleinsten Eiweißbausteinen. Wenn eine oder mehrere Aminosäuren zusammengeknüpft werden, entstehen Proteine. Es gibt 25 verschiedene Aminosäuren im menschlichen Körper. Acht davon sind beim Erwachsenen essenziell (beim Säugling zehn), d. h., unser Stoffwechsel kann sie nicht selbst herstellen. Wir müssen sie also – ähnlich wie Vitamine oder Spurenelemente – unbedingt mit der täglichen Nahrung zu uns nehmen, sonst bekommen wir Beschwerden oder werden sogar krank. Die übrigen Aminosäuren kann unser Stoffwechsel selbst synthetisieren.

Einfluss auf den gesamten Stoffwechsel

Ein gut und ungestört funktionierender Eiweißstoffwechsel ist allererste Voraussetzung für unser mentales und körperliches Wohlbefinden. Oder anders ausgedrückt: Wenn wir uns müde, lustlos, verzagt oder erschöpft fühlen oder unter Befindlichkeitsstörungen leiden, fehlt es oft ganz einfach nur an Aminosäuren. Eiweiß ist nämlich nicht nur

Gerüststoff für unseren Körper, sondern aus Aminosäuren werden viele andere lebensnotwendige Substanzen und Moleküle gebildet: beispielsweise Enzyme, Hormone, Nervenreizstoffe, Transportproteine im Blut, Antikörper im Immunsystem u. v. a. m.

Deshalb ist es ausgesprochen wichtig, dass unsere Körperzellen stets reichlich mit Aminosäuren versorgt sind, dass also unser Blut immer ausreichend Aminosäuren mit sich führt, um die Zellen mit Eiweiß versorgen zu können.

Neben Stress und Fehlernährung können auch Erkrankungen z. B. der Bauchspeicheldrüse oder der Leber eine Unterversorgung mit Eiweiß verursachen. Es fehlen dann wichtige Enzyme zur Verwertung der Proteine.

Leider ist dies häufig nicht der Fall. Vor allem Stress und Fehlernährung sind es, die den Eiweißstatus der Zellen oft recht mitleiderregend aussehen lassen. Da darf man sich nicht wundern, wenn man sich nicht fit fühlt, sich nicht begeistern oder freuen kann, unter Schlafstörungen leidet, sein Übergewicht nicht los wird, wenn die Haut welk und fahl, die Haare dünn und brüchig werden.

Das Geheimnis der »bunten Perlenketten«

Ein einzelnes Protein kann man sich als Perlenkette vorstellen, als farbige Perlen, die an einem Faden aufgezogen sind. Wenn wir jeder der 25 Aminosäuren eine Farbe zuordnen – Blau, Gelb, Rosa, Minzgrün, Rot, Pink, Gold usw. –, stehen dem Eiweißstoffwechsel 25 verschiedenfarbige Perlen zur Verfügung, um daraus Proteine herzustellen. Ein Protein kann aus nur drei Perlen bestehen (Wissenschaftler bezeichnen es dann als Peptid), es können aber auch Tausende oder gar Zehntausende Aminosäuren zu einer bunten Perlenkette verknüpft werden.

Je nachdem, in welcher Abfolge die farbigen Perlen aneinander gereiht werden, ergeben sich verschiedene Proteine mit unterschiedlicher Wirkungsweise. Auch wenn man eine Proteinkette in der Mitte durchschneidet, entstehen zwei unterschiedliche Eiweißmoleküle.

Die riesige Vielfalt der Zellproteine

Unser Eiweißstoffwechsel (oder auch der der Pflanzen und Tiere) verfügt also über nahezu unbegrenzte Spielmöglichkeiten, wenn es darum geht, stets neue Zellproteine herzustellen. Daraus erklärt sich auch die Mannigfaltigkeit der Arten und Gattungen in Fauna und Flora. Es ist ähnlich wie bei einer Schreibmaschine, deren rund 26 Tasten eine nahezu unbegrenzte Anzahl von Silben, Wörtern oder auch nur Typenkombinationen zulässt.

Aminosäuren – Wunder der Natur

Die Zell- und Eiweißforschung gilt in der Medizin als eines der größten Themen überhaupt – vor allem, seit es Analysegeräte gibt, mit deren Hilfe Wissenschaftler Blut und Gewebe im Femtobereich untersuchen können – das sind billiardstel Gramm. Die Forscher blicken also jetzt quasi wie mit einer großen Lupe oder wie durch ein Schaufenster in Körperzellen hinein und beobachten, wie Zellen unter dem Zustrom von Aminosäuren und anderer Nährstoffe quasi aufblühen, sich regenerieren und verjüngen. Oder wie sie unter dem Einfluss von Stress sehr schnell altern.

Möglich sind derlei Forschungsergebnisse allerdings erst durch die rasante Entwicklung in der Computer- und Prozessortechnik geworden. Auch das Internet spielt eine bedeutende Rolle. Das internationale Netzwerk, der spontane Datenzugriff auf ungezählte wissenschaftliche Publikationen aus aller Welt bringt die Zellforschung in Riesenschritten voran. Das Schöne daran: Jeder kann die neuen Resultate für seine ganz persönliche mentale und körperliche Gesundheit nutzen.

Eiweiß ist nicht gleich Eiweiß

Wenn wir zum Arzt gehen und einen Bluttest machen lassen, erhalten wir womöglich auch einen Befund über unseren Eiweißstatus. »Gesamteiweiß« heißt es dann. Doch über die Proteinversorgung unserer Körperzellen sagt ein solcher Wert wenig aus.

Ärzte, die für Diagnose und Therapie die aktuellen Erkenntnisse der Zell- und Genforschung nutzen, unterscheiden sehr gezielt zwischen Aminosäuren, die speziell für die Muskeln wichtig sind (wie z.B. Valin, Leuzin oder Isoleuzin), zwischen solchen für das Bindegewebe (z.B. Prolin, Glyzin) oder aber psychoaktiven Eiweißbausteinen (wie Phenylalanin, Tyrosin und Methionin), den Rohstoffen für Glückshormone. Diese Unterscheidung birgt eine Riesenchance: Der Ersatz fehlender Aminosäuren kann mitunter sehr schnell, vielleicht über Nacht, bele-

Jedes Eiweiß, das wir mit der Nahrung zu uns nehmen, wird im Körper in Aminosäuren gespalten und dann nach ganz spezifischem Bauplan wieder zu körpereigenem Eiweiß aufgebaut.

bend wirken oder von Befindlichkeitsstörungen befreien bzw. sie zumindest lindern. »Fit durch Proteine« wird deshalb zur Maxime für völlig neue Therapieprinzipien.

Ähnlicher Aufbau – unterschiedliche Wirkung

In ihrem strukturellen Aufbau ähneln diese Eiweißbausteine einander sehr. Und trotzdem: Ihre Wirkungsweise ist oft äußerst unterschiedlich – je nachdem, mit welchen anderen Aminosäuren sie jeweils gekoppelt sind. Um zu erfahren, wie Aminosäuren uns helfen und nützen können, sollten wir ein wenig Neugierde für sie aufbringen.

In jedem solchen Eiweißbaustein steckt ein zentrales Kohlenstoffatom, das an ein Wasserstoffatom, an ein Säuremolekül sowie an ein winziges Stickstoffatom gebunden ist. Die individuelle Eigenart dieser »Geschwister« wird durch ein weiteres Molekülanhängsel geprägt – genauso, wie Brüder und Schwestern ein unterschiedliches Gesicht oder eine unterschiedliche Stimme haben.

Ganz wichtig und entscheidend ist für unsere Gesundheit in jedem Fall, dass in unserem Blut und in unseren Körperzellen stets alle Aminosäuren, also alle farbigen Perlen, in ausreichender Menge vorrätig sind.

Die »Perlenkette« muss vollständig sein

Das Geheimnis unseres Zellstoffwechsels liegt im Prinzip darin, dass er nur funktioniert, wenn alle »Geschwister« in der Zelle stets präsent sind. Oder – um das Beispiel der Perlenketten wieder aufzugreifen – wenn unablässig sämtliche farbigen Perlen ins Zellinnere geschleust werden. Wenn nur ein einziges »Geschwister« bzw. eine einzige Perlenfarbe fehlt, bricht der Zellstoffwechsel innerhalb sehr kurzer Zeit zusammen – und damit auch unsere psychische und physische Leistungsfähigkeit. Die Zellen warten dann darauf, dass über die Blutbahnen diese spezifische Aminosäure ergänzt wird. Erst wenn die ganze »Familie« wieder komplett ist, geht es mit dem Zellstoffwechsel aufwärts – und wir fühlen uns besser.

Pflanzliches Eiweiß ist überlegen

Aus den genannten Aminosäuren setzt sich alles zusammen, was auf der Erde lebendig ist: alle Tiere, alle Pflanzen, alle Menschen. Entscheidend ist jedoch: Man muss quasi das Beste aus seinen Aminosäuren machen. Und da sind uns leider beispielsweise Schildkröte und Vergissmeinnicht in vielem voraus. Während die Schildkröte sich stets so ernährt, dass sie über ausreichend Eiweißbausteine verfügt, synthetisiert das Vergissmeinnicht im eigenen Gewebe so viel davon, wie es eben gerade braucht. Bei allen anderen Pflanzen ist es exakt genauso. Deshalb sind Obst, Salat, Rohkost, Gemüse und Hülsenfrüchte ganz exzellente Eiweißlieferanten. Das muss auch so sein, denn sonst hätten reine Pflanzenfresser – wie etwa Kühe – gar keine Überlebenschance. Pflanzliches Eiweiß ist tierischem ohnehin überlegen. Einfach schon deshalb, weil es viel leichter in seine Eiweißbausteine zerlegt werden kann. Um das äußerst fest verknüpfte und verschweißte Muskel- und Bindegewebefleisch in einem Bissen Schweineschnitzel zu zersetzen und in Aminosäuren aufzulösen, müssen Magen und Darm nämlich Schwerstarbeit leisten.

Die Eiweiß- und Stoffwechselforschung ermöglicht zu Beginn des neuen Jahrtausends gänzlich neue Einblicke in die Entstehung und Behandlung von Befindlichkeitsstörungen, Beschwerden oder Krankheiten.

Der natürliche Kreislauf der Aminosäuren

● Die Natur ist so eingerichtet, dass Pflanzen und Tiere alles vorfinden, um stark und kräftig zu sein. Denn nur dann können sie kerngesundes Erbgut auf künftige Generationen übertragen – als Garantie für den Fortbestand des Lebens.

● Daher produzieren Pflanzen Aminosäuren aus den Rohstoffen Wasserstoff, Sauerstoff, Kohlenstoff und Stickstoff. Viele Tiere ernähren sich pflanzlich und haben keine Eiweißprobleme.

● Alle Lebenskreisläufe sind so eingerichtet, dass Totes zu Aminosäuren oder in noch kleinere Bestandteile zerfällt – und dass daraus wieder neue Gräser, Farne, Insekten oder Fische entstehen. Mit Hilfe von Vitaminen, Spurenelementen und anderen Nährstoffen.

● Auf der Erde gibt es also Aminosäuren in Hülle und Fülle. Jeder darf sich in diesem Paradies bedienen, wie er will. Nur der Mensch hat es fertig gebracht, Nahrungsmittel herzustellen, die überhaupt oder fast keine Aminosäuren mehr enthalten, wie z. B. Mohrenköpfe, Pommes frites oder Schwarzwälder Kirschtorten.

Ribosomen – die Eiweißfabriken

Kein Wunder, dass es bei einer Ernährung, die arm an Aminosäuren ist, zu Eiweißdefiziten in unserem Körper kommt. Die Formel lautet nämlich ganz schlicht und einfach:

Weniger Aminosäuren = weniger Ribosomen = weniger Zellstoffwechsel = weniger Gesundheit.

Aber was sind eigentlich Ribosomen? Diese kleinen Eiweißfabriken in unseren Zellen? Sind sie wirklich so wichtig für unser Glück, unsere Vitalität, unsere Lebensqualität?

In dem großen wässrigen Inneren unserer Körperzellen schwimmen unablässig jede Menge Aminosäuren herum. Allein auf sich gestellt können diese allerdings nichts bewirken. Sie müssen zu kleinen Peptiden oder Polypeptiden oder auch zu großen Proteinen zusammengeknüpft werden. Dies geschieht in Werkstätten oder Fabriken, denen Wissenschaftler die Bezeichnung »Ribosomen« gegeben haben. Aber eigentlich sind es gar keine Fabriken, sondern nur eine Art Stanzen, die einen Eiweißbaustein an den anderen klammern, bis eben ein Protein, ein Eiweißmolekül fertig ist.

Eine unvorstellbar hohe Zahl von Ribosomen ist im Körper nötig, um unablässig Aminosäuren zu Proteinen zusammenzubauen. Allein eine gesunde Herzmuskelzelle enthält etwa 200 000 dieser winzigen Eiweißfabriken.

Der Nachschub muss stimmen

Hinten schließen sich die farbigen Aminosäurenperlen an – vorne kommt die fertige Perlenkette heraus. Die Perlenkette, also das fertige Protein, kann dann ein Enzym sein, ein Hormon, ein Muskelprotein usw. Lebenswichtig ist es aber in jedem Fall.

Ganz klar, dass Perlenkettenproteine nur hergestellt werden können, wenn ausreichend Aminosäuren vorhanden sind. Weil für den Aufbau der meisten Proteine alle Aminosäuren benötigt werden, wird die Produktion stark gedrosselt, wenn z. B. Threonin oder Tyrosin oder Valin fehlen. In solchen Fällen werden innerhalb von Sekunden zahlreiche Ribosomen in jeder einzelnen Zelle geschlossen. Die Anzahl der arbeitenden Eiweißfabriken sinkt – und damit zwangsläufig unsere psychische und körperliche Vitalität und Leistungskraft.

Schlechte Laune ist ein Warnzeichen

Immer dann, wenn der Eiweißstoffwechsel in unseren Zellen gedrosselt wird, melden sich Beschwerden als natürliche Warnzeichen. So soll vermieden werden, dass wir ohne ausreichende Leistungskraft unserer

Zellen in Risiken hineingehen oder Herausforderungen annehmen, denen wir nicht gewachsen sind. Richtig interpretiert, sollen solche Anzeichen uns dazu bringen, uns eine Ruhepause zu gönnen, bis sich der Zellstoffwechsel wieder erholt hat. Erst dann ist wieder die nötige Kraft vorhanden, um den Alltag zu meistern.

Wenn die Anzahl unserer Ribosomen sinkt (weil den Zellen Aminosäuren fehlen), senkt die Natur Unruhe, Verzagtheit, Pessimismus, körperliche Leistungsschwäche über uns, um uns zu schützen.

Die Natur trifft Vorsorge

Eine optimale Vorsorge, die übrigens auch für alle Pflanzen und Tiere gilt. Wenn Pflanzen Wasser fehlt, schließen sie ihre Blüten. Wenn ein Feldhase von einem Fuchs gehetzt wird und diesem gerade noch entkommt, hat der Stress viel von seinen Eiweißreserven geplündert. Der Hase verkriecht sich im schützenden Unterholz. Erst wenn sich die Anzahl der kleinen Eiweißfabriken in seinen Zellen wieder aufgebaut hat, wagt er sich aus seinem Versteck. Wenn wir also schlecht gelaunt und erschöpft sind und uns nicht richtig freuen können, liegt es am Zellstoffwechsel der Körper- und Nervenzellen. Den Zellen fehlen Aminosäuren – oder aber andere wichtige Nährstoffe (wie z. B. Vitamine), mit deren Hilfe Zellproteine produziert werden.

Im Winter ist bei vielen Tieren der Stoffwechsel extrem verlangsamt. Nur so können sie die nahrungsarme Zeit überleben. Sie fallen in monatelangen Winterschlaf oder verbringen viele Stunden nahezu bewegungslos, um die knappen Energievorräte für die Futtersuche oder Flucht aufzusparen.

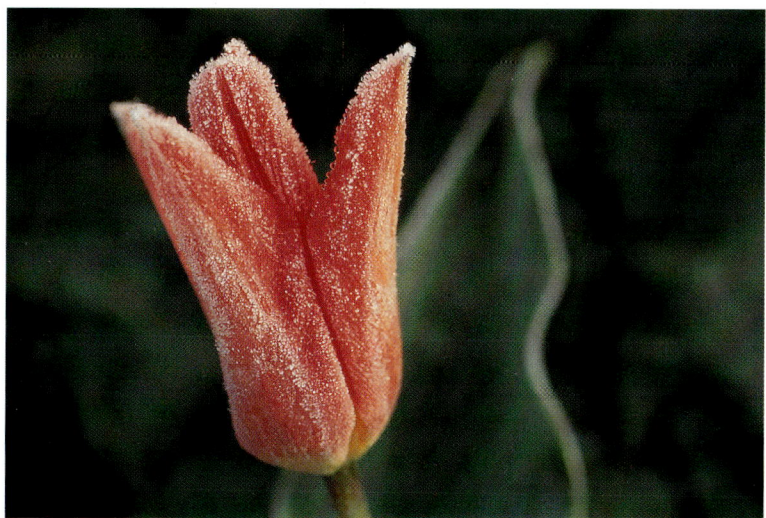

Nicht nur für den Menschen ist die richtige und ausgewogene Versorgung mit Nährstoffen essenziell. Auch Pflanzen benötigen alle für sie wichtigen »Grundnahrungsmittel«, wie z. B. Wasser, um gedeihen zu können.

17

Die acht essenziellen Aminosäuren

Diese acht Aminosäuren müssen wir unbedingt täglich mit unserer Nahrung aufnehmen:

- Isoleuzin
- Leuzin
- Lysin
- Methionin
- Phenylalanin
- Threonin
- Tryptophan
- Valin

Sie sind ebenso unerlässliche Grundnahrung wie Wasser. Wenn man es ganz genau nimmt, sind – zumindest im Säuglingsalter – noch zwei weitere Eiweißbausteine essenziell, nämlich Histidin und Arginin. Spätestens nach der Pubertät können wir diese Aminosäuren dann – aus anderen Aminosäuren – selbst synthetisieren.

Eine besonders wichtige Rolle in der Hierarchie innerhalb der Aminosäurenketten spielen alle psychoaktiven Aminosäuren, wie Phenylalanin, Tyrosin, Methionin, Glyzin oder Arginin.

Dies ist deshalb interessant, weil viele erwachsene Menschen genau die Fähigkeit verlieren, Histidin und Arginin im Stoffwechsel selbst zu produzieren. Histidin ist aber u. a. für Libido und Orgasmusfähigkeit unerlässlich, Arginin für mentale Geisteskraft. Wenn beide fehlen, weil z. B. unsere Leber sie nicht ausreichend herstellen kann, ist es um unsere Lebensqualität nicht gut bestellt.

Die speziellen Eigenschaften

Zwar wirken diese Eiweißbausteine fast immer nur gemeinsam, als komplette Aminosäurenfamilie, trotzdem hat jeder seine eigene spezifische Potenz. Sie wirkt dann häufig an bestimmten Punkten im Gerüst eines Zellproteins. Oder am bildhaften Beispiel der bunten Perlenkette erläutert: Selbst wenn ein solches Eiweißmolekül aus 400 farbigen »Perlen« besteht, kann es sein, dass die wenigen hellblauen Perlen in der Kette eine 1000fach stärkere Kraft und Potenz haben und den Charakter des Moleküls definieren als alle anderen Perlen, also Aminosäuren, zusammen.

Isoleuzin

Dieser Eiweißbaustein hat eine komplizierte, so genannte verzweigt kettige Struktur und eignet sich deshalb bestens zum Aufbau von kräftiger Muskelmasse. Wenn wir unter massivem Stress stehen und es so richtig drunter und drüber geht, wird den Muskeln viel von ihrem gerade gespeicherten Eiweiß gleich wieder entzogen. Bei Stress stehen nämlich Gehirn- und Nervenzellen unter Hochspannung – und die verheizen als Brennstoff ausschließlich Glukose, also die kleinste Einheit der Kohlenhydrate.

Wenn die Glukosereserven (das so genannte Glykogen) dann spätestens nach vier Stunden verbraucht sind, spenden die Muskelaminosäuren der Leber ihre Kohlenhydrate, damit das Organ neue Glukose daraus herstellen kann und damit das stressgeplagte Wesen lebensfähig bleibt. Deshalb »frisst« Stress eben Muskeln (und auch Bindegewebe) auf, und wir müssen durch eine gesunde Nahrung für Nachschub an Aminosäuren sorgen.

Nahrungsquellen Isoleuzin ist in besonders hoher Konzentration in Fisch, Fleisch, Geflügel, Soja- oder Tofuprodukten, Eigelb, Leber, Magerkäse, Hülsenfrüchten, Milch und Milchprodukten, Roggen, Nüssen, Samen und Kernen enthalten.

Leuzin

Es wurde lange Zeit ein wenig geringschätzig als Muskelaminosäure abgetan. Jetzt fanden Genforscher jedoch heraus, dass ausgerechnet dieser Eiweißbaustein zusammen mit Vitamin D und dem Spurenelement Zink (sowie dem Schilddrüsenhormon Thyroxin) eine Familie bildet, die bereits aus dem Zellkern heraus einen eminenten Einfluss auf unsere Gesundheit hat.

»Leuzinzipper« helfen nämlich (als so genannte Transkriptionsfaktoren) tatkräftig mit, dass die »Zellkommandos« der Gene ausgeführt werden und Zellproteine überhaupt erst entstehen können – so etwa bei der Herstellung von Hormonen, dem Wachstum der Haare, der Drosselung unnatürlichen Fetteinbaus ins Fettgewebe usw. Aus diesem Grund geben beim Hungern und Fasten (oder aber auch bei einer extremen Schlankheitskur) die Muskeln enorm viel von ihrem Basisstoff Leuzin ins Blut ab, um die lebensnotwendigen Zellkernfunktionen aufrechtzuerhalten.

Nahrungsquellen Reichlich Leuzin ist in Muskelfleisch enthalten. Vegetarier sollten ein eventuelles Defizit möglichst mit Kuhmilch, Eiern, Soja- und Tofuprodukten, schwarzen Bohnen, Linsen oder auch mit Hafer ausgleichen.

Kraftsportler sind selten Vegetarier: Sie müssten schon einen ausgesprochen ausgeklügelten Speisezettel einhalten, um allein aus pflanzlicher Nahrung genug Isoleuzin zur Bildung der nötigen Muskelmasse zu bekommen.

Das schnelle Trio für raschen Nachschub

In den alltäglichen Grundnahrungsmitteln sind alle nötigen Aminosäuren enthalten. Ein Mangel kann eigentlich nur durch extrem einseitige Ernährung, Dauerstress oder Verwertungsstörungen entstehen.

● Leuzin, Isoleuzin und auch die Aminosäure Valinstecken nicht allein als unmittelbare Energiequelle in unseren Muskeln, um diese möglichst leistungsfähig zu machen, sondern sie haben noch weit bedeutendere Aufgaben: beispielsweise bei der Infektabwehr, also im Immunsystem.

● Sie spenden nämlich ihre Stickstoffteilchen der Leber, wenn diese in größter Eile andere Aminosäuren zusammenbauen muss. Wenn wir Fieber haben, sinken deshalb speziell die Blutkonzentrationen von Leuzin, Isoleuzin und Valin besonders schnell ab – ein Hinweis darauf, dass gerade Menschen mit einer Infektionskrankheit eine besonders eiweißreiche Kost brauchen. Außerdem benötigen die Zellen diese drei Eiweißbausteine dringend zur Herstellung von vielen Eiweißmolekülen. Deshalb werden Leuzin, Isoleuzin und Valin (neben dem Eiweißbaustein Methionin) gesondert im Eilverfahren in Magen und Darm abgebaut und über das Blut zu den Körperzellen verfrachtet – und das lange vor allen anderen Aminosäuren.

● Bis etwa zwei Stunden nach einer eiweißreichen Mahlzeit (beispielsweise Fisch und Tofu) bilden die vier genannten Aminosäuren bis zu 90 Prozent des gesamten Eiweißschubs ins Gewebe.

Lysin

Auch dieser Eiweißbaustein muss so, wie er ist, aus der Nahrung aufgenommen werden. Wir brauchen also jeden Tag lysinhaltige Nahrung, damit wir gesund bleiben. Die ersten Warnsymptome von Lysinmangel sind Appetitlosigkeit, Gewichtsverlust, Gesichtsblässe und Verdauungsstörungen. Wenn Kinder nicht richtig essen und wachsen, bekommen sie manchmal von molekularbiologisch geschulten Ärzten Lysin verabreicht. Dieser Eiweißbaustein ist recht vielseitig: Aus Lysin und Methionin stellt unser Stoffwechsel Karnitin her, den Stoff, der Triglyzeride (also Fettmoleküle) zur Energiegewinnung in die Brennkammern der Zellen schleust – wichtigste Voraussetzung für ein optimal funktionierendes Herz und gesunde Blutfettkonzentrationen. Lysin wird auch beim Aufbau von Kollagen benötigt, besonders für die Eisenverwertung in unserem Organismus. Lysin wirkt antiviral bei Infektionen (beispielsweise bei Lippenherpes) und steht dabei in Wechselwirkung mit der Aminosäure Arginin. Beide konkurrieren und behindern sich nämlich, wenn es um den Transport aus dem Verdauungstrakt ins Blut geht. Lysinmangel begünstigt die so genannte Replikation (Vermehrung) bestimmter Bakterienarten, die Arginin für ihren Zellaufbau brauchen.

Nahrungsquellen Fisch, Geflügel, Fleisch, Lamm, Milch, Käse, Hülsenfrüchte und Sprossen sind ideale Lebensmittel für ein optimales Lysin-Arginin-Verhältnis. Hingegen enthalten Schokolade, Kokosnüsse, Weizen (auch Weizenkeime und Weizenmehl), Erdnüsse, Sojabohnen, Johannisbrot und Hafer zu viel Arginin im Verhältnis zu Lysin – Ursache beispielsweise dafür, dass viele Menschen allergisch auf Weizenprodukte reagieren.

Methionin

Es ist unerlässlich für den täglichen Aufbau sämtlicher Zellproteine. Methionin steht nämlich immer als so genanntes Startkodon an der Spitze des neu entstehenden Proteins. Auch für den Bau der Nukleinsäuren, also der Bausteine unserer Erbanlagen, wird diese Aminosäure dringend gebraucht.

Eine wichtige Eigenschaft von Methionin ist die Fähigkeit, Schwefel zu binden und zu transportieren. Dieses »Schönheitsmineral« bringt Glanz in die Haare und macht die Haut geschmeidig, kräftigt das Bindegewebe und trägt dazu bei, dass Gelenke elastisch bleiben. Methionin wirkt außerdem entgiftend und – nach allerneuesten wissenschaftlichen Erkenntnissen – verjüngend und regenerierend.

Nahrungsquellen Schwefelreiche Lebensmittel wie Bohnen, Eier, Zwiebeln oder Knoblauch sind deshalb auch reich an Methionin. Die aktive Form von Methionin (S-Adenosin-Methionin, kurz: SAM) gilt als wirkungsvolles vitalisierendes Nahrungsergänzungsmittel.

Methionin ist zur »Modeaminosäure« geworden, seit ihre verjüngende und vitalisierende Wirkung entdeckt wurde. Aber Vorsicht – Methionin als nahrungsergänzende Pille muss durchaus nicht so wirken wie im natürlichen Verbund mit allen anderen Aminosäuren.

Phenylalanin

Es ist die Poweraminosäure für die Nerven und der Rohstoff für das Glückshormon Noradrenalin (bzw. auch für dessen stimmungsaufhellende Vorstufe Dopamin). Ein Mangel an Phenylalanin führt zwangsläufig zu defensivem Stressverhalten, Angstzuständen und Depressionen. Dieser Eiweißbaustein drosselt übermäßigen Appetit und wirkt hungersenkend, weil er im Darm die Produktion des Verdauungshormons Cholecystokinin anregt, das seinerseits ein regulierendes Sättigungsgefühl hervorruft.

Hülsenfrüchte enthalten besonders viele wichtige Aminosäuren. Grund genug, sie häufiger auf den Tisch zu bringen und auch einmal die etwas unbekannteren Varianten wie Kichererbsen oder die indischen roten Linsen zu probieren.

Phenylalanin wirkt indirekt auch schmerzhemmend. Der so genannte Neurotransmitter (Nervenreizstoff, Botenstoff) Noradrenalin hemmt nämlich den Abbau von Beta-Endorphin, einem körpereigenen Opiatpeptid, das ähnlich wie Morphium auf Nervenzellrezeptoren wirkt. Phenylalanin ist eine typische »Stressaminosäure«, unerlässlich für die Bewältigung eines arbeitsreichen oder hektischen Alltags.

Nahrungsquellen Besonders reich an diesem Eiweißbaustein sind Soja- oder Tofuprodukte, Magerkäse, Fisch, mageres Fleisch, Hähnchen, alle Nüsse, Samen und Kerne sowie Hülsenfrüchte.

Threonin

Es war lange Zeit die »große Unbekannte« unter den Aminosäuren, weckt jedoch neuerdings bei Zellforschern immer mehr Neugierde und Interesse. Threonin ist für die Verdauung wichtig, hilft beim Abbau von Fett und wirkt auf diese Weise bei eiweißarmer Ernährung oder mangelnder Eiweißverwertung einer Fettleber entgegen. Außerdem transportiert diese Aminosäure Phosphate in phosphorhaltige Proteine – unerlässliche Voraussetzung u. a. für ruhige Nerven.

Nahrungsquellen Reich an Threonin sind Hülsenfrüchte, Eigelb, Milch, Rindfleisch und Geflügel.

Tryptophan

Es ist die kürzeste unter den acht essenziellen Aminosäuren und kommt in der Nahrung – gemessen an den anderen Eiweißbausteinen – in den geringsten Konzentrationen vor. So enthalten Eier, Milch, Fleisch oder Hülsenfrüchte rund siebenmal mehr Leuzin, Phenylalanin oder andere Aminosäuren als Tryptophan. Trotzdem ist gerade dieses Molekül in unserem Stoffwechsel besonders schlagkräftig. Tryptophan ist nämlich

Rohstoff für den Neurotransmitter (Nervenreizstoff) Serotonin, der beruhigend und stimmungsaufhellend wirkt, und für das Schlafhormon Melatonin.

Tryptophan ist aber gleichzeitig auch Baustoff für das Energievitamin Niazin (Vitamin B3). Etwa jedes 60. Tryptophanmolekül im Blut wird in Niazin umgewandelt. Oder anders ausgedrückt: Tryptophan stellt Tag und Nacht die lebensnotwendige Reserve für das wasserlösliche und nicht speicherfähige Vitamin B3.

Warnsymptome von Niazin- bzw. Tryptophanmangel sind dementsprechend körperliche und geistige Schwächezustände aller Art, Vitalitätsverlust, aber auch Verdauungsstörungen (Durchfall und Erbrechen), Verwirrtheitszustände und Appetitlosigkeit.

Nahrungsquellen Beste Tryptophanquellen in unserer Nahrung sind Soja- bzw. Tofuprodukte, Naturreis, Magerkäse, Fisch, Rindfleisch, Lamm, Leber, Linsen, Erdnüsse, Kürbisse und Sesamsamen.

Valin

Auch dieser Eiweißbaustein ist ein Beispiel dafür, dass Muskeleiweiß gleichzeitig Nerveneiweiß ist, dass also kräftig genährte Muskeln mit einem stabilen nervlichen Zustand meist Hand in Hand gehen. Wenn nämlich Gehirn und Nerven ihre Energiereserven verfeuert haben (z. B. nach einer leidenschaftlich geführten Auseinandersetzung mit dem Partner oder auch am Arbeitsplatz), müssen die Muskeln wohl oder übel massenhaft ihr kostbares Valin abführen, damit daraus in der Leber neuer Nervenbrennstoff hergestellt werden kann.

Nahrungsquellen Viel Valin ist in Soja- und Tofuprodukten, Natur- bzw. wildem Reis, Magerkäse, Fisch, Fleisch, Lamm, Geflügel, Hülsenfrüchten, Pilzen, Nüssen, Samen und Kernen enthalten.

Jung und schlank mit Arginin und Histidin

Diese beiden Aminosäuren sind normalerweise nur während des Wachstums essenziell. Wenn Mädchen und Jungen heranreifen, ist ihr Stoffwechsel also noch nicht in der Lage, diese beiden Eiweißbausteine selbst zu synthetisieren. Ein Grund mehr, weshalb Kinder besonders

Histidin wurde lange Zeit nur für Kinder als essenziell angesehen. Inzwischen weiß man, dass es auch bei vielen Erwachsenen hapert bei der Bildung dieser wichtigen Aminosäure.

gesund ernährt werden sollten, damit sie sich mental und körperlich optimal entwickeln können. Was aber für viele Menschen ganz entscheidend ist: Ihr Stoffwechsel ist auch im Erwachsenenalter nicht in der Lage, Arginin und Histidin aus anderen Aminosäuren zu produzieren. Oder konkreter ausgedrückt: Mit zunehmendem Alter schwindet ihre Fähigkeit mehr und mehr, Arginin und Histidin selbst zu erzeugen. Dies kann fatale Folgen haben: Die beiden Aminosäuren sind gewissermaßen die Eiweißbausteine der Jugend; ein entsprechendes Defizit kann zu einem erheblichen Verlust an Lebensqualität führen.

Die Thymusdrüse liegt hinter dem Brustbein und spielt eine wichtige Rolle beim Aufbau des Immunsystems. Bei Kleinkindern ist sie noch beträchtlich größer als beim Erwachsenen – mit fortschreitendem Alter bildet sie sich meist zurück und büßt ihre Funktion ein.

Arginin

Diese Aminosäure wird dringend von der Hirnanhangsdrüse für die Produktion von Wachstumshormon benötigt, das (vor allem oder fast ausschließlich nachts) Zellen verjüngt und repariert und außerdem schlank macht. Auch am Aufbau von Bindegewebe, den Bauchspeicheldrüsenhormonen Insulin und Glukagon und dem Blutfarbstoff Hämoglobin ist Arginin aktiv beteiligt.

Dieser Eiweißbaustein macht zudem eine weitere wichtige Drüse stark und kräftig: die Thymusdrüse, die von vielen Wissenschaftlern als Hauptquartier unseres Immunsystems bezeichnet wird. Arginin hilft mit, erhöhte Cholesterinwerte zu senken, den lebenswichtigen Glukosestoffwechsel zu aktivieren und Wunden rascher heilen zu lassen.

Außerdem ist Arginin für die Produktion von Samenflüssigkeit unerlässlich. Bis zu 80 Prozent der festen Eiweißbestandteile dieser Flüssigkeit bestehen aus Arginin.

Entgiftend und entzündungshemmend

Kaum eine andere Aminosäure wirkt in unserem Körper so vielseitig: Arginin sorgt für ausreichende Blutkonzentrationen an Lymphozyten (weißen Blutkörperchen im Immunsystem), es wirkt entgiftend (z. B. auf die Leber), und es kann nach schweren Operationen den Genesungsprozess unterstützen.

Menschen mit anhaltenden Entzündungen (z. B. bei rheumatischen Erkrankungen) haben einen wesentlich erhöhten Argininbedarf. Die Fähigkeit der Betroffenen, Arginin im eigenen Stoffwechsel selbst herzustellen, reicht für die Kontrolle der Entzündung oft nicht aus – und in einem solchen Fall wird aus einer eigentlich nicht essenziellen Aminosäure eine essenzielle, also ein Eiweißbaustein, der unbedingt mit der täglichen Nahrung zugeführt werden muss. Arginin kann in der Leber in Harnstoff und eine weitere Aminosäure – Ornithin – gespalten werden. Dies ist ein sehr wichtiger entgiftender Vorgang in unserem Körper: Harnstoff, ein stickstoffreiches und schädliches Endprodukt des Eiweißstoffwechsels, wird über die Nieren ausgeschieden.

Nahrungsquellen Sehr reich an Arginin sind Erd-, Cashew- und Pekannüsse, Mandeln, Erdnussbutter, Schokolade und Samen. In geringeren Konzentrationen sind auch Knoblauch, Ginseng, Erbsen und Vollkorn geeignete Argininlieferanten.

Histidin

Diese Aminosäure ist der »Rohstoff« für Libido, Potenz und Orgasmusfähigkeit. Deshalb wird Histidin im Stoffwechsel auch erst mit Einsetzen oder nach der Pubertät produziert. Viele Menschen verlieren jedoch mit zunehmendem Alter mehr und mehr die Fähigkeit, Histidin zu synthetisieren.

Histidin ist eine entgiftende Chelatsubstanz im Körper, d. h., diese Aminosäure kann Metalle oder Schwermetalle wie Kupfer, Blei oder Kadmium binden und aus dem Körper ausscheiden – eine von mehreren Therapiemöglichkeiten z. B. bei Arthritis oder nervösen Störungen (erhöhte Kupferkonzentrationen im Gehirn führen zu mentalen Problemen). Histidin bzw. seine bioaktive Form Histamin spielen bei Wunden und Entzündungen eine Rolle. Die Aminosäure erhöht den Blutfluss zu den betroffenen Gebieten und damit den Zustrom von Immun- und anderen Substanzen. Es kommt zu Schwellungen – und damit zu denselben Mechanismen wie in den Gefäßen der Schwellkörper von Penis und Vagina beim Geschlechtsverkehr.

Senkt den Blutdruck und schont die Nerven

Weil Histidin Blutgefäße erweitert, kann es den Blutdruck senken und für eine bessere Durchblutung und Nährstoffversorgung der Körperzellen sorgen. Eine wichtige Rolle spielt Histidin außerdem für die Gesundheit der so genannten Myelinschutzschicht um Nervenzellen und damit für ruhige und ausgeglichene sowie leistungsfähige Nerven. Auch für die Verwertung der beiden Spurenelemente Eisen und Mangan im Organismus wird Histidin gebraucht.

Bei großer Reizbarkeit spricht man von »bloßliegenden Nerven«. Der Ausdruck ist nicht weit hergeholt, denn tatsächlich ist Nervosität ein Zeichen dafür, das die schützende Hülle der Nerven, die Myelinschicht, dünn geworden ist.

Nahrungsquellen Myoglobin, der rote Muskelfarbstoff, enthält außerordentlich hohe Konzentrationen an Histidin. Deshalb ist rotes Muskelfleisch (und übrigens auch Blutwurst) besonders reich an dieser Aminosäure. Histamin, die bioaktive Form von Histidin, ist vor allem in allen abgelagerten Lebensmitteln enthalten: in reifen oder überreifen Bananen, Schinken, reifem Käse, Dosenfisch oder in mehrere Jahre altem Rotwein (beispielsweise Chianti). Die Wirkungsweise biogener Amine können Sie auf Seite 30f. nachlesen.

> Histamin in stark gereiften Lebensmitteln ist leider auch häufiger Auslöser von Allergien bzw. Unverträglichkeitserscheinungen. Anzeichen dafür können erhöhter Blutdruck, Kopfschmerzen oder Herzrasen nach dem Genuss von altem Käse, Rotwein oder Dosenfisch sein.

Die nicht essenziellen Aminosäuren

Seit urdenklichen Zeiten stellen Flechten, Moose und andere Pflanzen aus Wasserstoff, Sauerstoff, Kohlenstoff und Stickstoff Aminosäuren her. Um jedoch den unerschöpflichen Reichtum von Fauna und Flora, die Mannigfaltigkeit der Arten und Gattungen entstehen zu lassen, reichten die vorhandenen Eiweißbausteine nicht aus. Um Lebewesen zu erschaffen, war es nötig, Aminosäuren abzuwandeln, z. B. in biogene Amine (eine stoffwechselaktive Form). Durch geringfügige Veränderungen der Molekülstruktur von Aminosäuren entwickelten sich neue andere Eiweißbausteine.

So konnten aus »starrem« Gerüsteiweiß Lebensspender oder sogar psychoaktive Aminosäuren entstehen – Voraussetzung zur Entwicklung von Tieren und Menschen. Auch die Bildung größerer Proteine wurde möglich, weil – z. B. mit den nicht essenziellen Aminosäuren – wesentlich mehr Variationsmöglichkeiten zur Verfügung standen.

Die Liste erweitert sich noch

Zu den nicht essenziellen Aminosäuren werden in erster Linie folgende Substanzen gezählt:

- Alanin
- Asparagin und -säure
- Glutamin und -säure
- Glyzin
- Hydroxylysin
- Ornithin
- Prolin und Hydroxyprolin
- Serin
- Tyrosin
- Zitrullin
- Zystein
- Zystin

Ganz so einfach lässt sich die Natur in ihrer unermesslichen Vielfalt allerdings nicht in Kategorien zwängen. Zellforscher gehen inzwischen davon aus, dass die Liste der nicht essenziellen Eiweißbausteine noch erweitert werden müsste oder sollte, z. B. durch Aspargin, Karnitin, Taurin und etliche andere Eiweißstoffe, die also gewissermaßen Aminosäurecharakter besitzen. Auch diese Stoffe spielen nämlich nach neueren Erkenntnissen für unser Wohlbefinden, unsere Stimmungslage und Vitalität bedeutende Rollen.

Vorräte können rasch erschöpft sein

Nicht essenzielle Aminosäuren kann unser Stoffwechsel selbst herstellen – allerdings muss er dabei auf andere Eiweißbausteine als Rohstoff zurückgreifen. Theoretisch könnten wir ohne diese Eiweißbausteine in unserer Nahrung noch sehr lange leben.

Das Problem ist allerdings: Unserem Stoffwechsel ist es zeitweise gleichgültig, woher die Aminosäuren stammen – aus dem Mittagessen oder aus dem eigenen Eiweißreservoir in Muskeln und Bindegewebe. Er holt sich den lebensnotwendigen Rohstoff einfach unerbittlich aus dem eigenen Körper. Deshalb dünnt z. B. bei vielen stressbelasteten Menschen, die sich zudem katastrophal ernähren, das Kollagen rasch aus – manchmal innerhalb weniger Tage oder Wochen. Schnell bilden sich Falten und lasches Gewebe. Auf welche Weise Aminosäuren jung und schön machen – diesem faszinierenden Geheimnis können Sie ab Seite 68 in diesem Buch auf die Spur kommen.

Alanin

Es ist wichtig für den Stoffwechsel der essenziellen Aminosäure Tryptophan und auch von Vitamin B6. Alanin kann dazu beitragen, einen schwankenden Blutzuckerspiegel (Symptome: häufige Müdigkeit, Lustlosigkeit, Nervosität) zu stabilisieren. Es wirkt zusammen mit Arginin und Glyzin cholesterinsenkend.

Asparagin

Diese Aminosäure ist sehr reich in pflanzlichem Eiweiß enthalten (vor allem in Sprossen) und in hohem Maß am Umbau von Eiweißbausteinen in unserem Organismus beteiligt. Sie spielt eine dominierende Rolle im Gehirn- und Nervenstoffwechsel, wirkt entgiftend und kräftigt

Dass der Körper die nicht essenziellen Aminosäuren selbst herstellt, bedeutet nicht, dass sie automatisch immer ausreichend vorhanden sind. Die Synthese klappt nur, wenn alle nötigen Bausteine dafür vorhanden sind – und die kommen aus der Nahrung.

die Leberfunktionen. Müdigkeit kann eine Folge von Asparaginmangel sein. Der Eiweißbaustein erhöht beispielsweise auch die Ausdauer und Leistungskraft von Sportlern.

Glutamin

Das ist die vorherrschende Aminosäure in Blut und Rückenmark-flüssigkeit. Glutamin schärft Intellekt und Konzentrationsfähigkeit, weil es selbst als Nervenreizstoff wirkt und außerdem das Gehirn vom giftigen Abbauprodukt Ammoniak reinigt.

Glyzin

Zusammen mit Prolin ist Glyzin die wichtigste Bindegewebeaminosäure. Unser Kollagen besteht zu einem Drittel aus Glyzinmolekülen. Auch Glyzin spielt bei der Signalübertragung in Gehirn und Nerven eine große Rolle; es ist außerdem eine entgiftende Aminosäure.

Ornithin

Dieser Eiweißbaustein ist Rohstoff für zwei andere nicht essenzielle Aminosäuren: Prolin und Glutamin. Ornithin wiederum entsteht, wenn die Aminosäure Arginin umgewandelt wird – ein interessantes Beispiel dafür, wie großzügig sich der unablässige Auf- und Abbau von Eiweißbausteinen in unserem Körper vollzieht.

Das komplizierte Zusammenspiel der Aminosäuren ist noch längst nicht vollkommen erforscht. Klar ist aber inzwischen: Einfach ein Steak oder ein Joghurt mehr auf dem Speiseplan garantiert noch keinen optimalen Eiweißstoffwechsel.

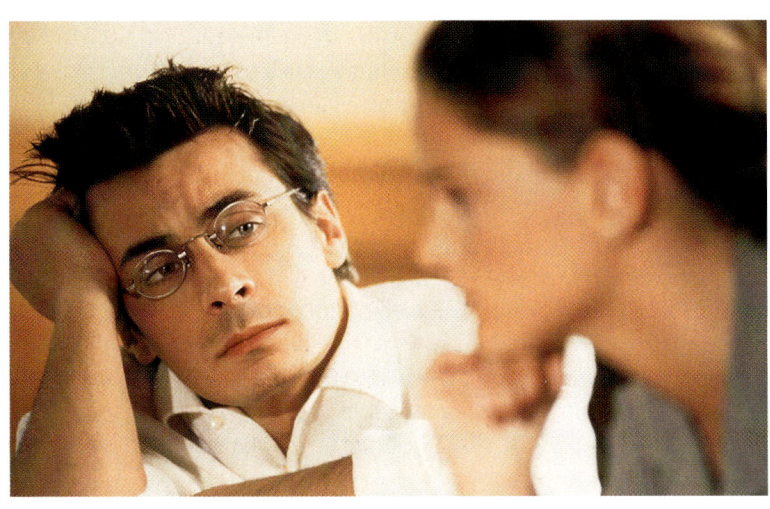

Aminosäuren sind nicht nur wichtig für gutes Aussehen und Wohlbefinden, sie helfen auch – gerade in stressigen Zeiten –, die Konzentrations- und Leistungsfähigkeit zu steigern.

Prolin

Diese Aminosäure ist wichtigster Bestandteil des Kollagens und des Bindegewebes und somit ebenfalls ein Schönheitsstoff. Schlaffes Gewebe ist oft Folge von Prolinmangel.

Diese Aminosäure wird auch bei der Wundheilung dringend benötigt, weil dabei neues, junges Bindegewebe synthetisiert werden muss; außerdem ist sie wichtig für Sehnen und Gelenke.

Serin

Es handelt sich hier um eine äußerst faszinierende Substanz, deren Bedeutung für gesunde Nerven eigentlich erst in jüngster Zeit bekannt wurde (z. B. als Phosphatidylserin, reichlich enthalten in Sojalezithin). Serin ist Bestandteil der so genannten Phospholipide, die u. a. für den Aufbau der Myelinschutzschicht der Nervenzellen gebraucht werden.

Taurin

Als Abkömmling der schwefeltransportierenden Aminosäure Methionin kann auch Taurin dieses Schönheitsmineral in Haut, Haare oder Fingernägel tragen. Taurin kann in unserem Stoffwechsel synthetisiert werden und ist eine typisch tierische Aminosäure, also im pflanzlichen Eiweiß nicht enthalten.

Tyrosin

Es ist der wichtigste Rohstoff für die körpereigene Produktion von stimmungsaufhellenden Hormonen und Neurotransmittern (Nervenreizstoffen). Es wird aus der essenziellen Aminosäure Phenylalanin gebildet, aus Tyrosin synthetisiert der Nervenstoffwechsel die Glückshormone Dopamin und Noradrenalin.

Zystein

Neben Taurin und Methionin ist Zystein die dritte schwefelführende Aminosäure in unserem Körper. Sie ist bedeutender Bestandteil des so genannten Glukosetoleranzfaktors, der über einen gesunden Blutzuckerspiegel wacht (damit Gehirn und Nerven immer gut genährt sind und wir nicht müde, schlapp und nervös werden). Auch eines der wichtigsten Immunmoleküle, die Glutathionperoxidase, braucht für seinen Aufbau ein Zysteinteilchen.

Viele Raubtiere, so auch unsere Hauskatzen, können Taurin nicht selbst synthetisieren. Sie sind auf Fleisch als Quelle für die Aminosäure angewiesen und können deshalb keinesfalls vegetarisch ernährt werden.

Die Dynamik der biogenen Amine

Aus Aminosäuren schlagkräftige »Stoffwechselwaffen« machen – so etwa könnte das Motto der biogenen Amine lauten. Zusammen mit Vitaminen, Hormonen und Enzymen zählen sie zu den Substanzen, die Leben überhaupt erst ermöglichen. Befindlichkeitsstörungen, wie mentale oder körperliche Schwächezustände, sind oft Folge eines Mangels an solchen Aminen. Weil diese Substanzen so enorm wichtig sind, hat die Natur einen simplen Mechanismus entwickelt, mit dessen Hilfe Amine aus Aminosäuren entstehen: Sie spaltet lediglich ein kleines Molekül ab (ein Kohlendioxid) – und schon ist das dynamische biogene Amin entstanden.

Amine sind Umwandlungsprodukte des Organismus aus den Aminosäuren – und in dieser Form für zahlreiche Körperfunktionen noch viel entscheidender als ihr Ausgangsstoff.

Wirkungsvoller als der Ausgangsstoff

Weil es viele Aminosäuren gibt, gibt es auch viele biogene Amine. Von ihnen leiten sich wiederum etliche Derivate (Abkömmlinge chemischer Grundsubstanzen) ab, die ebenfalls im Körper biogene Wirkungen haben. Die komplette Familie der biogenen Amine ist für unsere Gesundheit unerlässlich; bereits ein Defizit an einem einzigen dieser Amine kann unsere Lebensqualität beeinträchtigen – ein weiterer Beweis dafür, wie unersetzlich Eiweißmoleküle für unseren Organismus sind. Die singuläre Schlagkraft der biogenen Amine übertrifft diejenige ihrer chemischen Substrate (der Aminosäuren) bei weitem.

Wie sich Aminosäuren verwandeln

● Aus Asparagin wird Beta-Alanin, das für die körpereigene Synthese von Pantothensäure (Vitamin B5) gebraucht wird.
● Aus Glutamin wird GABA (Gamma-Aminobuttersäure), ein wichtiger hemmender Nervenreizstoff, der das ständige »Elektronengewitter« von Nervenreizsignalen überwacht und reguliert.
● Aus Histidin wird Histamin, das u. a. die Blutzufuhr in den so genannten Pudendalarterien im Geschlechtsbereich erhöht und auf diese Weise die Libido stimuliert.
● Aus Ornithin wird Spermidin, das für Samenproduktion und Befruchtung benötigt wird.

● Aus Serin wird Ethanolamin, ein Phosphatstoff, der für unsere Nerven wichtig ist und aus dem unser Stoffwechsel das B-Vitamin Cholin herstellt, dem unser Gehirn seine Konzentrationsfähigkeit verdankt und das beim Anblick einer Mahlzeit für die reichliche Produktion von verdauungsfördernder Magensäure sorgt.

● Aus Tryptophan entsteht Tryptamin, eine Vorstufe für einen weiteren stimmungsaufhellenden Neurotransmitter, das Serotonin.

● Aus Tyrosin entsteht Tyramin, das bei Stress den Blutdruck etwas anhebt und erregend auf die Muskulatur wirkt, außerdem Dopamin, der Stoff, dem wir eine positive Stimmungslage verdanken.

● Aus Zystein entsteht Zysteamin, unverzichtbares Kernstück eines Enzyms (Koenzym A), das u. a. Zellenergie erzeugt.

Nicht nur als Einzelstoff, sondern auch untereinander, in aktiver Wechselbeziehung, wirken die biogenen Amine tatkräftig an unserer Gesundheit mit. Ganz genau wie beispielsweise die Vitamine müssen sie Tag und Nacht in Zellen und Gewebe in optimalen Konzentrationen vorhanden sein.

Die Umwandlung von Aminosäuren zu Aminen funktioniert nur bei ausreichender Eiweißversorgung. Und die wird nicht durch möglichst viel Eiweißreiches auf dem Teller garantiert (z. B. Schnitzel oder Fisch), sondern vor allem durch eine perfekte Eiweißverwertung.

Stress raubt Aminosäuren

Was unsere Körperzellen gar nicht vertragen können, ist das ständige Auf und Ab, die Zickzackkurse in ihrer Proteinversorgung. Mal reichen die Aminosäuren für eine gute Stunde optimalen Stoffwechsels, dann fehlen die kleinen Eiweißbausteine wieder – meist ausgerechnet dann, wenn sie am dringendsten benötigt werden, nämlich bei Stress. Das ist ein spezifisch menschliches Problem.

Bei Tieren und Pflanzen funktioniert die Aminosäurenversorgung der Zellen bestens. Tiere und Pflanzen ernähren sich immer optimal, und sie bürden sich nicht zu viel eiweißfressenden Stress auf. Wenn sich der Löwe an seiner Jagdbeute satt gefressen hat, liegt er erst einmal einige Zeit dösend im Schatten. Kühe verteilen ihren Weidestress über den langen Zeitraum mehrerer Stunden, ehe sie im Gras liegen und gemächlich wiederkäuen.

Bei uns Menschen hingegen schwankt die Eiweißkurve meist den ganzen Tag über (und auch nachts, während wir schlafen). Körperzellen können selten kontinuierlich und über lange Tagespassagen hinweg Höchstleistungen erbringen.

Der Eiweißstatus – eine schwankende Größe

Über unseren wahren Eiweißstatus erfahren wir kaum je etwas. Bestenfalls dann, wenn wir wegen einer Krankheit oder eines Unfalls längere Zeit im Krankenhaus verbringen und dort täglich unsere Blutwerte kontrolliert werden.

Doch selbst diese sagen über die entscheidenden Parameter – die Gewebekonzentrationen an Aminosäuren – wenig aus. Es kann sein, dass Aminosäurenkonzentrationen im Blut zufriedenstellend sind, im Gewebe aber ein Defizit herrscht. US-Zellforscher, die in Hochschulkliniken arbeiten, erklären übereinstimmend: »Katastrophal, mit welchem Eiweißstatus Patienten bei uns eingeliefert werden. Und dann wundern sie sich, wenn sie ständig hundemüde, übernervös oder körperlich völlig schlapp sind.«

Auch bei bester Gesundheit kann uns eine Stunde konzentrierter Stress fix und fertig machen. Der Grund: Die Eiweißvorräte des Körpers sind durch die große Anspannung kurzfristig völlig erschöpft.

Einmalige Messungen ohne Aussagekraft

Auf den bei einer gelegentlichen Untersuchung festgestellten guten Eiweißstatus ist wenig Verlass. Hierzu ein Beispiel: Nach einer ärztlichen Blutuntersuchung lautet der Befund: Die Eiweißwerte sind optimal. Der Patient freut sich über dieses Ergebnis und fühlt sich beruhigt. Das ist trügerisch, denn unsere Eiweißwerte schwanken von Stunde zu Stunde, je nachdem, was wir gerade gegessen haben und welchem Stress wir unterworfen sind.

Nach akutem Stress – jäher Eiweißmangel

Derselbe Patient fährt nun zur Arbeit – und hat dort aus irgendeinem Grund einen Riesenstreit mit seinem Chef. Mittags fährt er heim und sucht Trost bei seiner Frau, doch auch zu Hause gibt es unangenehme Auseinandersetzungen. Schlecht gelaunt und wütend setzt er sich wieder ins Auto, fährt los und knallt einem anderen Verkehrsteilnehmer hinten auf die Stoßstange.

Und nun passiert etwas, was wir alle kennen: Der Mann steigt aus, mit schlotternden Knien, zitternd, völlig geschwächt, Schweiß auf der Stirn. Eine Stunde massiver Stress – und er ist fix und fertig.

Würde sein Hausarzt genau jetzt wieder Blut abzapfen, um Eiweiß- und andere Werte zu messen, das Ergebnis wäre verheerend: kaum noch verwertbares Eiweiß im Blut, Vitamine, Spurenelemente – alles wie leer gefressen.

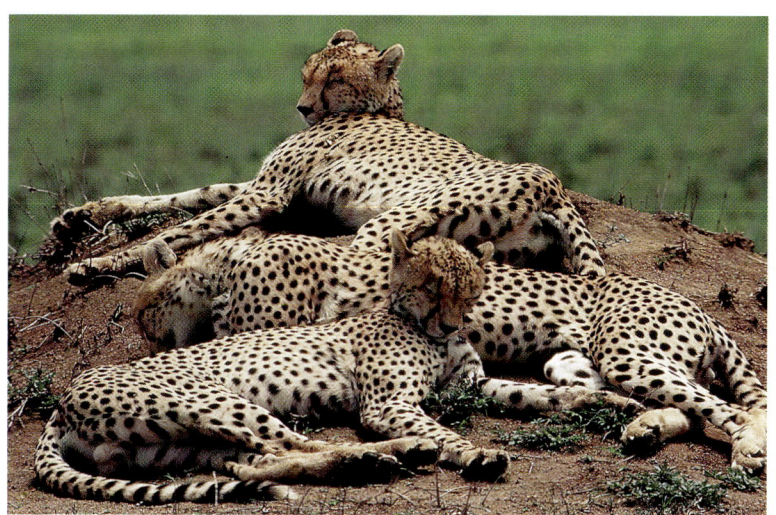

Für Geparden ist das Jagen scheinbar ein Kinderspiel, denn sie können 100 Meter in fünf Sekunden laufen. Doch auch ihr Eiweißstatus sinkt bei dieser Anstrengung deutlich ab – sie brauchen eine Erholungspause.

Gepard kontra Gazelle

In der afrikanischen Serengeti haben Biologen eine hochinteressante Beobachtung gemacht: Ein Gepard machte in der Steppe Jagd auf eine Gazelle, die in gewaltigen Zickzacksprüngen flüchtete. Knapp 50 Minuten lang hetzte das Raubtier seine erhoffte Beute, die Jagd ging in einem enormen Tempo über weite Entfernungen.

Am Ende dann erlahmten die Kräfte. Schließlich verharrten beide Tiere in einem Abstand von zwei Metern voreinander. Die Gazelle war zu einem weiteren Fluchtsprung unfähig, der Gepard ebenso unfähig, sie zu reißen. Nach wenigen Minuten geschah etwas Merkwürdiges: Die beiden Tiere lösten sich voneinander und trotteten in entgegengesetzter Richtung davon.

Der enorme Stress hatte ihre letzten Kraftreserven verbraucht. Oder zellbiochemisch betrachtet: Er hatte die Aminosäurereserven in Blut und Gewebe völlig ausgeplündert.

Reserven sind rasch verbraucht

Uns Menschen geht es oft nicht viel anders. Massiver Stress frisst gewaltige Mengen an Eiweiß aus unserem Körper. Sämtliche Aminosäuren aus einer durchschnittlichen Mittagsmahlzeit, bestehend aus 180 Gramm Rindfleisch, je einer Portion Spinat und Reis sowie einem

Wildtiere machen es instinktiv, und Sportler befolgen es aus Erfahrung: Nach einer großen Anstrengung muss eine Regenerationsphase folgen. Nur so kann der Körper die verlorenen Eiweißvorräte wieder auffüllen.

kleinen Salatteller, werden durch Stressattacken mehr oder weniger rasch beansprucht und geplündert. Hier einige Beispiele für solche Stressattacken:

- Ein achtminütiger Wutausbruch
- Sechsminütiger leidenschaftlicher Sex
- 90 Minuten schwere körperliche Hausarbeit (z. B. Fensterputzen)
- 24 Minuten Dauerlauf
- 90 Minuten Bürohektik
- Eine einzige Schrecksekunde, z. B. bei einem in letzter Not vermiedenen Unfall auf der Autobahn

Stress im Sinne eines erhöhten Eiweißverbrauchs können durchaus auch vergnügliche Tätigkeiten sein, kurz, es zählt alles dazu, was erhöhte Leistung von Muskeln, Nerven oder Gehirn erfordert.

Stress auch im Schlaf

Aber auch die Bewältigung von stillem Stress erfordert erhebliche »Aminosäurenopfer«: Kummer, Sorgen, Probleme, Konflikte, die uns selbst nachts, im Schlaf, unbewusst belasten.

Nicht selten glauben Menschen irrtümlich, einen guten, erholsamen Nachtschlaf hinter sich zu haben. Die Wahrheit sieht oft anders aus: Mentaler Stress hat Körperzellen und Blut selbst im Traum noch ausgebeutet. Die Folge: Die scheinbare Erholung reicht gerade in den Vormittag hinein, ehe sich die erste physische oder psychische Erschöpfungsphase abzeichnet.

Immer wieder bestätigt sich dabei: Alles, was in unserem Organismus geschieht, vollzieht sich durch die Stoffwechselkraft der Proteine.

Stresshormone bestehen aus Eiweiß

Immer bei Stress – ganz egal, ob wir uns lediglich angeregt unterhalten, ob wir Sport treiben oder hochkonzentriert Schach spielen – synthetisieren Drüsen und Nervengewebe Stresshormone. Diese Hormone vermitteln den Auftrag für eine erhöhte Stoffwechselrate an die Zellen. Denn bei Stress müssen wir wachsamer und tatkräftiger sein als etwa in einer stresslosen Phase des Tages.

Bis auf die Stresshormone der Nebennieren (z. B. Kortisol) bestehen praktisch alle Stresshormone aus Eiweiß, die Hormonmoleküle werden bei Stress in Höchstgeschwindigkeit und in unvorstellbaren Mengen aus Aminosäuren zusammengeknüpft und über das Blut oder – wenn es sich um Nervenübertragungsstoffe handelt – über das Nervensystem transportiert.

Der Stoffwechsel macht Extraschichten

Zusätzlich zu diesem oft extremen Eiweißbedarf erfordert die erhöhte Stoffwechselrate einen Tribut an Aminosäuren, weil in allen Körperzellen zusätzlich Ribosomen (Eiweißfabriken) geschaffen werden, deren unermüdlicher Motor zügig die Aminosäurereserven der Zelle aus deren wässrigem Inneren aufsaugt. Es handelt sich also um einen doppelten »Aminosäurenraub« – durch Stresshormone und durch die erhöhte Stoffwechselleistung der Zellen. Kein Wunder, dass da so mancher nach einer massiven Stressphase mental und körperlich zusammenbricht. Und sich so lange schlecht fühlt, bis sich aus dem Darm und über das Blut die Proteindepots der Zellen wieder aufgefüllt haben.

Man muss nicht eine Dauerschonhaltung einnehmen, um gesund zu bleiben – unser Körper ist auf gelegentliche Hochleistungen eingestellt. Wichtig ist nur der ausgewogene Wechsel von An- und Entspannung, um sich nicht zu verausgaben.

Wie der Körper Nachschub holt

● Immer bei Stress reagiert unsere Magenschleimhaut spontan mit der Bildung von Salzsäure, weil dann die Eiweißverwertung verbessert werden muss.

● Aus entstehenden Aminosäuren werden nahezu sämtliche Stresshormone gebildet, die uns wach, konzentriert und vital machen – die wichtigste Voraussetzung für die Bewältigung der Stressfaktoren.

● Außerdem werden 10 bis 15 Prozent der so genannten Peptidbrücken in Eiweißmoleküle zerschnitten und somit schnell verwertbares Eiweiß rasch in den Dünndarm transportiert.

● Dabei geht es vorwiegend um die rasche Freisetzung der psychoaktiven Eiweißbausteine Phenylalanin und Tyrosin – Vorläufer z. B. von Noradrenalin.

● Dieser Neurotransmitter (Nervenreizstoff) aktiviert Herz, Kreislauf und Psyche und wirkt dabei euphorisierend (weil er den Abbau des Opiatpeptids Beta-Endorphin hemmt).

● Unter Noradrenalin gehen wir offensiv in Stresssituationen hinein. »Noradrenalinmenschen« sind solche, denen Stress Spaß macht und bei denen die Eiweißverwertung sehr gut funktioniert.

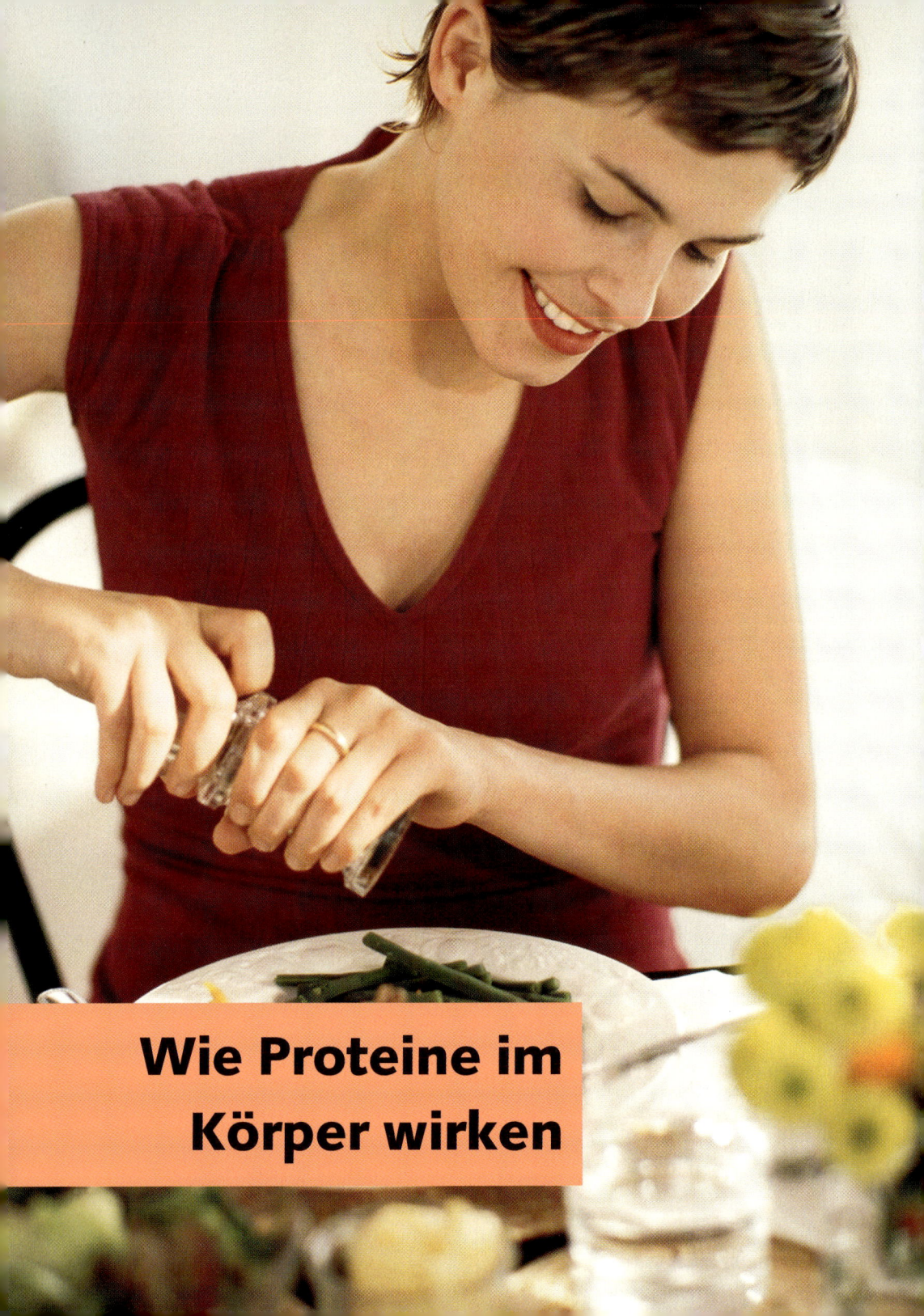

Wie Proteine im Körper wirken

Gene – das Biowunder

Möchten Sie gern ein reizvolleres Äußeres haben? Weniger Übergewicht mit sich herumtragen? Dynamischer, vitaler sein? Glücklicher sein? Die physiologische Grundausstattung dazu steckt in jedem von uns, genau genommen in den unterschiedlichen Genen in unseren Zellkernen. Deren Umsetzung in aktiven Zellstoffwechsel wird jedoch bei den meisten Menschen gehemmt und blockiert – durch einen Mangel an Aminosäuren im Zytoplasma, dem großen wässrigen Inneren der Körperzellen.

Die DNA – unsere ererbte Grundausstattung

Jede unserer Zellen hat einen winzigen Zellkern, der noch einmal durch eine spezielle Membranhülle geschützt ist. Im Zellkern sitzen unsere Erbanlagen in den Chromosomen. Dies sind lange Molekülfäden, die so genannte DNA (DNS, Desoxyribonukleinsäure). Wir besitzen pro Zelle insgesamt 46 Chromosomen, besser gesagt: 23 Chromosomenpaare, jeweils eine Hälfte vom Vater und von der Mutter geerbt. Diese DNS-Fäden kann man sich als überlange Strickleitern mit jeweils über drei Milliarden Sprossen vorstellen. Die DNS-Strickleitern sind spiralförmig verdreht und so eng zusammengewickelt, dass 46 Stück davon in den kleinen Zellkern hineinpassen. Aneinander geknüpft wären die DNS-Molekülfäden einer einzigen Zelle 1,80 Meter lang.

Auf diesen Strickleitersprossen verteilt, erstrecken sich 80 000 aktive und weitere rund 50 000 inaktive Gene. Manche Gene beanspruchen lediglich ein paar 100 Strickleitersprossen, andere wiederum Zehntausende oder Hunderttausende.

Die Kommandozentrale der Zellen

Das längste bekannte Gen ist das so genannte Dystrophingen, das unsere Muskeln wachsen lässt. Es erstreckt sich über rund drei Millionen Sprossen. Deshalb dauert es recht lange, ehe junge Muskelmasse

Könnte man sämtliche DNS-Fäden aller Zellen im menschlichen Körper aneinander knüpfen, so könnte man theoretisch diesen Gesamtfaden mehrere tausend Mal um Erde und Sonne herum aufwickeln.

wächst, nachdem wir durch Kniebeugen, Sit-ups, Liegestützen und Hantelheben geschwitzt haben. In jedem Fall aber knüpfen Zellen Muskelproteine erst dann zusammen, wenn sie einen entsprechenden Auftrag der Gene erhalten haben. Dasselbe gilt für buchstäblich alles, was sich in unserem Körperstoffwechsel vollzieht, ganz egal, ob es um die Synthese von Spermien, Gutelaunehormonen, Tränenflüssigkeit, Magensäure, Fingernägeln, Blutkörperchen, Schleimhautzellen, Gefäßwänden, Lymphe, Gelenkflüssigkeit, Knochen, Zahnfleisch oder Fußschweiß geht.

Erst müssen Baustoffe vorhanden sein

Das Kommando zur Synthese all dieser gesundheitserhaltenden Proteinstrukturen geben die Gene allerdings erst dann, wenn im Inneren der Körperzelle jeweils sämtliche dafür notwendigen Aminosäuren sowie deren Hilfsstoffe vorhanden sind – Vitamine, Mineralstoffe, Spurenelemente, Koenzyme, Fettsäuren, Wasser, Glukose usw.

Dieses Sparsamkeitsprinzip der Natur wurde erst jetzt – von Genforschern – in seinem ganzen Ausmaß entdeckt. Es gilt als einer der faszinierendsten Mechanismen des Lebens.

Genforschung – ein Reizwort für viele, die sich vor möglich gewordenen Manipulationen der Erbmasse mit unabsehbaren Folgen fürchten. Ein faszinierendes Forschungsgebiet für andere, das ganz neue Einblicke und medizinische Chancen eröffnet.

Die Stringent Factors sorgen für Effektivität

Die Natur wiederholt sich nicht

Es ist schon Wunder genug, dass man die (theoretisch) zusammengeknüpften Chromosomenfäden eines einzelnen Menschen mehrere tausend Mal um Erde und Sonne herum aufrollen kann. Ein viel größeres Wunder der Natur aber mag sein, dass in den Jahrmilliarden der Existenz der Erde noch nie zwei identische Schneeflocken vom Himmel gefallen sind.

So richtig glaubhaft wird dies erst, wenn man ein solches Schneekristall unter einem modernen Hochleistungsmikroskop sieht. Da sieht es nämlich aus wie ein riesiger Palast mit weit ausladenden Seitenblöcken, die tausend- und abertausendfach mit Verzweigungen, Zinnen, Kerben, Furchen, Scharten usw. übersät sind. Vielleicht ist aber das Vitamin-E-Molekül ein noch faszinierenderes Wunder. Denn noch nie, seit die Erde besteht, hat es zwei identische solcher Moleküle gegeben. In ihrer Konfiguration, der chemischen Zusammensetzung, sind sie zwar alle gleich, nicht aber in ihrer Konformation, der räumlichen Ausspreizung – da unterscheiden sie sich alle (chemisch-synthetisch hergestellte Vitamin-E-Moleküle sind hingegen geklont und deshalb in ihrer Wirkungsweise beschränkt).

Es wird keine Energie verschwendet

Das sicherlich unglaublichste Wunder der Natur ist jedoch ihr unbeschreibliches Sparsamkeitsaxiom. Noch nie seit Bestehen der Erde hat sie versucht, ein Zellprotein zusammenzuknüpfen, wenn nicht vorher sämtliche Zutaten dafür gewissermaßen »auf dem Tisch lagen«.

Anders ausgedrückt: Die Natur hat noch nie Energie verschwendet, indem sie etwa mit dem Bau eines solchen Eiweißmoleküls begonnen hat, um dann festzustellen, dass z. B. die Aminosäure Threonin, das Vitamin B6 oder ein paar Fettsäuren für das Beheizen des Zellenergieofens fehlen. Dieses »Eiweißwunder« spielt für unsere mentale und körperliche Gesundheit eine enorm wichtige Rolle. Eine zentrale Funktion haben dabei neu entdeckte Zellteilchen, denen Genforscher die Bezeichnung »Stringent Factors« zugeordnet haben, zu Deutsch etwa: Erzwingungsfaktoren.

Der Körper beginnt erst dann, Proteine herzustellen, wenn die »Zutatenliste« komplett ist. Für diese energiesparende Arbeitsweise sorgen die Stringent Factors.

Das Innere der Körperzellen

Um die Arbeit dieser Zellteilchen zu verstehen, sollten wir erst einmal einen Blick in das Innere einer Körperzelle werfen. Sie besteht aus etwa drei Millionen Einzelteilen: darunter winzige Straßen und Kanäle für den Transport von Zellsubstanzen, Müllabladestationen, Enzymfabriken, Werkstätten für die Produktion von Zellproteinen, Energiebrennkammern, Lagerdepots, um einige Beispiele zu nennen. Umgeben ist die Zelle von einer schützenden flexiblen Doppelschicht aus Kohlenhydraten, Fettstoffen und Proteinen.

Das Zellinnere, das Zytoplasma, ist wässrig. Es enthält ein feines Gerüst, an dem alle Zellteile und -substanzen Halt finden. Die Zellflüssigkeit selbst ist reich an Nährstoffen – aber nur dann, wenn wir uns nicht zu viel Stress aufladen und wenn wir uns gesund ernähren. Unsere Zellen unterscheiden sich kaum von denen der Tiere und wenig von denen der Pflanzen. Zellen sind die einfachste Grundeinheit allen Lebens auf der Erde. Auf der Welt hat es noch nie ein Lebewesen gegeben – und sei es auch noch so winzig –, das nicht aus Zellen oder wenigstens einer einzigen Zelle bestanden hätte. Zellen entstehen immer wieder aus Zellen, die vor ihnen existierten. Die Existenz, das Leben in der Zelle, wird durch Proteine bestimmt. Sie sind die Instrumente einer fruchtbaren Natur, Motor ihrer ständigen Erneuerung.

Es hat fast bis ins Jahr 2000 hinein gedauert, ehe Genforscher die Stringent Factors entdeckten – und damit das Instrument, mit dessen Hilfe wir Menschen unsere körperliche und psychische Leistungsfähigkeit fast nach Belieben steuern und verbessern können.

Die Stringent Factors sind auch Ursache dafür, dass Übergewichtige eigentlich nur durch ungewohnte sportliche Anstrengungen Fettpolster abbauen können. Die Triglyzeride werden nicht freigesetzt, weil die Gene den Zellstoffwechsel bremsen.

Die Wirkungsweise der Stringent Factors

Diese Heinzelmännchen in den Zellen haben nur einen Job: die Gene im Zellkern zu informieren, wie hoch in jeder Sekunde die Konzentrationen aller Nährstoffe sind, die für den Bau von Zellproteinen gebraucht werden. Sie überwachen also den Zellraum, kontrollieren den Zustrom von Vitaminen, Fettsäuren, Mineralien, Aminosäuren usw. sowie auch deren Verbrauch. So könnten sie den Genen übermitteln, dass z. B. gerade im Organismus Mangan und Niazin fehlen und außerdem die Aminosäure Lysin sowie Vitamin B6 knapp sind.

Daraufhin drosseln die Gene unverzüglich, innerhalb von Sekunden, den Zellstoffwechsel, also die Produktion von Zellproteinen. Einfach deshalb, weil die Natur kein Quantenteilchen an Energie an die Herstellung eines Proteins vergeudet, das am Ende nicht restlos komplettiert werden kann, weil es an Rohstoffen fehlt.

Die Achterbahn des Zellstoffwechsels

Das ständige, oft lästige Auf und Ab im Zellstoffwechsel, verantwortlich für die Schwankungen unseres seelischen und körperlichen Zustands im Lauf eines Tages, wird von den Stringent Factors und den Genen gemeinsam gesteuert:

● 100 Prozent Leistung bedeutet Vitalität, Optimismus, Dynamik.

● Bei 90 Prozent fühlen wir uns bereits gebremst. Es ist der Zustand innerer Unruhe, den wir uns oft nicht erklären können, sozusagen ein Gefühl somatischer Unzufriedenheit.

● Bei 70 Prozent Zellstoffwechsel sind wir gereizt, übernervös, defensiv im Stressverhalten, wir fühlen uns müde und erschöpft.

● Wenn der Zellstoffwechsel auf 50 Prozent absinkt, weil wir bei katastrophaler Kost zu viel Stress bewältigen müssen, mobilisiert der Körper in Alarmbereitschaft Reserven: Er »frisst« Eiweiß aus Muskeln und Bindegewebe, um daraus Glukose zu machen, den Energiestoff für Nerven und Gehirn. Die Haut sieht dann welk aus, die Haare wirken dünn und kraftlos.

Erst wenn wir nach erquickendem Schlaf ausgeruht sind, uns mit zwei, drei aufeinander folgenden Mahlzeiten gesund ernährt haben, fühlen wir uns vitalisiert – weil die Anzahl der Ribosomen und damit die Produktion an Zellproteinen entsprechend gestiegen ist.

Gene machen Zellen quicklebendig

Gene sind die eigentlichen »Manager« unseres Stoffwechsels. Sie repräsentieren unseren so genannten Genotyp, die Summe aller Gene, die uns zum Menschen macht. Interessanterweise sind unsere Gene heute noch zu 99 Prozent mit jenen der Schimpansen identisch.

Unser genetisches Programm verändert sich also praktisch überhaupt nicht. Gene wollen immer noch auf genau dieselbe Weise Zellproteine bilden wie vor Hunderttausenden von Jahren – aus den gleichen 25 Aminosäuren, mit Hilfe der gleichen Baustoffe. Die Gene selbst bleiben unverrückbar in den Chromosomen im Zellkern sitzen. Aber sie prägen unablässig ihre Muster aus, nach deren Vorgabe Zellproteine hergestellt werden. Wissenschaftler bezeichnen diese Muster kurz als mRNS (messenger-RNS, Botenribonukleinsäure).

Die verschiedenen RNS-Moleküle

Jedes Gen prägt also seine eigenen mRNS-Moleküle aus. Sie wandern durch winzige Poren im Schutzhäutchen der Zellkernhülle ins flüssige Reich des Zellinneren. Hier bilden sie die Basis für ein im Entstehen begriffenes Zellprotein.

Andere Teilchen wiederum, die so genannten tRNS (transfer-RNS, Transportribonukleinsäure), fangen nun an, im »Zellwasser« nach all den Aminosäuren zu fischen, die für den Aufbau des Zelleiweißmoleküls benötigt werden. Sie bringen sie an die Produktionsbasis, wo die

Die genetische Ausstattung ist zwar angeboren, aber nicht unverletzlich. Starke und gesunde Gene sind nicht einfach Glückssache, sondern auch das Ergebnis einer gesunden Lebensführung.

Unser genetisches Muster ist nie genau gleich. Daher kann es zwar Richtlinien, aber kein Patentrezept zur optimalen Ernährung geben. Immer muss neben der individuellen Lebenssituation auch die Veranlagung berücksichtigt werden.

Aminosäuren eine nach der anderen zusammengeheftet werden. Im Durchschnitt dauert es etwa 45 Sekunden, bis ein mittelgroßes Protein fertig gestellt ist. Je nach Prägemuster beginnt es nun, seinen eigenen Auftrag zu erfüllen – sei es beim Bau eines Enzyms, bei der Kontrolle der Darmflora, beim Immunschutz der Blasenschleimhaut oder sonstwo. Solange diese Interaktion von Genen und Zellproteinen perfekt funktioniert, meistern wir die Herausforderungen des Alltags spielend. Allerdings: Die Belastbarkeit dabei ist genetisch ebenfalls zwingend vorgeschrieben bzw. begrenzt.

Aktive Gene – hohe Lebensqualität

In jedem von uns steckt ein glücklicherer, gesünderer Mensch – davon sind moderne Gen- und Zellforscher überzeugt. Sie begründen diese These auch einleuchtend: Weil wir uns nicht optimal ernähren und uns außerdem zu viel Stress aufladen, kann unser Zellstoffwechsel beim besten Willen nicht die Topleistung von 100 Prozent erbringen.

Jegliches Absinken unter diese Idealmarke bringt aber Verluste an Lebensqualität mit sich, je nachdem, welche Gene betroffen sind, welche Gene also – aufgrund von Nährstoffmangel – darin blockiert werden, ihre Proteinmuster auszuprägen. Immer wieder ist es dann letztlich Eiweißmangel in der Zelle, der uns verzagt und lustlos, nervös und gehemmt macht.

Die Ernährung hat großen Einfluss darauf, wie wir uns fühlen. Grünkohl, Brokkoli oder Kirschen können z. B. das Wohlbefinden verbessern: Sie enthalten Querzetin, ein Flavonoid, das Stimmungen positiv beeinflusst.

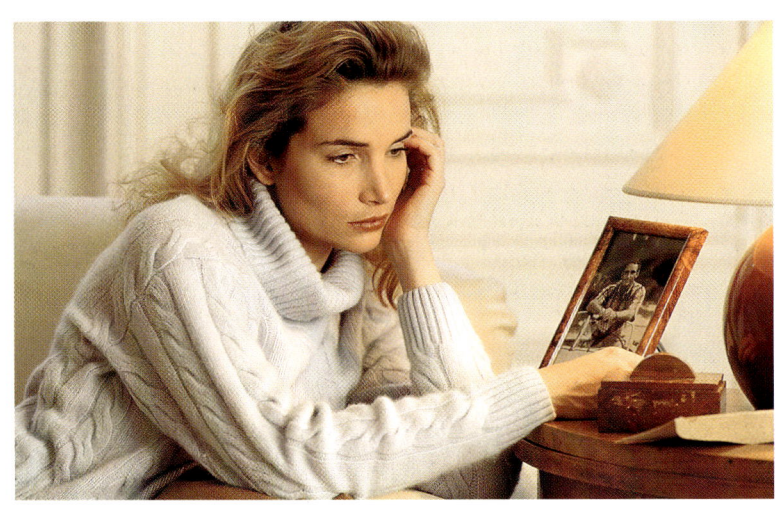

Sportler sind die Vorreiter

Mit dem Beginn des neuen Jahrtausends nutzen US-Spitzensportler die neuesten Erkenntnisse. So z. B. beim berühmten Santa Monica Track Club, traditionell Wiege zahlreicher Leichtathletik-Olympiasieger und -Weltmeister. Trainer und Sportler haben schon immer nach den Ursachen schwankender Tagesformen gefragt: »Ich habe gut geschlafen, gut trainiert, gut gegessen – und trotzdem komme ich heute nicht optimal über die Hürden. Wie ist das möglich?« Die Antwort lautet: In der Phase des Trainingslaufs oder beim Wettkampf »steht« der Zellstoffwechsel nicht bei 100 Prozent, sondern entsprechend niedriger.

Die Tagesform schwankt

Nicht anders verhält es sich im normalen Alltag. Mal springt man morgens fröhlich aus dem Bett, mal klettert man mühsam und übel gelaunt aus den Federn. Mal kann man sich über den Anblick einer kleinen Blume am Wegrand riesig freuen – ein andermal nimmt man sie überhaupt nicht wahr. Mal bewältigt man den Hausputz, als wäre er ein Riesenvergnügen – ein andermal wieder wird schon der Griff zum Scheuerlappen zur Qual. Mal besteht man eine Prüfung mit der sicheren Eins, ein andermal ist man unfähig, die simpelsten Aufgaben zu bewältigen. Telefonnummern fallen einem von allein ein – oder man erschrickt über einen unerklärlichen »Gedächtnisverlust«. Mal dominiert man eine Konferenz, ein andermal wieder wird man von anderen Teilnehmern regelrecht untergebuttert. Die Fußbodenwaage zeigt mal ein Kilogramm mehr an, dann wieder ein Kilogramm weniger – obwohl man ziemlich genau das Gleiche gegessen hat.

Massive Schwankungen – im Körperlichen wie im Seelischen. Nie kann man sich einer konstant positiven Tagesform sicher sein. Die Schwankungen, selbst die allergeringsten Abweichungen vom Normverhalten, korrelieren stets mit den Zickzackkurven und Abweichungen im Stoffwechsel der Zellproteine.

Die Anlagen besser nutzen

Den Zellstoffwechsel auf 100 Prozent bringen und auf dieser Idealmarke halten – und praktisch sämtliche Probleme lösen sich von allein. Mit diesem einfachen Therapieprinzip revolutionieren Zellforscher im neuen Millennium Einsichten und Behandlung von Befindlichkeits-

Wie engagierte Sportler neueste ernährungswissenschaftliche Erkenntnisse für bessere Leistungen nutzen können, erfahren Sie auch im FIT FOR FUN-Kursbuch »Ernährung für Spitzenpower« von Prof. Dr. Michael Hamm, ebenfalls im Südwest Verlag erschienen.

störungen, Beschwerden und Krankheiten aller Art. »In jedem von uns steckt ein glücklicherer, vitalerer, gesünderer und schlankerer Mensch. Wir müssen ihn nur wecken!«

Im zweiten Teil dieses Buches, ab Seite 68, finden Sie Informationen und praktische Tipps, mit denen Sie die neuen Erkenntnisse am eigenen Körper und der eigenen Psyche gezielt ausprobieren können. Die Natur bzw. die von der Natur in uns eingebauten genetischen Programme helfen dabei tatkräftig mit. Denn Körperzellen entwickeln eine Art dynamischer Sehnsucht nach ihrem genetischen Idealzustand. »Es ist im Prinzip viel leichter, vital und euphorisch zu werden als krank und pessimistisch«, versprechen uns Wissenschaftler.

Mit dem Fortschreiten der Forschung kommt man immer mehr davon ab, einzelne Nahrungsbestandteile als »gesund« zu deklarieren. Fast immer ist ein kompliziertes Zusammenspiel verschiedener Stoffe für eine positive Wirkung verantwortlich.

Warum Vitamine und Biostoffe wichtig sind

Aminosäuren, die Proteinbausteine, sind – jeder für sich – im wahrsten Sinn des Wortes totes Material. Wenn im Herbst ein welkes Blatt vom Baum trudelt und sich schließlich im nassen Novemberboden ganz zersetzt, bleiben nur noch Aminosäuren übrig. Irgendwann wandern diese wieder zurück in den allgemeinen Lebenskreislauf. Zunächst aber haben sie ihre ursprüngliche Lebendigkeit verloren.

Lebendig werden Aminosäuren auch erst durch Hilfsstoffe, vor allem durch Vitamine, die beispielsweise mit Spurenelementen Koenzyme bilden. Diese können im Stoffwechsel auf Aminosäuren einwirken. Fettsäuren werden benötigt, um z. B. Zellenergie bereitzustellen. Schließlich kostet die Synthese selbst des einfachsten Eiweißmoleküls Energie. Auch Glukose, die kleinste Einheit der Kohlenhydrate, ist Energielieferant. Wasser wird gebraucht, damit Zellproteine und andere Bestandteile beweglich bleiben, schwimmen können – um so zu ihren Zielorten zu gelangen.

Auch ohne die großen Mineralien wie beispielsweise Kalzium oder Schwefel funktioniert im Proteinstoffwechsel rein gar nichts. Insgesamt brauchen die Eiweißbausteine Hilfsstoffe in Hülle und Fülle, ehe sie sich zu Proteinen zusammenschließen können. Die wichtigsten dieser unentbehrlichen Dienerstoffe aber sind die so genannten Transkriptionsfaktoren in den Zellkernen.

Die Rolle der Transkriptionsfaktoren

Als »Super Family« bezeichnen Genforscher eine Gruppe von Faktoren, die Gene überhaupt erst veranlassen, ihr Muster auszuprägen, damit anschließend ein Zellprotein entstehen kann.

Während alle anderen Nährsubstanzen erst einen so genannten Rezeptor an der Schutzhülle des Zellkerns ansteuern und gewissermaßen um Einlass bitten müssen, dürfen Transkriptionsfaktoren sofort zu den Genen schlüpfen. In der Hierarchie all jener Stoffe, die unseren Eiweißstoffwechsel auf Trab halten, gebührt ihnen die führende Rolle. Sie wirken nämlich nicht erst beim Zusammenbau von Aminosäuren zu Proteinen, sondern schon in den Genen.

Das Vitamin D

Vitamin D ist wohl der wichtigste dieser Faktoren. Photonen (Teilchen der Sonnenstrahlen) stimulieren in cholesterinhaltigen Hautzellen die Produktion dieser hormonähnlichen Substanz. Die Vitamin-D-Moleküle schwärmen dann unverzüglich über das Blut in die Zellen bzw. in deren Kerne zu den Genen. Daraufhin verschicken die Gene Vitalitätsimpulse ins Innere der Zellen – und es kommt zu erhöhter Proteinproduktion. Der Stoffwechsel wird angekurbelt.

Die Nebennierenhormone

Auch die Steroidhormone aus den Nebennieren sind solche dynamischen Faktoren. Kein Wunder, immerhin sind sie schließlich für die Fortpflanzung unerlässlich.

Das Vitamin A

Auch das Vitamin A ist ein Transkriptionsfaktor, ohne den in der Zelle nichts funktioniert. Wissenschaftler schreiben dies der Tatsache zu, dass Vitamin A eine wichtige Rolle bei der Spermienbildung spielt. Genau geklärt ist dieser Mechanismus jedoch noch nicht.

Die Schilddrüsenhormone

Die Schilddrüsenhormone Thyroxin und Trijodthyronin kontrollieren unsere Stoffwechselrate und das »Zellenergiefeuer«. Sie sorgen – unter idealen Bedingungen – dafür, dass unser Stoffwechsel weder »heißläuft« noch zu sehr absinkt.

Verblüffend ist der große Einfluss des weit entfernten Himmelskörpers Sonne auf unseren Organismus. Mit Hilfe der kleinen Vitamin-D-Moleküle kontrolliert die Sonne alles Leben auf der Erde.

Typische Anzeichen für Vitamin-B6-Mangel

- Appetitmangel
- Arteriosklerose
- Blutarmut
- Depressive Verstimmungen
- Entzündliche Schwellungen oder Risse, z. B. an der Lippenschleimhaut
- Entzündung der Mund- und Zungenschleimhaut

- Karies
- Muskelschwäche
- Nervenschwäche in Armen und Beinen (Zuckungen, lähmungsähnliche Erscheinungen)
- Schlafstörungen
- Unfruchtbarkeit
- Wachstumsmangel (bei Kindern)

Vitamin B6 – der beste Freund der Proteine

Bei Symptomen von Vitamin-B6-Mangel hilft oft schon eine Kur mit Bierhefetabletten, die man im Reformhaus oder in der Apotheke bekommt. Sie enthalten auch noch weitere Vitamine der B-Familie.

Wenn es aber darum geht, Zellproteine zu basteln, damit wir immer in Optimalform sind, ist ein Nährstoff absoluter Favorit der Zelle: das Vitamin B6. Bei so manchem Zeitgenossen bleibt der Zellstoffwechsel weit hinter seinen Möglichkeiten zurück, ganz einfach, weil ihm Vitamin B6 in Blut und Gewebe fehlt.

Von diesem Vitamin gibt es drei verschiedene Formen (je nachdem, ob in pflanzlicher oder tierischer Nahrung enthalten). Dies braucht uns aber nicht groß zu kümmern, denn unser Stoffwechsel stellt aus allen drei die bioaktive Form, das so genannte Pyridoxalphosphat, her. Dieser Stoff ist ein Koenzym, das dazu dient, aus Aminosäuren zellaktive Proteine zu bauen. Vitamin B6 ist praktisch überall dabei, wo Aminosäuren verstoffwechselt werden. Darüber hinaus hat dieses Vitamin zahlreiche weitere bedeutende Aufgaben in unserem Organismus.

Die Folgen eines Mangels

Wenn Vitamin B6 fehlt, können Zellproteine nur begrenzt synthetisiert werden, und es kann zu Mangelerscheinungen bzw. zu Befindlichkeitsstörungen oder Beschwerden kommen (siehe Kasten).

Ein ganz typisches Warnsymptom von Vitamin-B6-Mangel bei Frauen ist PMS, das prämenstruelle Syndrom, das häufig mit schmerzhaften Spannungszuständen in den Brüsten, Kopfschmerzen, Nervosität oder allgemeiner Leistungsschwäche einhergeht. Vitamin B6 kann – vereinfacht gesprochen – Eiweißmoleküle zerschneiden, so dass Fragmente bzw. Einzelproteine entstehen. Es kann aber auch Aminosäuren aneinander knüpfen – wichtigste Voraussetzung überhaupt, dass Zellproteine entstehen. Für diese Fähigkeit ist Vitamin B6 sogar unersetzlich. Unsere Körperzellen können also mit Aminosäuren noch so reich gefüllt sein – wenn Vitamin B6 fehlt, hilft dies alles nichts: Der Zellstoffwechsel wird gedrosselt, wir fühlen uns nicht optimal.

Vitamin-B6-reiche Nahrungsmittel

Bei Stress wird oft enorm viel Eiweiß unnötig verheizt, Vitamin B6 regelrecht verschlissen. Deshalb sollten wir ganz besonders auf Vitamin-B6-reiche Lebensmittel achten.

Nahrungsquellen Vitamin B6 ist enthalten in Vollkornprodukten, Naturreis (Vitamin B6 ist jeweils nur im Keimling, also nicht im hellen Mehl oder weißen Reis enthalten), Leber, Lachs, Thunfisch, Geflügel (am besten ohne Haut), Soja- oder Tofuprodukten, Linsen, Bananen, Spinat, Nüssen, Samen, Kernen und Avocados.

Der Zellstoffwechsel macht schlapp

Wenn alle Voraussetzungen für die Bildung von Proteinen stimmen, es aber an Vitamin B6 fehlt, kommt es in den Zellen zu folgendem Prozess:

● Es sammeln sich z. B. in einer Herzmuskelzelle Zehntausende mRNS – das sind quasi die »Grundsteinlegungen« für einzelne Proteine. Die winzigen mRNS sind dafür eingerichtet, möglichst viele Aminosäuren zu möglichst vielen Zellproteinen zusammenzuknüpfen.

● Angenommen, auch alle Eiweißbausteine sind in Hülle und Fülle vorhanden, könnte der Zellstoffwechsel nun auf maximale Leistung hochgefahren werden.

● Wenn nun als einziges Glied in der Kette Vitamin B6 fehlt, kommt es zu einer sinnlosen Verschwendung von Energie und Biostoffen: Aminosäuren werden abgebaut, Ribosomen (die kleinen Eiweißfabriken) getötet. Der ganze Aufwand war also umsonst: die Bereitstellung von Hilfsstoffen wie Spurenelementen, Hormonen, Enzymen.

Vollkornbrot ist ein hervorragender Lieferant für B-Vitamine. Aber das dunkle Aussehen eines Brots ist kein Garant dafür, dass es aus Vollkornmehl oder -schrot gebacken wurde. Achten Sie auf die Verpackungshinweise bzw. fragen Sie in der Bäckerei nach.

Mutationen – wenn die Gene krank werden

Wissenschaftler führen Blockaden des Zellstoffwechsels vor allem auf die beiden folgenden Faktoren zurück:

- Fehlernährung
- Stress

Besonders negativ wirkt es sich natürlich aus, wenn beide Faktoren zusammentreffen. In solchen Fällen werden zunächst einmal die Stringent Factors aktiv, die den Genen im Zellkern mitteilen, dass gerade Schmalhans Küchenmeister ist: keine Aminosäuren, keine Vitamine usw. Dies senkt den Zellstoffwechsel – und wir fühlen uns nicht gut. Dies ist auch kein großes Problem; es geschieht in der Natur immer und überall, dass Zellen vorübergehend schlecht genährt sind. Sie warten dann einfach auf bessere Zeiten. Wenn sie kommen, richtet sich eine welke Blume wieder auf, und auch der Mensch hat dann wieder mehr Spaß am Leben.

Winzige genetische Veränderungen können große Wirkung haben: Schlecht versorgte Gene neigen zu Punktmutationen, die nach neueren Erkenntnissen Ausgangsherde für jede Art von Krankheit sind.

Der Keim gesundheitlicher Beschwerden

Bedrohlich wird es aber für unsere Gesundheit, wenn Stringent Factors über längere oder lange Zeit aktiv werden müssen, und wenn dementsprechend unser Zellstoffwechsel über eine längere oder lange Zeit unter der Idealmarke 100 liegt. Dann kommt es in Genen zu so genannten Punktmutationen. Das bedeutet: Gene verändern sich. Abgesehen von schweren erblich bedingten Krankheiten (z. B. erblich bedingter Adipositas = Fettleibigkeit) sind alle Beschwerden und Krankheiten Folge von Punktmutationen. Daraus folgern moderne Zellforscher: Die Natur kennt eigentlich überhaupt keine Krankheiten, keine Krebserkrankungen, keine Depressionen, nicht einmal Hühneraugen oder Juckreiz. Die Natur kennt nur Punktmutationen als Start zu einem zellulären Zusammenbruch, egal in welcher Größenordnung.

Punktmutationen sind Genveränderungen

Wie schon erwähnt, erstrecken sich unsere rund 80 000 aktiven Gene auf insgesamt über drei Milliarden Sprossen auf der »Strickleiter« der Chromosomenfäden. Die Sprossen werden von Zellforschern Basen genannt. Diese Basen bestehen aus Nukleotiden (Zellkernbausteinen), die durch eine Wasserstoffbrücke miteinander verbunden sind. Ein mittleres Gen mag etwa 100 000 Basen lang sein. Von denen ist wiederum eine Reihe aktiv (die so genannten Exone) bzw. inaktiv (die so genannten Introne).

Wenn wir ungesund leben, führen wir unsere Gene in die Irre. Die meinen dann nämlich, diese vom Natürlichen abweichende Lebensform sei Befehl zur Anpassung. Einzelne Basensprossen der Gene ändern sich – und prägen veränderte Muster aus, nach denen Zellproteine hergestellt werden. Einleuchtendes Beispiel sind die ob-Gene (Fettleibigkeitsgene), die davon »überzeugt« sind, dass mehr Triglyzeride (Neutralfette) ins Fettgewebe hineingepresst werden müssen. Warum dies so ist, wissen sie nicht. Aber sie spüren den genetischen Auftrag, verursacht durch eine oder mehrere Punktmutationen.

Auf Dauer entstehen ernste Schäden

Kein Problem, wenn wir mal müde sind oder schlapp oder nervös. Doch ein entsprechender Dauerzustand macht Gene krank, schwächt sie, sie werden zudem vom Immunsystem nicht mehr geschützt, einzelne Basenpaare können sich verändern bzw. ihre Funktion ganz aufgeben. Und dann kommt es womöglich zu chronischer Müdigkeit oder krankhafter Nervosität – bis hin zu ernsthaften und sogar lebensbedrohlichen Erkrankungen wie Krebs. Viele Menschen tragen ungezählte Punktmutationen in sich. Mal kommen neue hinzu, mal werden welche mit Hilfe von Enzymen repariert.

Die Gene gesund erhalten

Gene bzw. Chromosomen sind in unserer zivilisierten Welt stark gefährdet und führen einen unablässigen Kampf um ein gesundes Überleben. Dieser Kampf wird ständig neu geschürt: durch Stress und Fehlernährung. Die Wunden in den Genen heißen Punktmutationen. Je mehr davon wir mit uns herumschleppen, desto kritischer ist unsere mentale und körperliche Situation. Optimistisch und vital sein bedeutet: gesunde Gene und einen optimalen Proteinzellstoffwechsel haben. In den folgenden Kapiteln finden Sie Rat, was man tun und essen sollte, damit Gene und Proteine einen glücklicheren, dynamischeren Menschen aus uns machen können.

Die Folgen von Dauerstress und jahrelanger Fehlernährung lassen sich viel schwerer wieder wettmachen als eine kurze strapaziöse Lebensphase: Langfristig passen sich die Gene an den »Ausnahmezustand« an und verursachen Fehlsteuerungen im Stoffwechsel.

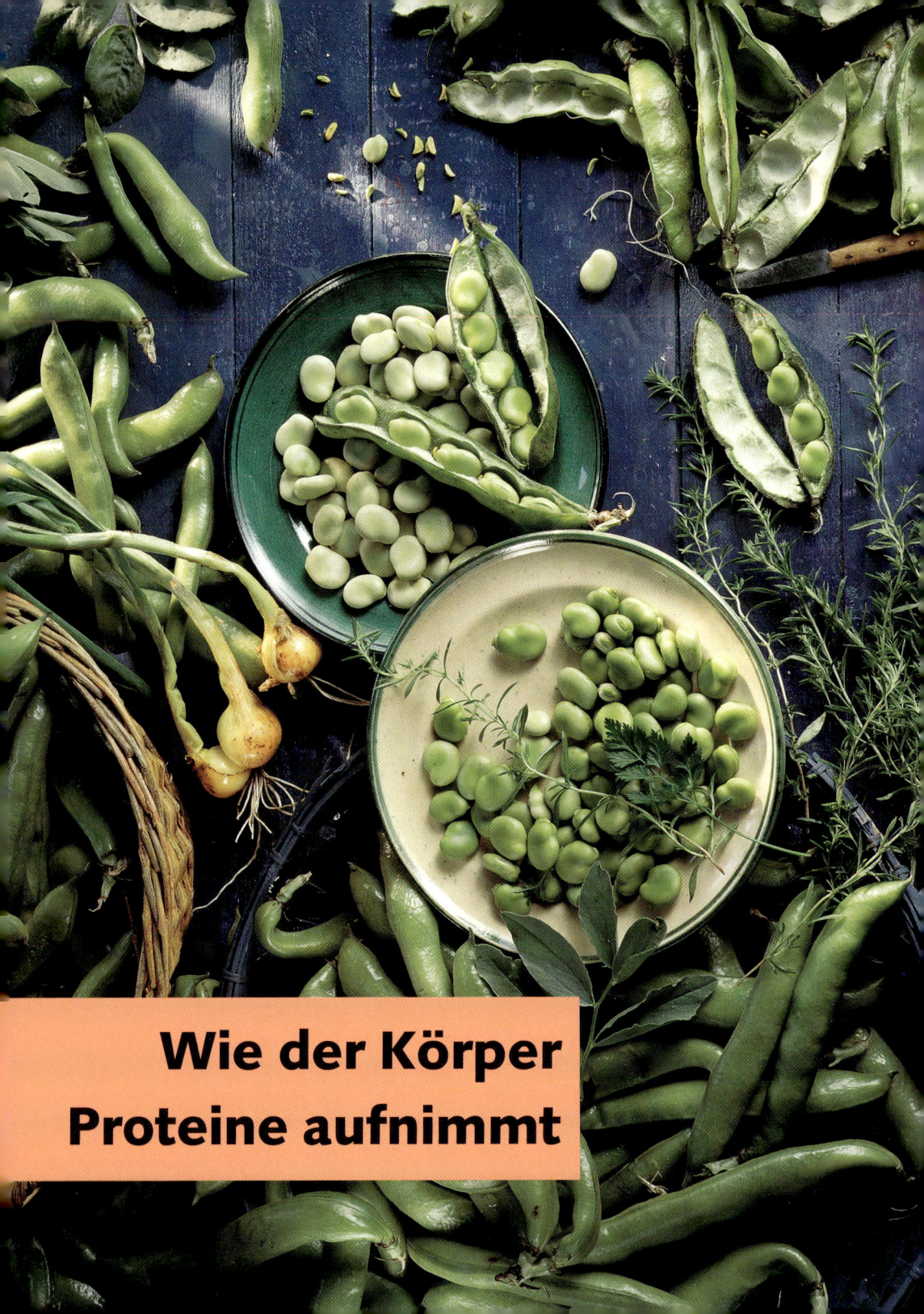

Wie der Körper
Proteine aufnimmt

Die Eiweißverwertung

Die Eiweißverwertung lässt bei vielen oder fast allen Menschen spätestens nach dem 35. Lebensjahr deutlich nach. Was helfen die köstlichsten Proteinmahlzeiten wie z. B. Tintenfisch à la Trinidad, ein Porterhouse Steak oder ein Tiroler Grillpfandl, wenn all das wertvolle Eiweiß darin nicht den Weg in unsere Körperzellen findet?

In diesem Teil des Buchs erfahren Sie, wie Sie Ihre Eiweißverwertung verbessern – und auf diese Weise vielleicht sogar mit weniger Nahrung auskommen als bisher.

Was für viele Menschen, die über Befindlichkeitsstörungen und Beschwerden klagen, ganz entscheidend ist: Die Eiweißverwertung muss verbessert werden. Dies kann mit einfachen Mitteln erreicht werden.

Eiweißmangel – oft nur ein Missverständnis

Wenn von einem Eiweißdefizit die Rede ist, kauft so mancher Zeitgenosse gleich ein Schnitzel mehr fürs Mittagessen. Folge eines weit verbreiteten Irrtums – dass viel Eiweiß vorwiegend in Fleisch (oder auch Fisch und Geflügel) steckt. Dabei ist z. B. Gemüse ein ebenso guter Lieferant wertvollen Proteins.

Wir Menschen in den westlichen Industrienationen verzehren Tag für Tag im Durchschnitt doppelt so viel Eiweiß, wie unser Organismus benötigt. Trotzdem leiden viele Menschen an Eiweißmangel. Wie ist das möglich? Die Ursache: Eiweiß wird zu schlecht verwertet, d. h. ungenügend aus dem Nahrungsbrei zu Aminosäuren abgebaut. Viel von dem Eiweiß in Kabeljaufilet oder dem Hühnerfrikassee wird deshalb mit dem Stuhl ausgeschieden – nachdem es zuvor stundenlang im Darm gefault und für Verdauungsstörungen wie Blähungen, Darmkollern oder Durchfall gesorgt hat.

Gesteuert wird die Zellproteinversorgung durch die Gene. Diese können nur aktiv werden und uns vitalisieren und verjüngen, wenn die Zellen mit Aminosäuren versorgt werden. Deshalb spielen die Verdauungsorgane für unser persönliches Glück, für unsere Gesundheit eine so große Rolle. Schon mit einfachen Mitteln können wir unserer Eiweißverwertung auf die Sprünge helfen.

Der Weg durch die Verdauungsorgane

Zuerst wird die Nahrung gut durchkaut und eingespeichelt. Im Magen beginnt dann die Vorverdauung – damit dem Darm nicht die mühselige Arbeit allein überlassen bleibt, z. B. einen zähen Bissen Schweineschnitzel derart aufzulösen und zu zersetzen, dass nur noch Eiweißbausteine übrig bleiben.

Gründliches Kauen nimmt durch die Verdauungsenzyme im Speichel dem Magen eine Menge Arbeit ab. Wer häufig in Hektik isst oder sehr weiche Nahrungsmittel bevorzugt, schluckt auch hastig und produziert zu wenig Speichel.

Die vorverdaute Masse erreicht also den Dünndarm, wo sich Enzyme an die Arbeit machen, die enorm stabilen Verbindungen und Verflechtungen beispielsweise im Kollagen und in den Muskeln zu trennen und am Ende auch noch die Brücken zwischen den einzelnen Aminosäuren zu durchschneiden.

Das Ideal – die restlose Aufspaltung

Wenn alles restlos verdaut ist, sollten keine Eiweißreste mehr den Dickdarm erreichen oder mit dem Stuhl ausgeschieden werden. Mit der Ausnahme einer geringen Anzahl von Peptiden (winzigen Proteinen aus nur etwa zwei oder drei Aminosäuremolekülen) sollte alles Nahrungseiweiß in Aminosäuren abgebaut werden. Denn nur diese erfüllen im Zellstoffwechsel die wichtigen gesundheitserhaltenden Aufgaben. Die Aufspaltung des Gesamtproteins im Nahrungsbrei erfolgt sehr präzise nach einem exakt vorgegebenen Schema.

Die Enzyme werden aktiv

Der Magen spaltet bestimmte Nahrungsmoleküle in kleinere Einheiten, so dass also zunächst die Anzahl der Proteine steigt. Im Dünndarm werden Enzyme der Bauchspeicheldrüse aktiv, die wie mit winzigen Scheren die Zerteilarbeit fortsetzen. Jeweils unterschiedliche Darmenzyme zersetzen ihre jeweils zugehörigen Zielproteine. Den Rest des Eiweißspaltens übernehmen andere Enzyme, die von Dünndarmzellen abgegeben werden.

Ein geringer Teil von Kleinproteinen wird von der Darmschleimhaut aufgesaugt und in deren Zellen gespalten. Bleiben noch die Nukleinsäuren der Zellkerne. Für deren Abbau produziert die Bauchspeicheldrüse spezielle Enzyme, so genannte Nukleasen.

Schlacken belasten den Körper

Magen und Darm haben nicht nur die Aufgabe, Eiweiß oder Nuklein-säuren zu zersetzen. Auch Anteile an Fett und Kohlenhydraten in unserem Essen müssen zu winzigen Basiseinheiten abgebaut werden. Nur so können sie die Darmschleimhaut passieren und über das Blut die Körperzellen erreichen.

Die Gesamtverdauung ist also ein extrem sensibler, unendlich fein abgestimmter Prozess, bei dem von der Mundhöhle bis zum Darmausgang alles stimmen muss. Nahrung ist dabei oft in Hülle und Fülle vorhanden. Aber von viel größerer Bedeutung ist die Aufspaltung und Verwertung der Nahrung. Wenn dem Nahrungsbrei nicht alle Nährstoffe entzogen werden, fehlen diese dem Stoffwechsel und somit unserem Organismus.

Doch ein weiteres Dilemma kommt hinzu: Ungenügend oder schlecht verdaute Nahrung wird zur Belastung für den Körper – und dies nicht nur als Ursache von Verdauungsstörungen wie Blähungen, Darmkollern, Koliken, Durchfall oder Verstopfung.

Ein ganz besonderer Saft – die Magensäure

Der Magen spielt eine entscheidende Rolle bei der Eiweißverwertung. Dieses schlauchartige Organ hat ein Fassungsvermögen von etwa eineinhalb bis zweieinhalb Liter. Vorwiegend im oberen Teil werden Kohlenhydrate verdaut, in tiefer gelegenen Magenabschnitten hauptsächlich Eiweiß und Fett, deren Zersetzung erheblich länger dauert. Um Eiweiß im Nahrungsbrei zu zersetzen, werden große Mengen an Magensäure benötigt. Präziser ausgedrückt: Der Magensaft muss äußerst säurehaltig sein.

Der Magensaft eines gesunden Erwachsenen ist dabei so scharf, dass er Löcher in einen Teppich ätzen würde. Deshalb wird die empfindliche Magenschleimhaut durch eine basische (alkalische), also neutralisierende Schleimschicht vor den sonst wütenden Säureangriffen geschützt. Ein gesunder Magen mit einer intakten Schleimhaut ist deshalb Voraussetzung für eine optimale Eiweißverwertung und somit für unsere Gesundheit.

Wer kennt nicht das gelegentliche Elendsgefühl nach exzessivem Weihnachts- oder Osteressen? Der Festschmaus liegt im Magen, drückt Leber und Gallenblase, rumort im Darm und zeigt uns deutlich an, dass der Körper mit einer geballten Ladung unverdaulicher Schlacken kämpft.

Die Bildung von Verdauungssäften

Bereits beim Anblick eines köstlichen Grillhähnchens zünden so genannte cholinerge Neuronen im mächtigen Vagus-Verdauungsnerv und stimulieren die Produktion von Magensäure. Belegzellen in der Magenschleimhaut synthetisieren Salzsäure (chemisch: HCl, Wasserstoffchlorid) und geben diese in den Magensaft ab. Auch Proteinbestandteile im Nahrungsbrei aktivieren die Abgabe von Magensäure. Deshalb ist unser Magensaft bei kohlenhydratreicher Kost weniger säurehaltig, als wenn wir eiweißreich gegessen haben.

Etwa 90 Minuten nach dem Verzehr einer Mahlzeit erreichen die Säurewerte ihren Höhepunkt, sie verbleiben danach etwa drei Stunden auf hohem Niveau.

Der Magen braucht Ruhepausen

Die Produktion und Bereitstellung von Salzsäure bedeutet für die Magenschleimhautzellen Schwerstarbeit. Sie erschöpfen sich dabei und benötigen Zeit zur Regeneration. Deshalb ist es nicht vernünftig, den Magen auch noch zwischen den Hauptmahlzeiten vollzustopfen. Nur wenn der pH-Wert des Magensafts niedrig, der Magensaft also säurereich ist, können so genannte Pepsinogene gebildet werden, Vorstufen des aktiven eiweißzersetzenden Enzyms Pepsin.

Je saurer der Magensaft, desto perfekter baut dieses Enzym Eiweiß ab. Es zerschneidet Bindungen speziell nahe den Aminosäuren Phenylalanin und Tyrosin, die für die nervöse und hormonelle Stressbewältigung unabdingbar sind.

Der Säurewert muss stimmen

Wenn der pH-Wert (Säurewert) des Magensafts über die Marke von etwa 4,5 steigt, der Magensaft also weniger säurereich ist, bleibt Eiweiß unverdaut liegen. Normalerweise kauen wir unser Essen zu Stückchen, die kleiner sind als ein Zentimeter. Der Magen sorgt dann dafür, dass 95 Prozent seines Nahrungsinhalts (z. B. Fleisch) den Magen in Teilchen verlässt, die kleiner als ein Millimeter sind, die meisten davon noch wesentlich kleiner.

Wenn es nun an Salzsäure im Magensaft fehlt, werden zu große Eiweißbrocken an das so genannte Duodenum, den Zwölffingerdarm, also den obersten Dünndarmabschnitt, abgegeben.

Eine angegriffene Magenschleimhaut oder gar ein Magengeschwür führt meist zu unzureichender Eiweißverwertung. Zur Linderung der Schmerzen werden Säureblocker eingesetzt, die wiederum die Aufspaltung von Eiweiß durch die Magensäure behindern.

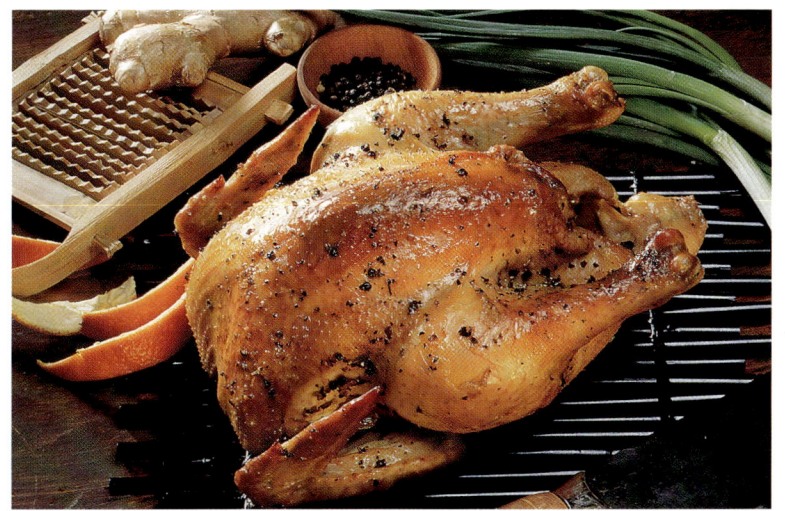

Ein gebratenes Huhn mit Haut enthält zwar jede Menge Eiweiß; ist aber zu wenig Magensäure vorhanden, kann der Körper das Eiweiß nur sehr schlecht abbauen. Etwas Zitronensaft kurbelt die Magensaftproduktion an.

Die Bauchspeicheldrüse wird überfordert

Eingebettet in diesen C-förmigen Darmabschnitt liegt die Bauchspeicheldrüse (Pankreas), deren eiweißspaltende Enzyme ohnehin die Hauptarbeit bei der Herstellung von Aminosäuren verrichten. Wenn Nahrungseiweiß im Magen nicht gründlich vorverdaut wird, schafft die kleine, nur etwa 80 bis 100 Gramm leichte Drüse die Restverwertung nicht mehr. Viel Eiweiß rutscht ungespalten in tiefer gelegene Darmabschnitte und verursacht eventuell Beschwerden:

● Durchfall, weil der Organismus vermehrt Wasser in den Darmsaft abgibt, um dieses allmählich faulende Eiweiß über den Stuhl rasch auszuscheiden

● Blähungen, weil Gase entstehen

● Begleitende Symptome wie Blähbauch, Darmkollern usw.

Unverdaute Brocken machen Probleme

Aber es kann noch schlimmer kommen: Großkalibrige Proteinmoleküle drängen mit Gewalt in die Darmschleimhaut hinein, verschaffen sich unter Umständen Zugang zum Transportmittel Blut, wo sie eigentlich nichts zu suchen haben. Die Körperzellen können diese Brocken nicht aufnehmen, die Nieren können sie nicht ausscheiden, sonst würden sie bei diesem Versuch ihre feinen Filter verstopfen. Also versucht das Blut,

Die Bauchspeicheldrüse verursacht, ähnlich wie die Leber, kaum Schmerzen und rückt oft erst dann ins Bewusstsein, wenn sie Schaden genommen hat. Dabei muss dieses Organ täglich Höchstleistungen für den Stoffwechsel vollbringen.

diese Partikel über die Haut auszutreiben, es kommt möglicherweise zu nässenden Hauterscheinungen, Ekzemen, Akne, Neurodermitis usw. Außerdem betrachtet unser Immunsystem diese Proteinbrocken als Eindringlinge und bekämpft sie entsprechend. Es kommt zu allergischen Reaktionen aller Art.

Gleichzeitig stellen sich auch die Anzeichen eines Eiweißmangels durch die ungenügende Verwertung ein: Die Konzentrationen an Aminosäuren im Gewebe sinken und mit ihnen der Zellstoffwechsel in den Körperzellen. Der Eiweißstatus hängt tief – mit allen verhängnisvollen Begleiterscheinungen. Gleichzeitig stürzt die Zellversorgung mit Spurenelementen in den Keller, mit noch verheerenderen Folgen.

Wenn Magensäure in der Speiseröhre oder im Magen brennende Schmerzen verursacht, ist das eher ein Symptom als Ursache für die Beschwerden. Den Säurewert zu senken, ist daher nur eine kurzfristige Nothilfe – die zu weiteren Problemen führen kann.

Wie ein Mangel an Magensäure entsteht

Viele Menschen produzieren ab ihrem 35. Lebensjahr immer weniger Magensäure. Es gibt viele Frauen und Männer, die ab ihrem 55. oder 60. Lebensjahr fast überhaupt keine Magensäure mehr synthetisieren. Die Gründe: Stress und Fehlernährung. Häufig fehlt der hormonelle und nervöse Reiz für die Stimulation der Magensäureproduktion. Doch auch dies ist wiederum Folge von Stress und nährstoffarmer Kost. Dies wirkt sich oft auch deshalb verhängnisvoll aus, weil Magensäure elementare Barriere gegen eindringende Pilze, Viren, Bakterien, Parasiten und andere krankheitserregende Mikroorganismen ist. Bei einem Mangel an Magensäure kann es z. B. zu hartnäckiger Pilzbesiedelung im Darm kommen.

Häufige Fehldiagnose – zu viel Magensäure

Weit verbreiteter Irrglaube vieler Zeitgenossen ist, dass sie zu viel Magensäure produzieren. Geschürt wird die Fehlmeinung nicht selten durch Ärzte, die auf die Symptomenklage »Ich habe Sodbrennen« hin sofort Antazida verschreiben, d. h. Säure bindende Mittel.

Sodbrennen, Magenschleimhautreizung, Magenschmerzen, Refluxösophagitis (wenn Säure brennend-schmerzhaft aus dem Magen in die Speiseröhre aufsteigt und dort zu einer Entzündung führt) usw. können aber ebenso gut andere Ursachen haben – wenn z. B. der Schließmuskel der Speiseröhre zu tief sitzt oder nicht optimal funktioniert. Manchmal steigen in einem solchen Fall – vor allem wenn man liegt – säuerliche Speisereste aus dem Magen in die Speiseröhre auf.

Oder derlei Speisereste werden nicht ausreichend aus der Speiseröhre in den Magen zurückgepresst. Wenn Patienten mit zu wenig Magensäure Medikamente verabreicht werden, die Magensäure binden, können die Folgen fatal sein – bis hin zum Magengeschwür oder der operativen Entfernung von Teilen des Magens.

Genaue Werte kaum feststellbar

Nach neuesten Erkenntnissen verschafft das Absaugen von Magensaft mittels einer Sonde keinen Aufschluss über die wahren Säureverhältnisse im Magen. Es kann sein, dass der Betroffene zu wenig Magensäure produziert, dass aber durch den Stress des gewaltsamen Einführens der Sonde spontan extrem hohe Mengen an Salzsäure aus den Belegzellen der Magenschleimhaut in den Magensaft abgegeben werden. Die Diagnose kann dann lauten: »Zu viel Magensäure« – aber sie ist falsch! Selbst hat man kaum oder keine Möglichkeit festzustellen, ob man nun zu viel oder zu wenig Magensäure produziert. Wir können aber davon ausgehen, dass der übermäßige Stress, dem wir häufig unterworfen sind, die Magensäureverhältnisse durcheinander bringt, dass wir zeitweise viel zu viel Magensäure produzieren, die aber schon nach kurzer Zeit abgebaut ist. Danach folgt dann eine oft mehrstündige Phase mit zu wenig Magensäure.

Tipps zur Bildung von Magensäure

Ein ausgezeichnetes Mittel ist, vor der Hauptmahlzeit den Saft von einer halben Zitrone oder einen Esslöffel Apfelessig, in Wasser oder Apfelsaft verdünnt, zu trinken. Beides wirkt als Säurelocker, stimuliert also in der Magenschleimhaut die Produktion von Magensäure.

In südlichen Ländern essen die Menschen vor der Hauptmahlzeit ihren Salat – mit Essig und Öl angemacht. Ein solcher Salat sorgt für mehr Magensäure und somit für eine bessere Eiweißverwertung. In diesen Ländern träufeln die Menschen seit Jahrtausenden traditionell Zitronensaft auf ihren Fisch – und wir machen es ihnen inzwischen nach. Sie tun dies jedoch nicht (nur), weil der Fisch dann besser schmeckt, sondern weil die Zitronensäure dafür sorgt, dass rechtzeitig ausreichend Magensäure zur Verfügung steht. Eiweiß wird so viel besser zu Aminosäuren abgebaut – die Menschen kommen deshalb auch mit kleineren Mahlzeiten über die Runden.

Eine Zitrusfrucht vor der Mahlzeit hilft, das Nahrungseiweiß besser zu verwerten. Ebenfalls wirksame, aber im Übermaß äußerst ungesunde Säurelocker sind Kaffee oder Alkohol.

Die Wechselwirkung mit den Biostoffen

Spurenelemente brauchen Aminosäuren

Die Vitamine waren von jeher die Lieblinge der Natur. Sie sind es schließlich, die tote Metalle und andere Elemente erst lebendig machen. Wenn sich ein Vitamin einem Zinkatom oder -ion (Atomteilchen) anschließt, entsteht daraus ein Koenzym. Gleichzeitig wird das Zinkteilchen im Stoffwechsel quicklebendig. Deshalb werden Vitamine gleich per Express aus dem Nahrungsbrei im Darm ins Blut und zu den Zellen verschickt, manche von ihnen gar als Topsprinter, wie z. B. Vitamin C oder Niazin (Vitamin B3). Vitamine sollen schließlich in den Zellen wichtige chemische Reaktionen vorbereiten. Die Spurenelemente aber haben es nicht so leicht. Um durch die Darmschleimhaut ins Blut zu gelangen, brauchen sie »Eiweißschiffchen«. Wissenschaftler nennen sie Transport-Carrier. Die Spurenelemente gelangen in diese Eiweißschiffchen hinein – und sind schon wenig später auf ihrer Reise durch rund 1600 Kilometer Blutgefäßlabyrinth zu den Zellen. Die Transport-Carrier sind nichts anderes als Aminosäuren. Es wird also klar, wie wichtig es ist, dass das Eiweiß auf dem Essteller auch wirklich zu Aminosäuren abgebaut wird. Ist dies nicht der Fall, dann fehlt Spurenelementen wie Zink, Kupfer, Eisen, Mangan, Selen, Jod, Chrom, Silizium usw. das lebenswichtige Transportmittel zu den Körperzellen.

Wenn Transport-Carrier fehlen, wird ein erheblicher Teil der Spurenelemente mit dem Stuhl ausgeschieden. Es kommt nicht nur zu einem Defizit an Aminosäuren im Gewebe, sondern auch zu einer Unterversorgung mit Spurenelementen.

Äpfel sind Säurelocker

Noch ein Tipp für die Regulation der Säureverhältnisse im Magen: vor dem Essen einen Apfel verzehren. Bei zu wenig Magensäure sorgt das Fruchtfleisch für mehr, bei zu viel Magensäure – über einen so genannten Feedbackmechanismus – für eine Drosselung der Säureabgabe. Noch heute lautet die Empfehlung so mancher Großmutter, überliefert über viele Generationen: »Das Beste gegen Sodbrennen ist ein halber Apfel.«

Kalzium – nur durch Säure wirksam

Jeweils etwa die Hälfte von allem Kalzium in unserem Blut ist an Proteine gebunden oder – extrem wichtig für unsere Gesundheit – ionisiert. Kalzium ist im Prinzip nur toter Kalk. Erst wenn einem kleinen Kalziumatom ein Elektron entnommen oder hinzugefügt wird, wird es elektrisch aufgeladen. Es entsteht ein positiv oder negativ geladenes Ion, das danach strebt, seine Ladung wieder loszuwerden – indem es sich an ein anderes Atom oder Molekül anschließt.

Dieses intensive Streben nach Vereinigung ist Keim allen Lebens auf der Erde. Tote Metalle und Elemente wie Kalzium, Eisen usw. zu ionisieren, also elektrisch aufzuladen, zählt zu den bedeutendsten Erfindungen der Natur seit ihrem Entstehen vor Milliarden Jahren. Die Lösbarkeit der Kalziumsalze in einer Mahlzeit wird durch Magensäure wesentlich erhöht. Deshalb wird Kalzium in einer proteinreichen Mahlzeit besser aufgenommen, weil das enthaltene Eiweiß für die Stimulation von mehr Salzsäure im Magensaft sorgt. Beispiel dafür übrigens, wie eng und gleichzeitig fein abgestimmt alle Nährstoffe in unserem Körper zusammenwirken.

Kalziummangel wird heutzutage nur ganz selten durch unzureichende Versorgung durch die Nahrung verursacht. Hochwertige Milchprodukte sind preiswert und überall erhältlich. Es hapert vielmehr an der Verwertung des Mineralstoffs im Körper.

Magerkäse für stabile Knochen

Menschen, die zu wenig Magensäure produzieren, entziehen Kalziumkarbonat (einem Kalziumsalz in Lebensmitteln) durchschnittlich nur 20 Prozent Kalzium – im Vergleich mit Frauen und Männern mit geregelt funktionierender Magensäureproduktion.

Das ist ein verheerender Wert; Kalzium ist schließlich von ungeheurer Bedeutung nicht nur für Knochenbau und Zähne, sondern vor allem auch für unsere Nerven, für das sensible Zusammenspiel sämtlicher neuronaler Kräfte in unserem Organismus. Es wirkt ebenso beruhigend wie angstlösend und gleichzeitig aktivierend. Wenn die Mahlzeit jedoch eiweißreich ist, regelt sich die Kalziumaufnahme selbst bei Menschen mit zu wenig Magensäure. Deshalb ist z. B. Käse mit hohem Anteil an Kasein (Milcheiweiß) ein ideales Lebensmittel, wenn es darum geht, dem Stoffwechsel viele Aminosäuren und viel bioverwertbares Kalzium zuzuführen. Dabei gilt die Regel: Süßliche Käsesorten (z. B. Emmentaler) enthalten viel Milchzucker, fettreicher Weichkäse (Brie, Camembert usw.) viel Milchfett, Magerkäse, Quark, Ziegen- oder Schafskäse dagegen viel Eiweiß.

Vitamin B12 – ein Sonderfall

Es ist nicht zu empfehlen, Vitamin B12 ohne ärztliche Verordnung als Ergänzungspräparat einzunehmen – Überdosierungen verursachen allergische Reaktionen und Akne.

Dieses Vitamin ist ein hochkompliziertes Molekülgebilde um einen Kobaltkern. Wir brauchen davon in unserem ganzen Leben nicht mehr, als ein Linsenkorn wiegt – und trotzdem sind alle unsere Körperzellen damit versorgt.

Vitamin B12 kann nur aus der Nahrung gelöst werden, wenn die Magenschleimhautzellen viel Säure produzieren. Es wird deshalb in proteinreicher Kost am besten verwertet. Vitamin B12 ist übrigens (fast) nur in tierischer Kost enthalten.

Vitamin B12 (Kobalamin) wird im Magen an ein Speichelprotein gebunden, im Zwölffingerdarm (Duodenum) freigesetzt und sofort an ein weiteres Protein gekettet: den so genannten Intrinsic Factor. Dieser wird gemeinsam mit Magensäure abgegeben, steht also ohne Magensäure nicht zur Verfügung. Im tiefer gelegenen Krummdarm (Ileum, letzter Abschnitt des Dünndarms) wird Vitamin B12 an die Blutbahn abgegeben. Das in der Dickdarmflora produzierte Vitamin B12 kann vom Organismus nicht genutzt werden, da es im Dickdarm nicht mehr an den wichtigen Intrinsic Factor gebunden werden kann.

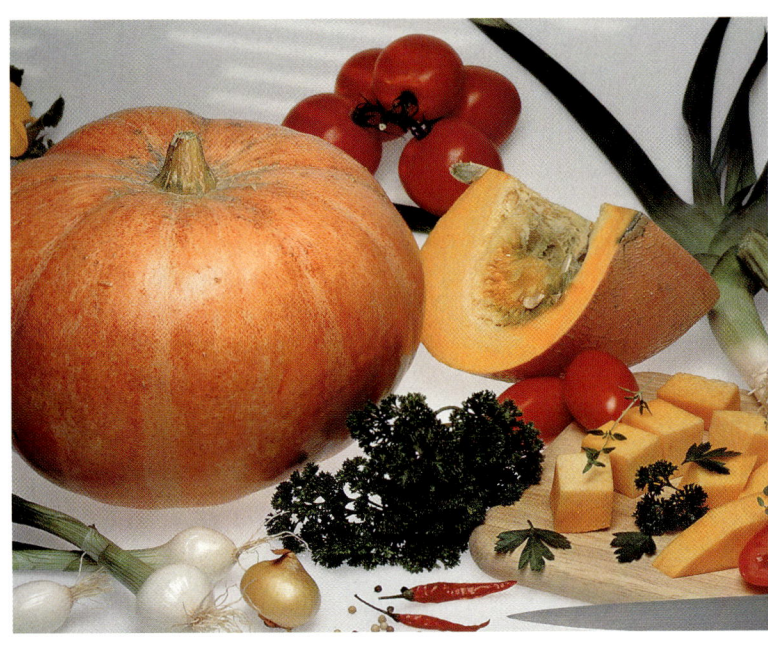

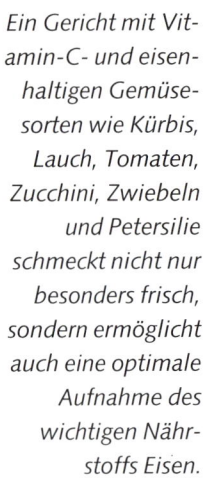

Ein Gericht mit Vitamin-C- und eisenhaltigen Gemüsesorten wie Kürbis, Lauch, Tomaten, Zucchini, Zwiebeln und Petersilie schmeckt nicht nur besonders frisch, sondern ermöglicht auch eine optimale Aufnahme des wichtigen Nährstoffs Eisen.

Milchsaures für Vegetarier

Vegetarier müssen ihren Vitamin-B12-Bedarf mit milchsauer vergorenen Lebensmitteln (z. B. Sauerkraut), Sojabohnen und Bierhefe oder Algenprodukten decken.

Die vorwiegend vegetarisch lebende indische Landbevölkerung bezieht Vitamin B12 aus winzigen Insekten im Getreidekorn. Weil unsere Böden durch Insektizide vergiftet sind, gibt es bei uns diese kleinen Vitamin-B12-spendenden Tierchen nicht mehr. Vitamin B12 wirkt im Stoffwechsel eng mit Eiweiß zusammen, vor allem mit den beiden jung haltenden Aminosäuren Methionin und Leuzin. Außerdem hält Vitamin B12 unsere Nerven gesund; das Vitamin wird für Zellwachstum und die Funktionsfähigkeit unserer Gene gebraucht.

Auch Eisen braucht Magensäure

Dieses Spurenelement ist das auf der Erde am weitesten verbreitete Metall. Es ist ein Stoff, der nur durch den Einsatz von viel Magensäure ionisiert, löslich gemacht und damit »zum Leben erweckt« werden kann. Dann allerdings wird Eisen zu einem der bedeutendsten Nährstoffe in unserem Körper.

Eisen ist Bestandteil des roten Blutfarbstoffs in den roten Blutkörperchen und bindet den lebenswichtigen Sauerstoff – es aktiviert somit die Zellatmung. Außerdem ist das Spurenelement an einer Fülle von Enzymen und Stoffwechselaktionen beteiligt. Eisenmangel ist oft Folge eines Mangels an Magensäure, was aber in der Diagnostik manchmal nicht erkannt wird.

Reich an Eisen sind Innereien und rote Fleischarten. Vegetarier müssen darauf achten, eisenhaltiges Gemüse mit Vitamin C zu kombinieren, um die Verwertbarkeit des pflanzlichen Eisens zu verbessern.

Am besten mit Vitamin C kombiniert

Eisen wird am besten aus eiweißreicher Kost absorbiert (weil sie die Abgabe von Salzsäure aus der Magenschleimhaut stimuliert). Askorbinsäure (Vitamin C) ist der beste Verbündete von Eisen, vor allem, wenn es um die Resorption geht.

Das Spurenelement wird aus allen Gemüsearten gut verwertet, die reich an Askorbin- oder Zitronensäure sind, wie z. B. Kohl, Sauerkraut, Möhren, Kartoffeln, Rote Bete, Kürbis, Brokkoli, Tomaten oder Blumenkohl. Gerichte wie Pizza, Hamburger oder Käsenudeln liefern wenig Eisen, ganz im Gegensatz zu Fisch oder Krabben mit der Zugabe von Vitamin C in Form von etwas Zitronensaft.

Wichtiger Mitspieler – ein gesunder Darm

Mit einem gesunden Darm steht und fällt die Versorgung unserer Zellen mit Aminosäuren. Deshalb entscheidet sich das »Schicksal« unserer Zellversorgung quasi in dem Augenblick, in dem sich der Nahrungsbrei aus dem Magen in den Zwölffingerdarm und danach in die weiteren Darmabschnitte ergießt.

Unsere Nahrung kann noch so gesund und der Nahrungsbrei noch so gut vorverdaut sein – aus einem ruinierten Darm mit nicht funktionstüchtiger Darmschleimhaut werden niemals ausreichend Nährstoffe ans Blut abgegeben.

Ein gesunder Darm schafft beste Voraussetzungen für das optimale Funktionieren auch aller anderen Organe. Er leistet den Hauptanteil an der Arbeit, die lebenswichtigen Nährstoffe aus der Nahrung herauszufiltern.

Mehr als ein langer Schlauch

Dieser lange Schlauch gliedert sich in den vier bis fünf Meter langen Dünndarm (bestehend aus Zwölffinger-, Leer- und Krummdarm), den etwa eineinhalb Meter langen Dickdarm und den etwa 20 Zentimeter langen Mastdarm.

Innen ist der Darm mit einer dicken Schleimhaut ausgekleidet. Unter dem Mikroskop sieht die Darmschleimhaut eines gesunden Menschen etwa so aus wie der üppige Amazonasdschungel: gefaltet, gefurcht mit Vertiefungen und Ausstülpungen (den so genannten Zotten) und zusätzlich mit feinen haarähnlichen Fortsätzen (den Mikrovilli) versehen, die allesamt dem Zweck dienen, der Darmschleimhaut eine möglichst große Gesamtoberfläche zu verschaffen. Aus einem einzigen Quadratmillimeter Dünndarmschleimhaut erstrecken sich rund 200 000 solcher winziger Mikrovilli.

Eine riesige Austauschfläche

Würde man die Dünndarmschleimhaut eines gesunden Menschen auf einer Fläche ausbreiten und glatt bügeln können, so wäre diese zwischen 100 bis 200 Quadratmeter groß. So kann man verstehen, dass sich der Nahrungsbrei als unendlich dünner Film auf dieser großen, im Darm zur Verfügung stehenden Austauschfläche beim Gesunden verteilt. Es erhält so wirklich jedes Nährstoffmolekül – ob Aminosäure oder Vitamin – die besten Chancen für unmittelbaren Kontakt mit der

Schleimhaut, um durch diese hindurch und in das Blut schlüpfen zu können. Ein gesunder Darm ist schwer, die dicke Schleimhaut verschafft ihm ein erhebliches Gewicht. Im Querschnitt betrachtet, wirkt er wie zugewachsen. Kräftige Muskeln schnüren ihn ringförmig zusammen, wobei dieser Ring in Richtung auf den Darmausgang wandert (die so genannte Peristaltik) und auf diese Weise den Nahrungsbrei vorantreibt. Ein schwacher Darm ist dünn, leicht und schlaff wie ein Kunststoffschlauch.

Bei anhaltender Fehlernährung dünnt die Darmschleimhaut nicht nur aus, sondern sie kann auch stellenweise verhornen. Dann verliert die Darmschleimhaut nicht nur ihre enorme Leistungsfähigkeit, sondern es drohen schwerste Krankheiten.

Fehlernährung durch nährstoffarme Kost nimmt der Darm trotz seiner großen Regenerationsfähigkeit auf die Dauer übel: Ernste Darmentzündungen und Darmkrebs zählen bei uns zu den immer häufiger werdenden Krankheitsbildern.

Von großer Regenerationsfähigkeit

Glücklicherweise leben die Schleimhautzellen nur wenige Tage (zwischen drei und fünf) und werden dann abgestoßen. Dies bedeutet, dass man seinen Darm nicht nur innerhalb von zwei Wochen ruinieren kann (mit einer katastrophalen Kost), sondern dass man die dicke Schicht aus Epithelzellen auch genauso wieder aufrüsten kann – Voraussetzung nicht zuletzt für eine optimale Eiweißverwertung.

Ein gesunder Darm schilfert pro Tag bis zu 200 Gramm und mehr an Schleimhautzellen ab. Diese werden dann durch Enzyme zersetzt; was verwertbar ist, wird zurückgehalten und über das Blut wieder der Nährstoffversorgung des Körpers zugeführt.

Weil diese Zellen zum großen Teil aus Eiweiß bestehen, rekrutiert sich auf diese Weise ein erheblicher Beitrag an Aminosäuren für den Zellstoffwechsel in unserem Körper.

Die Schleimhaut braucht Aminosäuren

Ein gesunder Darm baut also nicht nur Nahrungseiweiß zu Aminosäuren ab. Er wird auch selbst zum Lieferanten von Eiweißbausteinen – aus dem rasch nachwachsenden Potenzial seiner eigenen Schleimhaut. Außerdem bauen Zellen der Darmschleimhaut bis zu einem Drittel oder mehr aller in der Nahrung enthaltenen Aminosäuren für ihren eigenen Bedarf ab – dies ist wichtige Voraussetzung für die eigene Brennstoffversorgung und die Synthese von Substanzen, die Schleimhäute dick und gesund halten.

Die Zellen steuern die biologische Uhr

Mit Blitzkuren ist ein aus den Fugen geratenes Verdauungssystem nicht zu verbessern. Eine anhaltende Umstellung auf eine ausgewogene und nicht allzu denaturierte Kost ist das Einzige, was auf Dauer hilft.

● Bei Mangelversorgung altern unsere Zellen schneller.

● Morgens liefert das Blut Aminosäuren und andere Nährstoffe aus dem Frühstück an, und die Körperzellen übermitteln ihren Bedarf an Nährstoffen.

● Ist das Frühstück unzureichend ausgefallen, könnte die Bilanz so aussehen: Mangan, Threonin und Vitamin B2 sind nicht verfügbar, die Aminosäuren Valin, Ornithin und Isoleuzin sind zwar vorhanden, aber es mangelt an Magnesium, Vitamin B6 und C reichen nur gerade aus zur Versorgung der Herzmuskelzellen. Zahlreiche Körperzellen bleiben unterversorgt.

● Nach einem Mittagessen mit Currywurst und Pommes frites und Schwarzwälder Kirschtorte sieht die Lage auch nicht besser aus – immer fehlen wesentliche Nährstoffe, um den Zellstoffwechsel anzuschieben.

● Summieren sich Tag für Tag die Essünden, erlahmt der Stoffwechsel, und die Zellen regenerieren sich nur noch unvollkommen. So kommt es dann oft überraschend zu Alterserscheinungen. Die biologische Uhr dreht sich schneller, die Haut wird welk und fahl, der Blick stumpf und glanzlos, die Haare werden brüchig; mehr und mehr setzen sich Extrapfunde an.

Die Bauchspeicheldrüse sorgt für Enzyme

Der Darm selbst kann nur das positive Umfeld zur Verfügung stellen, wenn es darum geht, das viele Eiweiß im Nahrungsbrei zu Aminosäuren zu zersetzen. Dieses Zerkleinern und Abspalten besorgen Enzyme. Diese wiederum werden vom Pankreas, der Bauchspeicheldrüse, produziert. Zuerst werden so genannte Zymogene, inaktive Vorstufen von Enzymen, hergestellt. Das Enzym Trypsin schneidet von diesen Zymogenen dann ein Molekülteilchen ab – und es entsteht ein hochaktives eiweißspaltendes Enzym. Diese Eiweißspalter werden Proteasen oder auch proteolytische Enzyme genannt. Sie stürzen sich im Verdauungssaft des Darms geradezu aggressiv auf Eiweißteilchen, um sie zu Aminosäuren abzubauen – ganz im Dienst unseres Organismus.

Ein Organ mit vielen Aufgaben

Die etwa 13 bis 18 Zentimeter lange Bauchspeicheldrüse ist allerdings nicht nur Enzymfabrik im Dienst der Eiweißverwertung. Sie produziert außerdem noch die folgenden Stoffe:

- Täglich einen bis zweieinhalb Liter Verdauungssaft
- Die kohlenhydratspaltenden Enzyme Amylase und Maltase
- Die fettspaltenden Enzyme Lipase, Cholesterinase und Phosphatase
- Nukleinsäurespaltende Enzyme, die Nukleasen
- Das Hormon Insulin
- Das Hormon Glukagon, den Gegenspieler von Insulin

Diese Drüse ist wahrlich nicht zu beneiden; sie muss Tag und Nacht, in jeder Minute und Sekunde, und dies ein Leben lang, mindestens die gleiche gewaltige Arbeitsleistung vollbringen wie unsere Leber. Umso bedauerlicher ist es, wie stark viele Menschen ihre Bauchspeicheldrüse vernachlässigen, ihr sogar Tag für Tag schaden. Meist wird ihnen dieses Organ erst bewusst, wenn es bereits geschädigt ist.

Gelegentlich eine Tafel Schokolade auf einmal – das macht die Bauchspeicheldrüse mit. Aber ein dauerndes Auf und Ab des Glukosespiegels strapaziert das Organ irgendwann übermäßig.

Was der Bauchspeicheldrüse schadet

Die heimtückischsten Feinde unserer Bauchspeicheldrüse sind Zucker, alles Süße, süße Getränke sowie Produkte aus hellem Mehl, wie Pasta, Weißbrot, Pizza usw. Die darin enthaltene Glukose (winzige Zuckermoleküle), die kleinsten Bausteine der Kohlenhydrate, werden nämlich im Eiltempo gelöst und ins Blut freigesetzt. Die Folge: Der Glukosebzw. Blutzuckerspiegel steigt rapide an.

Dies ist zunächst gar nicht unerfreulich, denn unsere Zellen brauchen viel Glukose, als Energiebrennstoff und für andere Aufgaben. Aber: Von allein dürfen und können die kleinen Glukosemoleküle die Schutzhülle unserer Zellen nicht durchdringen. Für das Einschleusen in Zellen benötigen sie Hilfe – nämlich das Hormon Insulin.

Insulinschub durch zu viele Kohlenhydrate

Ganz klar, dass die Bauchspeicheldrüse reichlich Insulin an das Blut abgibt, wenn wir Kohlenhydratreiches gegessen haben. Es steigt also zunächst der Blutzuckerspiegel – mit Hilfe von Insulin fällt er wieder auf das Normalniveau zurück.

Wenn aber nun ein unvernünftiger Mensch sehr viel Süßes isst und trinkt sowie Pizza, Kuchen, Spaghetti und Brötchen zu seinen Lieblingsspeisen erklärt, schrillen in der Bauchspeicheldrüse die Alarmglocken, und das Organ muss unablässig Insulin produzieren, um dem Massenansturm an Glukosemolekülen im Blut zu bewältigen.

Gesünder als ein jäher Glukosean-stieg durch Weiß-mehlprodukte und Süßigkeiten ist ein gleichmäßiger Nachschub an Glukose aus den Kohlenhydraten von Vollkorn-produkten.

Der Gegenspieler Glukagon

Das zehrt an den letzten Reserven – bis hin zur völligen Erschöpfung. Doch es kommt für die Drüse noch schlimmer: Wenn der Blutzuckerspiegel unter eine bestimmte Marke fällt (etwa unter 70 Milligramm pro 100 Milliliter Blut oder noch tiefer), bekommen Gehirn- und Nervenzellen nicht mehr ausreichend von ihrem Energiebrennstoff Glukose. Die Bauchspeicheldrüse muss nun – in höchster Eile – ihr Gegenhormon Glukagon produzieren, das Blutzuckerreserven in der Leber (das so genannte Glykogen) freisetzt, damit der Glukosespiegel im Blut wieder einigermaßen normalisiert werden kann.

Die Folgen einer Pankreasschwächung

Auf diese Weise wird die Bauchspeicheldrüse zusätzlich massiv belastet. Dieses ständige Auf und Ab, die Dauerbeanspruchung werden quasi zur Folter. Die Drüse wird geschwächt und verliert mehr und mehr an Leistungsfähigkeit.

● Schließlich kann sogar eine Entzündung drohen, mit möglicherweise weitreichenderen Folgen: Bauchspeicheldrüsenkrebs. Er zählt zu den schlimmsten Krebsarten überhaupt.

● Fatal ist auch, dass dieses kleine Organ immer weniger Enzyme bereitstellen kann, wie z. B. die eiweißspaltenden. Die Folgen: Das Nahrungseiweiß wird nicht mehr verwertet, fault im Darm, führt zu Durchfall, Blähungen und übel riechendem Stuhl.

● Und auch die Insulinbalance kann entgleisen. Betroffen sind davon auch Eiweißsynthesen im Körper, denn Insulin ist ein so genanntes anaboles Hormon, also ein gewebeaufbauendes.

Insulin schafft Proteine

Es ist immer wieder faszinierend, wie sinnvoll die Natur unseren komplexen Zellstoffwechsel steuert. Schon kurz nach einer Mahlzeit laufen in allen Körperzellen umfangreiche Vorbereitungen ab.

Über hormonelle Signale haben sie erfahren, dass Nährstoffe im Anmarsch sind – darunter auch viele Aminosäuren, die Eiweißbausteine. Folglich herrscht rege Betriebsamkeit. Gleichzeitig pumpt die Bauchspeicheldrüse das Hormon Insulin in das Blut, das u. a. auch Proteinsynthesen in den Zellen ankurbelt. Dort, in den Ribosomen, den kleinen Eiweißfabriken, knüpfen sich jetzt Aminosäuren zu wachsenden Proteinen zusammen.

Aminosäuren werden schneller transportiert

Insulin wirkt dabei aktivierend, speziell auf Muskel- und auch auf Leberproteine. Das Hormon beschleunigt in hohem Maß den Transport so genannter verzweigtkettiger Aminosäuren, Valin, Leuzin und Isoleuzin, die eine dominierende Rolle im Muskeleiweiß spielen. Auch Glutamin, ein weiterer Eiweißbaustein, wird von Insulin besonders »betreut«. Dies potenziert den frischen, jungen, belebenden Neuaufbau von Zellproteinen, weil Glutamin selbst die Synthese von Muskelproteinen ankurbelt.

Insulinmangel zehrt an den Muskeln

Bei einem Mangel an Insulin – wenn etwa die Bauchspeicheldrüse nicht mehr ganz gesund ist – wird massenweise Muskelprotein abgebaut, damit Aminosäuren für lebensnotwendige Organfunktionen zur Verfügung stehen. In gesunden Erwachsenen hingegen führt eine Mahlzeit zum Insulinanstieg, und der Abbau von Muskeleiweiß wird gestoppt. Sind Aminosäurenkonzentrationen zu niedrig, wirkt Insulin in Muskeln nicht anabolisch, also muskelaufbauend.

Eine perfekt funktionierende Bauchspeicheldrüse ist also eine Art »geheimes Hauptquartier« unseres Eiweißstoffwechsels. Die Drüse selbst hat einen außerordentlich hohen Nährstoffbedarf; eine konsequent gesunde Kost ist folglich Voraussetzung für die sensiblen Bauchspeicheldrüsenzellen und das besonders fein aufgebaute Gewebe des Organs. Magen, Bauchspeicheldrüse und Darm bilden eine Einheit bei der Eiweißverwertung.

Auf die richtige Dosis kommt es an – das gilt ganz besonders für das Hormon Insulin. Zu wenig davon bringt den Stoffwechsel ebenso aus dem Gleis wie ein Übermaß, das zu Unterzucker und vielen anderen Beschwerden führen kann.

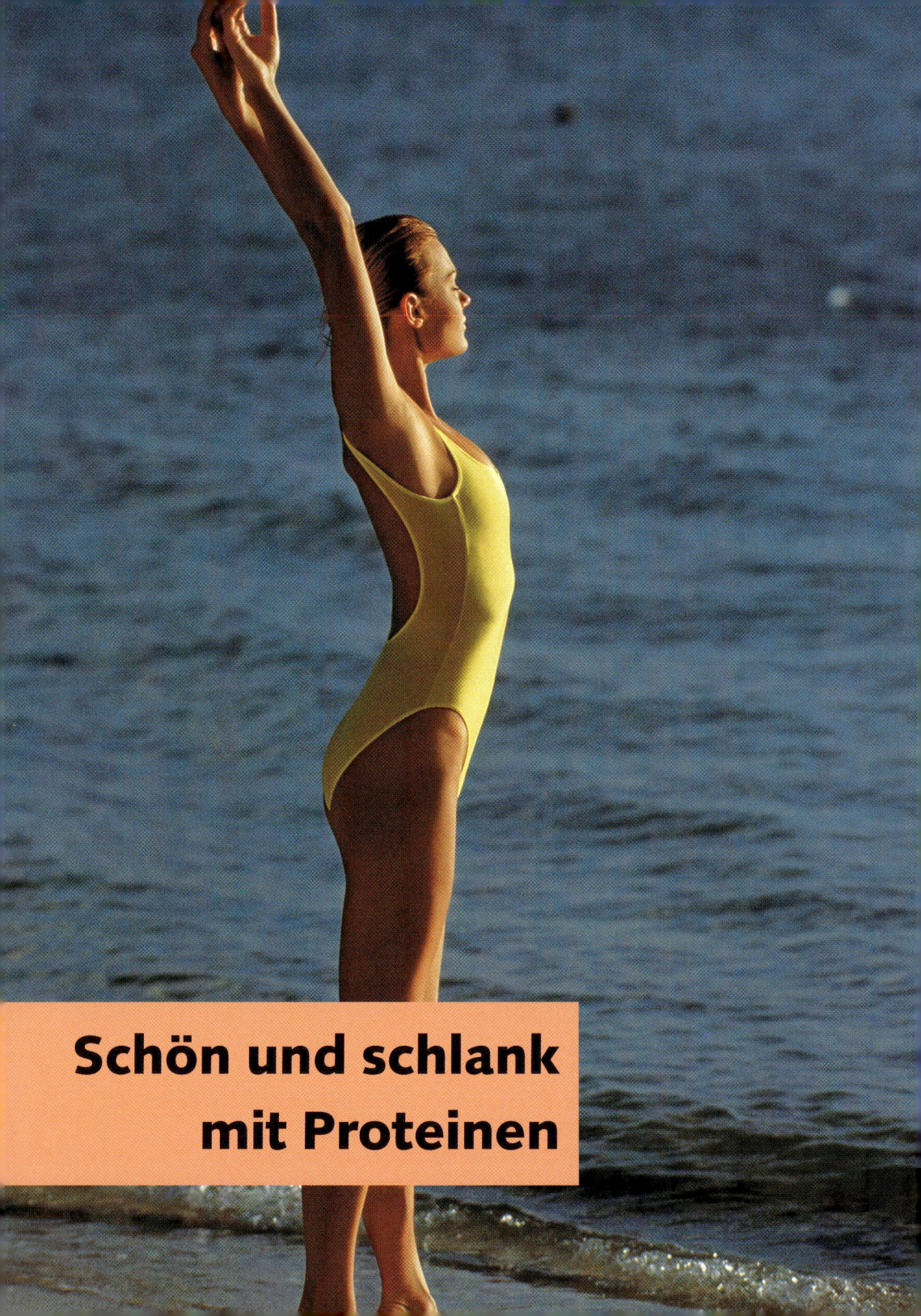

Schön und schlank mit Proteinen

Eiweiß macht attraktiv

Wissenschaftler haben sich schon lange gefragt, warum Tiere in freier Natur bis an ihr Lebensende ihr wunderschönes Fell, Feder- oder Schuppenkleid behalten. Sogar ihr Körpergewicht bleibt stets gleich (abgesehen von trächtigen Muttertieren oder bestimmten Tieren, wie z. B. Bären oder Murmeltieren vor dem Winterschlaf).

Erst jetzt kommen Zellforscher diesem Geheimnis der Natur auf die Schliche, mit Hilfe moderner Analysegeräte, die völlig überraschende Einblicke in den Stoffwechsel vermitteln. Das Schöne daran: Just zu Beginn des neuen Jahrtausends gibt es aktuelle Erkenntnisse, die jeder von uns ganz individuell für sich und seinen Körper nutzen kann. Die Maxime lautet: schöner und attraktiver durch Eiweiß.

Zellen unter dem Mikroskop

Unter einem der hoch entwickelten Hightechmikroskope sieht die Körperzelle eines alten, betagten Haifischs genauso jung und unverbraucht aus wie die Zelle eines Jungtiers. Ganz egal, ob Ameise, Giraffe, Seeadler oder Spitzmaus – die Zellen frei lebender Tiere bleiben bis ans Lebensende kerngesund und leistungsfähig. Erst in der allerletzten Lebensphase welken sie rasch dahin.

Sieht man sich jedoch die Zellen von Menschen an, kann man richtiggehend erschrecken. Während die Körperzelle eines jungen Menschen unversehrt und gesund ist, sieht die eines durchschnittlichen 40-Jährigen schon angegriffen aus, oft sogar alt und welk. Wie schnell der Zerfall voranschreitet, dokumentieren solche unbestechlichen Bilder. Es ist dann kein Wunder, wenn Kollagen zusammenbricht, sich Falten und Runzeln bilden, wenn die Haare dünn und brüchig werden, das Gewebe an Hals, Brust, Bauch schlaff und unansehnlich.

Wissenschaftler sagen: »Unsere Haut müsste auch im Alter überall so weich, geschmeidig und unversehrt sein wie im Inneren der Oberarme, unterhalb der Achsel.« Von diesem Ideal sind die meisten von uns weit entfernt. Die gute Nachricht: Durch einen kräftigen und möglichst anhaltenden Eiweißschub ins Gewebe lässt sich verloren gegangene Attraktivität wieder zurückgewinnen.

Eiweißmangel durch Stress und Erschöpfung zeigt sich rasch bei einem Blick in den Spiegel: Die Haut wirkt dann fahl und schlaff, man scheint plötzlich um Jahre gealtert. Das ist ein deutliches Zeichen dafür, dass der Kollagenaufbau gelitten hat.

Die Haut – Schönheit aus dem Stoffwechsel

Die Haut stellt eigentlich gar keine allzu hohen Ansprüche, um jung, leistungsfähig und schön zu bleiben. Ihr Stoffwechsel muss funktionieren, ständig gespeist durch Nährstoffe. Unsere Haut besteht aus drei Schichten. Alle drei Hautschichten bilden zusammen eine Einheit, die aus dem Stoffwechsel heraus regeneriert und verjüngt wird. Eine Hauptrolle dabei spielen Proteine.

Von außen lässt sich der Zustand einer angegriffenen Haut nur scheinbar verbessern. Länger oder langfristig angewendet, schaden viele Cremes, Salben, Lotions, Öle usw. möglicherweise nur.

Der Aufbau der Haut

● Die äußere Schicht heißt Oberhaut oder Epidermis. Sie ist mehrschichtig, besteht aus verhorntem Gewebe und wird nicht über Blutgefäße versorgt. Sie ist etwa 0,1 Millimeter dick, an den Fußsohlen kann sie bis zu vier Millimeter erreichen.

● Darunter liegt die Lederhaut oder Korium, die aus festem Bindegewebe besteht. Sie ist etwa zwischen einem halben und zwei Millimeter dick und setzt sich aus elastischen Fasern und Kollagenfasern zusammen, die der Haut ihre Elastizität und Zugfestigkeit verleihen. Je tiefer die Lederhaut reicht, desto kräftiger verschweißt sind ihre Kollagen- und Elastinfasern bzw. -bündel, und desto größer sind die darin enthaltenen Nerven und Blutgefäße. In dieser Hautschicht konzentrieren sich Haarfollikel und Schweiß- sowie Talgdrüsen.

● Die Unterhaut oder Subkutis beherbergt praktisch den gesamten Fettanteil der Haut, der in feine Kammern aus Bindegewebe eingebaut ist. Daher spricht man auch vom Unterhautfett oder subkutanen Fettgewebe. Diese Schicht ist je nach Körperregion, Ernährungszustand und Veranlagung unterschiedlich stark ausgeprägt, ihr Aufbau ist bei Frauen und Männern verschieden.

Unser größtes Organ

Ihre Oberfläche beträgt zwischen eineinhalb und zwei Meter, sie macht etwa sieben bis acht Prozent des Gesamtgewichts unseres Körpers aus. Unsere Haut schützt uns vor krankheitserregenden Mikroorganismen, nimmt Sinnesreize auf und reguliert die Körperwärme. Sie dünstet unter Normalbedingungen täglich bis zu einen Liter Flüssigkeit aus. Bei extremer Hitze (Tropen) können es bis zu vier Liter werden, bei Schwerstarbeit bis zu zehn Liter. Ein pfenniggroßes Stück Haut wird von rund einem Meter Blutgefäßen durchblutet, es enthält Tausende Pigmentzellen für die Hautbräunung, eineinhalb Meter Lymphbahnen, vier Meter Nervenbahnen mit rund 150 freien Nervenendigungen und vielen Rezeptoren für Druck, Kälte und Wärme, ca. 15 Talgdrüsen sowie Hunderte von Schweißdrüsen.

Gegen die Umgebung ist die Haut durch einen Säureschutzmantel, den so genannten Hydrolipidfilm, geschützt. Dieser äußerst feine Film spielt für die Gesundheit eine wichtige Rolle.

Welche Rolle Proteine spielen

Wenn es ganz konkret um schöne Haut geht, spielen Proteine auf dreierlei Weise die Hauptrolle:

● Wenn Proteine fehlen, fehlt der Haut auch ihr Verjüngungsrohstoff.

● Wenn ausgediente Zellproteine nicht richtig entsorgt werden, bilden sie unter der Haut Verkrustungen, d. h. die Basis für Falten.

● Wenn beide oben genannten Faktoren gleichzeitig auftreten, welkt unsere Haut, sie altert also rascher als vielleicht andere Körperteile.

Auch Vitamine, Mineralien, vor allem auch Fettsäuren und sehr speziell Wasser sind für die Gesundheit unserer Haut von enormer Bedeutung. Gespeist werden alle Erneuerungsprozesse der Haut aber durch Eiweiß, durch Zellproteine.

Grundlage einer jugendlichen Haut ist ihr Bindegewebe, ihr glättendes, polsterndes Kollagen. Es besteht fast ausschließlich aus Proteinen, aus den Aminosäuren Prolin und Lysin, sowie einem weiteren Baustein, Zystein, das den notwendigen, geschmeidig machenden Schwefel in die Haut transportiert.

Wie Falten entstehen

Wenn die bindegewebereichen Hautschichten erst einmal ausgedünnt sind, verlieren leider auch die Fibroblasten, die Bindegewebezellen, ihre Leistungsfähigkeit. Nach und nach sammeln sich Abfallprodukte abgestorbener Zellen:

● Toter Eiweißmüll

● »Ranziges« Cholesterin

● Unlösliches, kristallisiertes Kalzium

Die Verfassung unserer Haut zeigt wie kein anderes Organ unseren allgemeinen Gesundheitszustand an. Schwankungen des Zellstoffwechsels lassen sie vorzeitig altern – aber auf eine verbesserte Proteinversorgung reagiert sie auch rasch mit blühendem Aussehen.

71

Alles zusammen bildet längliche Verkrustungen unter der Oberhaut, die bald die Basis erster Falten sind. Lebendige Zellproteine machen die Haut schön und üppig, tote Proteine können ihr sehr schaden. Dabei sind Furchen oder Runzeln die äußeren Warnsymptome. Was sich auf unserer Haut abspielt, geschieht auch im Inneren – d.h. ein sichtbarer Zellverfall. Beginnende Falten oder Krähenfüße wollen uns auf schwer wiegende Defizite in unserem Körper aufmerksam machen. Nicht anders verhält es sich mit leichten Blutungen, wie Nasen- oder Zahnfleischbluten, oder auch mit schlecht heilenden Wunden. Es sind äußere Warnsymptome auch für unsichtbare innere Defizite.

Neben der Proteinversorgung ist die gute Durchblutung wichtig für eine schöne, klare Haut. Wer nur zwischen dem Büro und tabakgeschwängerter Kneipenluft wechselt, sich wenig bewegt und sich kaum Temperaturwechseln aussetzt, muss sich nicht über Hautprobleme wundern.

Schlacken verstopfen das Gewebe

Im Grunde handelt es sich um sehr einfache Mechanismen: Unsere Zellen wollen gut genährt und »schön« sein. Ist dies nicht der Fall, welken sie oder sterben ganz ab, z.B. im Bindegewebe. Abgestorbene Zellen hinterlassen eine Menge Müll, insbesondere molekulares Eiweißgerümpel und talgig-ranziges Cholesterin aus den Membranhüllen der Zellen. Auch aus nur einer einzigen Million solcher abgestorbener Zellen in unserer Gesichtshaut entsteht ein regelrechter Schuttabladeplatz – meist dicht unter der ausgedünnten Oberhaut.

Von allein verschwindet dieser Müll nicht, er muss abtransportiert werden. Dies kann nur über das Blut geschehen. Dazu müssen zelleigene Proteasen (eiweißzersetzende Enzyme) die Proteine erst einmal spalten, und es müssen auch noch ausreichend Blutgefäße vorhanden sein. Aber: Je weniger Zellen vorhanden sind, desto weniger Adern und Äderchen existieren. Wozu auch, wenn keine zu versorgenden Körperzellen da sind?

Also bleibt der Müll bzw. ein Teil davon im Hautgewebe liegen, sammelt sich zu hässlichen Rückständen. Diese sind dann teilweise als Falten erkennbar, und sie führen zu einem kränklichen, verwelkten, unbelebten Gesamteindruck der Haut.

Gesunde Zellen reinigen sich selbst

Damit verbrauchtes Eiweiß in Zellen nicht zur Belastung wird, hat sich die Natur etwas einfallen lassen. Immerhin kommt es täglich zu unendlich vielen Proteinsynthesen in unserem Organismus. Ein Teil der erst »geborenen« und danach wieder abgestorbenen Proteine wird zwar recycelt – trotzdem bleibt innerhalb der Zellen viel Restmüll liegen. Die Müllverwertungsstätten der Zellen sind die so genannten Lysosomen. Diese winzigen Hohlräume (Wissenschaftler nennen sie Vakuolen) sammeln Eiweiß oder Fett und bauen ihren Inhalt in einem fein abgestimmten Mechanismus ab. Dabei hilft ihnen der so genannte Golgi-Apparat, der die nötigen Verdauungsenzyme liefert; insgesamt sind das rund 50 verschiedene.

Lysosomen erledigen die Aufräumarbeiten

Die Lysosomen haben eine eigene Schutzhülle – die aber eigentlich vorwiegend dem Schutz des Zytoplasmas dient, des flüssigen Zellinneren. Und zwar damit die »gefräßigen« Enzyme nicht auch gleich die Zelle von innen angreifen. Warum diese Enzyme nicht die Schutzhülle der Lysosomen anknabbern, ist übrigens noch nicht geklärt.

Allerdings: Mitunter geschieht es, dass Lysosomen aufbrechen und ihren reichen Inhalt an Enzymen auf die eigene Zelle loslassen. Dann nämlich, wenn die Zelle krank oder verletzt ist. Wissenschaftler sprechen bei diesem Vorgang von einem Selbstmord der Zelle. Lysosomen können so ziemlich alles zersetzen, was sich innerhalb der Zelle befindet: Teile von deren Schutzmembran, Proteinfabriken usw. Was davon an Rohstoffen verwertbar ist, geben sie an die Zelle zurück.

Die segensreiche Funktion der Lysosomen erstreckt sich allerdings lediglich auf das Zellinnere. Was sich außerhalb der Zellen, also in der so genannten extrazellulären Flüssigkeit, alles ablagert, entzieht sich völlig ihrem Wirkungskreis.

So entstehen Altersflecken

So fleißig die Lysosomen in den Zellen auch sein mögen – den unbrauchbaren Zellmüll können sie oft nicht vollständig zersetzen oder in wiederverwertbare Kleinstteile spalten. Wohin dann mit dem Rest? Bleibt nur der Ausweg, eigene Müllplätze oder Abfalldepots zu schaffen. Zu ihnen zählen so genannte Lipofuszine, kleine bräunliche Säckchen oder Kapseln, die sich nach und nach mit unverdaubarem Zellmaterial füllen: mit Lipiden, Proteinen oder ausgedienten Enzymen. Diese als Altersflecken (braune Pigmentflecken) bekannte Lipofuszine entstehen häufig an Händen oder Unterarmen durch übermäßige Sonnenbestrahlung. Dabei bilden sich aggressive freie Radikale, die Zell-

Auch der angeborene Hauttyp ist entscheidend bei der Entstehung von Altersflecken. Hellhäutige sind empfindlicher gegen Lichtschäden und daher auch häufiger von Altersflecken betroffen als stärker pigmentierte Hauttypen.

wände und Zellen abtöten. Aber auch im Körper häufen sich Lipofuszine – unsichtbar – in teilweise erheblichen Konzentrationen. Hauptursache: Mangel an Aminosäuren und deren Hilfsstoffen. Verhängnisvoll können sich Lipofuszine auswirken, die im Gehirn entstehen. Denn auch in diesem Organ kommt es bei Stress und Fehlernährung zum Abbau von Nervenzellen und ihrer Fortsätze und somit zu Auslagerungen von Zellmüll.

Aminosäuren bzw. Proteine kurbeln unseren Zellstoffwechsel an, sind lebenswichtig und nützlich. Sie können uns aber schaden, wenn sie nicht mehr benötigt werden. Oder wenn Vitamine oder andere Hilfsstoffe fehlen, die für ihre Funktionsfähigkeit unerlässlich sind.

Die Keratinozyten spielen als hornbildende Zellen eine wichtige Rolle für die Schönheit der Hautoberfläche, der Haare und Nägel. Störungen der Hornbildung können zu rauer, schuppiger Haut, brüchigen Haaren und splitternden Nägeln führen.

Die Funktionen der Oberhaut

Die oberste Schicht der Haut, die Oberhaut oder Epidermis, wächst quasi von innen nach außen. Je gesünder das darunter liegende Kollagen, desto jugendlicher auch die Außenhaut.

Das Bindegewebe schiebt proteinreiche Zellen nach außen, die nach und nach absterben und nur noch lebloser Hornstoff sind, schwefelreiches Keratin. Diese Substanzen bilden die feine »Außenschale«, die vor Verletzungen schützt, außerdem die Barriere gegen krankheitserregende Mikroorganismen, Wasser und andere Substanzen darstellt. Sie wird immer wieder erneuert, weil ständig Partikelteile dieses so genannten Hornepithels abschilfern.

Hochaktiv – die Keratinozyten

Die unterste Schicht der Oberhaut nennt man Basalzellschicht. Sie besteht aus hornbildenden Zellen, den Keratinozyten. Diese zählen zu den aktivsten Zellen im ganzen Körper. Millionen dieser Zellen teilen sich Tag und Nacht und bilden Tochterzellen.

Sie wandern nach und nach in die darüber liegenden Schichten, bis sie schließlich an die Oberfläche gelangen. Während ein Keratinozyt beim Aufstieg noch säulenartig nach oben ragte, legt er sich jetzt quer und verflacht. Viele dieser veränderten Zellen lagern sich überlappend aneinander. Sie produzieren Keratin, das sich faden- und schichtweise ausbildet. Dafür und für einen entsprechenden Nachschub sind erhebliche Mengen an Zellproteinen nötig. Schließlich sterben die Keratinozyten an der Hautoberfläche ab. Sind die Keratinozyten dicht unter der

Außenfläche der Haut angelangt, bauen Enzyme die Zellkerne und auch Zellteile ab. Die Zellen sind nun leblos – toter, schwefelreicher Hornstoff – und werden abgestoßen.

Schuppenflechte – Zellteilung im Zeitraffer

Die Wanderung der Keratinozyten von der Basalzellschicht bis zur Hautoberfläche, wo sie abgeschilfert werden, dauert bei gesunder Haut in etwa 20 bis 30 Tage. Bei der Schuppenflechte (Psoriasis) ist die Zellteilung und die Zellreifung außer Kontrolle geraten. Was bei gesunder Haut etwa einen Monat dauert, läuft bei der psoriatischen Haut innerhalb von vier bis fünf Tagen ab. Das bedeutet, dass sich die Zellen viel zu schnell teilen, es also zu einer massiven Zellvermehrung kommt, und dass sie im Eiltempo Richtung Oberfläche wandern. Die Schuppenflechte zeigt sich äußerlich durch silbrig glänzende Schuppenherde, die dadurch entstehen, dass sich Anteile der durch die Zellwucherung verdickten Hornschicht nach oben abheben und als Schuppen sichtbar werden. Die Haut ist in ihren natürlichen Funktionen gestört, sie ist aufgeraut und gibt vermehrt Feuchtigkeit und Fett ab, so dass sie ihre Geschmeidigkeit verliert.

Der volkstümliche Name »Schuppenflechte« für die Hautkrankheit Psoriasis ist etwas irreführend, weil er an Pilzinfektionen und damit verbunden Ansteckungsgefahr denken lässt. Die äußerst hartnäckige Krankheit ist aber überhaupt nicht infektiös.

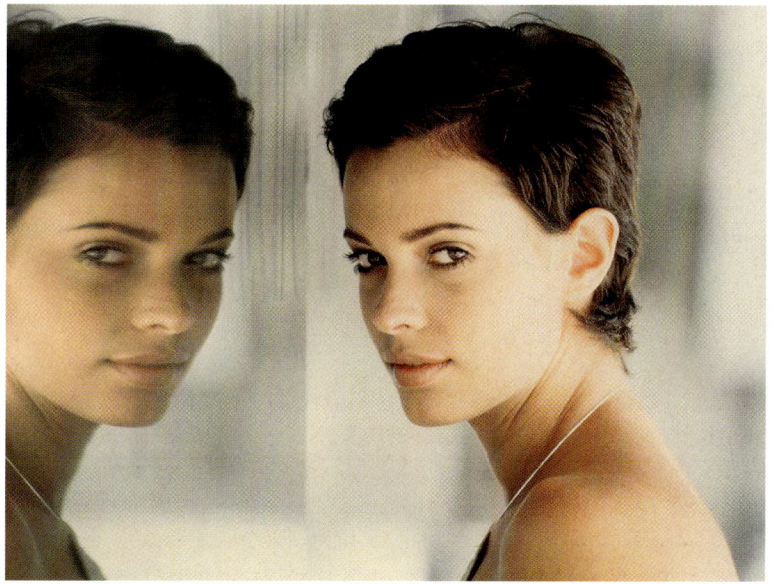

Die Haut sollte nicht nur von außen gepflegt werden; die noch wichtigere Rolle spielt der Hautschutz von innen. Eine gesunde, vollwertige Ernährung mit einer Fülle an Vitalstoffen schützt die Haut vor vorzeitiger Alterung und vielen Hauterkrankungen.

Immer ein Fall für den Arzt

Schuppenflechte kommt in vielen unterschiedlichen Formen vor. Sie sollte auf jeden Fall von einem erfahrenen Hautarzt behandelt werden. Eine reine Selbstbehandlung ist oft bedenklich. Ein Beispiel: Sonnenbestrahlung kann vielen Psoriatikern helfen, aber auch die Symptomatik verschlechtern. Hilfreich kann in einigen Fällen die Ernährungsumstellung von Fleisch auf Fisch bzw. auf vorwiegend pflanzliche Nahrung sein, weil die vorwiegend im Fleisch enthaltene Arachidonfettsäure möglicherweise den Hautstoffwechsel ungünstig beeinflusst.

Den freien Radikalen ist nicht zu entgehen; schließlich erfüllen sie auch eine wichtige Aufgabe im Kreislauf allen Lebens. Da man sie nicht vermeiden kann, sollte man sich so gut wie möglich gegen sie wappnen, z. B. durch eine an Schutzstoffen reiche Ernährung.

Die schwefelhaltigen Aminosäuren

Eine Haut ohne Feuchtigkeit trocknet aus und wird rissig. Eine gesunde Haut enthält stets einen bestimmten Prozentsatz an Wasser, das sich in schwammartigen Proteoglykanen einlagert. Damit dieses Wasser nicht verdunstet, gibt es einen Hautschutz aus Lipidstoffen und Schwefel. Während Zellfettstoffe (wie Cholesterin) durch zu starke Sonneneinstrahlung oxidiert und beschädigt werden können, ist Schwefel verhältnismäßig strahlenbeständig.

Ähnlich den Spurenelementen braucht Schwefel Transportsubstanzen, speziell die Aminosäuren Methionin und Zystein. Die Letztere ist Hauptschwefellieferant für die Oberhaut. Zystein ist nämlich stabiles Kernstück eines bedeutenden Immunstoffs: Glutathionperoxidase, die Zellen und Gewebe vor freien Radikalen schützt, zerstörerisch-aggressiven Substanzen, die nicht nur durch überhöhte UV-Bestrahlung aktiviert werden, sondern auch durch schädliche Atemluft (Abgase, Rauch), schlechte Ernährung oder Genussgifte wie Alkohol oder Zigaretten. Freie Radikale sind gewissermaßen Nebenprodukt alles Ungesunden. Nicht umsonst ist der schwefelhaltige Eiweißbaustein Zystein wichtiger »Immunpolizist« ganz außen in unserer Haut.

Für die Zufuhr von Zystein sorgen

Die Hersteller von Hautsalben oder -cremes versuchen daher seit langem – allerdings bisher vergeblich –, Schwefel topisch (von außen einwirkend) in Hautzellen zu schleusen, die Natur also zu überlisten. Besser ist es, Zystein über die Nahrung dem Organismus zuzuführen. Reich an Zystein sind beispielsweise Eigelb, Zwiebeln, Knoblauch, Bohnen sowie Soja- bzw. Tofuprodukte.

Ein Eiweißbaustein für die Hautbräune

Tyrosin ist die »gute Fee« der Sonnenbräune. Tyrosin ist eine Aminosäure, die unser Stoffwechsel selbst herstellt (aus Phenylalanin), die wir aber auch mit der täglichen Nahrung aufnehmen. In einem fein abgestimmten Mechanismus mit anderen Substanzen sorgt Tyrosin für sanfte, nachhaltige und hautfreundliche Bräune.

Bis zu zehn Prozent der Epidermiszellen sind so genannte Melanozyten, die eigentlichen Bräune- oder Pigmentzellen. Je näher Menschen am Äquator leben, wo die Sonne am sengendsten herunterbrennt, desto mehr Melanozyten formieren sich verständlicherweise in ihrer Haut. Dunkelhäutige Menschen haben also viele Melanozyten, hellhäutige weniger (die Rothaarigen mit sehr heller Haut übrigens am allerwenigsten).

Hormon aus der Hirnanhangsdrüse

Wenn es morgens hell wird, beginnt die Hirnanhangsdrüse bereits damit, Weck- und Wachhormone ins Blut zu pumpen. Ein Fragment dieser Hormone wird MSH genannt (melanozytenstimulierendes Hormon). Die Hirnanhangsdrüse sorgt sich also bereits um die Frühstückszeit um die Gesundheit unserer Haut.

MSH ist selbst ein reines Eiweißmolekül, ein effektorisches Hormon, das sich – über die Blutgefäße ausströmend – sogleich in die Basalzellen in der untersten Schicht der Oberhaut einnistet. Je kräftiger nun die Sonnenstrahlen werden, desto mehr Farbpigmente (auch Melanin genannt) stellt MSH her. Dieses wiederum wird aus bestimmten Stoffen synthetisiert:

- Tyrosin
- Kupfer
- Vitamin C

Die Bildung von MSH stimulieren

Für viel Tyrosin sorgt eine gesunde Kost – und ein bisschen Nachhilfe bei der Eiweißverwertung: durch einen Säurelocker vor der Hauptmahlzeit, z. B. etwas Zitronensaft oder Apfelessig (in Wasser verdünnt). Um Kupfer brauchen wir uns keine Sorgen zu machen – mit diesem Spurenelement sind wir im Allgemeinen reichlich versorgt. Vitamin C ist – wie bekannt – vorwiegend in frischem Obst und Gemüse

Braune Haut attraktiv zu finden, ist nur eine Modeerscheinung. Der zum individuellen Hauttyp »passende« Bräunegrad, ob heller oder dunkler, ist nicht nur gesünder, sondern auch hübscher als die durch Quälerei auf der Sonnenbank erzielte Röstung.

enthalten. Kupfer und Vitamin C werden als Enzymspender gebraucht, für das Enzym Tyrosinase, das die Aminosäure Tyrosin zu dem Bräunungsstoff Melanin umbaut.

Der beste Weg zur gesunden Sonnenbräune

Übrigens bräunt die Sonne am Vormittag und am Nachmittag am besten. Dies liegt nicht etwa an der Qualität der Sonnenstrahlen, sondern ganz einfach daran, dass unsere Hirnanhangsdrüse mittags weniger von ihrem Bräunungshormon MSH ausschüttet.

Die Drüse braucht selbst sehr viel Vitamin C, hat mit die höchsten Vitamin-C-Konzentrationen von allen Geweben im Körper. Ohne das wichtige Vitamin kann sie nicht ausreichend MSH produzieren, mit der Folge, dass unsere Epidermis dann nicht ausreichend gegen gefährliche UV-Strahlen geschützt werden kann und die Gefahr eines Sonnenbrands sich vergrößert. Deshalb sollten wir gerade im Urlaub in sonnenreichen Gegenden viel frisches Obst und Gemüse essen.

Eiweiß und Vitamin C für eine frische Hautfarbe

Das Bräunungspigment Melanin wird übrigens verhältnismäßig rasch abgebaut. Sonnenbräune auf Vorrat gibt es deshalb nicht. Wer dauerhaft eine schöne nougatfarbene Haut haben möchte, muss auch dauerhaft für viel Eiweiß und Vitamin C sorgen. Dasselbe gilt ebenso für alles andere Farbige in unserem Körper: für die Iris der Augen und für die Farbkraft unserer Haare.

Zu viel Waschen schadet

Wenn wir an unserer Haut lecken, schmeckt sie salzig, säuerlich. Ein gutes Zeichen, unsere Haut produziert nämlich einen eigenen Säurefilm für die Abwehr feindlicher Mikroben. Dafür benutzt sie Hautzellabfall: ranzigen Talg, tote Hautschuppen, verbrauchte Proteine, Schweiß. Darin wimmelt es von »guten« Mikroben, den Freunden unserer Haut: Pilze, Parasiten, Bakterien, sogar Viren. Sie ernähren sich von diesem säuerlich-salzigen Hautfilm. Gleichzeitig attackieren die Keime Eindringlinge, also Fremdparasiten, die sich in diesem Mikrobenparadies ebenfalls niederlassen möchten. Auf diese Weise sorgt der Film für den natürlichen Schutz unserer Haut – und wir dürfen ihn auf keinen Fall mit aggressiven Reinigungsmitteln wegschrubben.

Urgroßmutter lag, was die Schönheit ihrer Haut betraf, sicher richtig mit ihrem wöchentlichen Baderitual in der Zinkwanne. Wir dagegen stehen heute oft sogar mehrmals täglich unter der Dusche und schrubben der Haut ihre Schutzschicht übergründlich ab.

Sanfte Mittel schonen den pH-Wert

Es ist ein Irrtum zu meinen, wenn nach kräftigem Abreiben des Gesichts mit alkoholhaltigen Lotionen der Bausch am Ende reichlich Schmutz- oder Farbspuren aufweist, sei die Haut erfrischt und gereinigt. Alkalische (basische) Reinigungssubstanzen neutralisieren den sauren pH-Wert des Hautschutzfilms und töten damit alle »guten« Mikroben auf unserer Epidermis. Die Gefahr: Die Haut trocknet aus, feindliche Mikroorganismen erobern die Haut, dringen in winzige Risse ein, es kann zu Infektionen kommen, und freie Radikale setzen das Vernichtungswerk fort.

Auf diese Weise altert die Haut sehr schnell, oft sogar irreparabel. Daher sind die besten Waschsubstanzen die mit einem neutralen pH-Wert. Sie können den Säureschutzmantel der Haut nicht angreifen. Außerdem sollte die Haut nicht allzu häufig und nicht zu intensiv gereinigt werden. Am wenigsten verträgt sie den ständigen Wechsel zwischen dick aufgetragener Schminke und ätzenden Reinigungsmitteln.

Das Bindegewebe jung und straff halten

Wenn wir morgens aufstehen und vor den Badezimmerspiegel treten, haben wir meist ein glatteres Gesicht, einen strafferen Bauch, festeres Gewebe an Hals oder Brust als am Abend vorher, wenn wir müde, ausgelaugt vom Tagesstress, ins Bett gehen.

Der Grund: Das polsternde, gewebefestigende Kollagen hat sich über Nacht regeneriert. Dies nicht nur im sichtbaren Bereich, sondern überall in unserem Körper, also auch um unsere Blutgefäße, Organe, Knochen usw. Das Rätsel ist schnell gelöst: Bindegewebe wird immer bei körperlichem Stress belastet und nur im Ruhezustand aufgebaut.

Kollagen – eine komplizierte Konstruktion

In unserem Körper gibt es etwa acht verschiedene Arten dieses Gerüsteiweißes, der strukturelle Aufbau aus Aminosäuren ist jeweils unterschiedlich. Kollagen entsteht, wenn aus den Eiweißbausteinen Lysin und Prolin lange Ketten aus Polypeptiden zusammengeknüpft werden. Aus mehr als 1000 Aminosäuren oder 16 000 Atomen besteht ein sol-

Indirekt belasten auch mentale Stressfaktoren, z. B. Kummer, Sorgen, Probleme oder Konflikte, unser Bindegewebe, weil sie Nährstoffe fressen, vor allem Eiweiß, aber auch Vitamine und andere Biostoffe, die für den Neuaufbau unerlässlich sind.

ches Bindegewebemolekül. Die langen Kettenmoleküle sind spiralförmig verdreht, jeweils drei von ihnen sind – ähnlich wie bei einem Seil – sehr fest umeinander gewickelt. Diese enorm reißfesten Fäden werden durch Elastinfasern zu einem äußerst belastbaren Gewebe verschweißt und verknüpft. In dieses Gewebe eingelagert ist eine Grundsubstanz aus so genannten Proteoglykanen, Molekülen, die aus Eiweiß und Kohlenhydraten bestehen.

Proteoglykane speichern Wasser

Diese Proteoglykane sind für eine jugendliche Haut deshalb besonders wichtig, weil sie viel Wasser aufsaugen und binden können. Gesundes Kollagen enthält also immer viel Wasser bzw. Feuchtigkeit.

Die Festigkeit oder Nachgiebigkeit des Bindegewebes ist auch stark genetisch bedingt, also angeboren. Dennoch können wir selbst einiges dafür tun, es möglichst lange straff und elastisch zu halten.

Stimuliert durch hormonähnliche Wachstumsfaktoren, synthetisieren Fibroblasten (Bindegewebezellen) unablässig neues Kollagen, je nach Belastung pro Stunde unzählige Moleküle.

Ein ewiger Erneuerungsprozess: Am Zustand unseres Bindegewebes können wir am ehesten ablesen, wie rasch sich unser Alterungsprozess vollzieht, wie langsam oder schnell sich der Zeiger unserer inneren biologischen Uhr dreht.

Die wichtigsten Helfer – Vitamin C und Zink

Die Kollagenaminosäuren Lysin und Prolin sind – für sich allein genommen – lediglich Bausteine, die sich nicht von selbst aneinander fügen. Sie brauchen Helfer – und Helfer sind in unserem Stoffwechsel fast immer Enzyme, Substanzen, die chemische Reaktionen auslösen können. Manchmal brauchen derlei Enzyme noch andere, weitere Helfer, beispielsweise so genannte Koenzyme oder Kofaktoren. Wichtige Helfer sind hierbei einige Vitamine.

Das Vitamin C

Vitamin C ist der wohl wichtigste Hilfsstoff beim Neuaufbau von Kollagen. Das Vitamin kurbelt nicht nur die Enzymtätigkeit beim Bau von Bindegewebe an, sondern auch diejenige beim Abbau von verbrauchtem, abgenutztem Kollagen.

Je weniger Vitamin C unserem Stoffwechsel zur Verfügung steht, desto weniger kann welkes Kollagen aufgerüstet werden. Ein plausibles Beispiel sind die vielen winzigen Fältchen, die starke Raucher manchmal über der Oberlippe entwickeln. Sie sind Warnzeichen für zusammengebrochenes Bindegewebe. Die Ursache: Vitamin-C-Mangel. Für den Abbau und die Neutralisation der Giftstoffe Kohlendioxid, Teer und Nikotin benötigt der Stoffwechsel pro Zigarette etwa 25 Milligramm des Immunvitamins C. Das fehlt dann natürlich beim Kollagenneubau. Vitamin C transportiert außerdem Schwefelsubstanzen in die winzigen Zellwerkstätten, in denen die schon erwähnten Proteoglykane – die wassersaugenden, polsternden Kollagensubstanzen – hergestellt werden.

Das Spurenelement Zink

Das Spurenelement Zink wird (zusammen mit Kupfer) gebraucht, um die sehr reißfesten Elastinfasern mit den Kollagenproteinen zu verschweißen. Außerdem ist Zink so etwas wie ein genetischer Motor für den Neubau von Enzymen.

Zinkmangel ist weit verbreitet; erste Warnsymptome sind welke Haut und schlecht heilende Wunden (weil nicht ausreichend frisches Bindegewebe synthetisiert werden kann). Bei Stress verschleißt der Organismus Zink in extrem großen Mengen, die entsprechenden Defizite werden meist nicht wettgemacht.

Stress macht alt

Belastungen und Anstrengungen plündern Eiweiß im Körper, Bindegewebe benötigt ständig Eiweiß. So entsteht ein Missverhältnis, das immer auf Kosten des Bindegewebes geht. Auf die Frage »Was ist wichtiger, Gesundheit oder Schönheit?« entscheidet sich die Natur stets für das Erstere. Wenn Aminosäuren fehlen, holt der Stoffwechsel sie sich unerbittlich aus dem eigenen Kollagen. Dasselbe gilt, wenn der Stickstoff zur Neige geht, der für den Bau solcher Eiweißbausteine benötigt wird. Damit entsprechender Nachschub sichergestellt ist, hat uns die Natur mit Proteinreserven versorgt. Sie stecken im Bindegewebe und in den Muskeln. Die Haut rekrutiert im Bedarfsfall ganz allein bis zu 25 Prozent der Reserven an Aminosäuren.

Deshalb sehen viele Menschen, die sehr unter mentalem und körperlichem Stress leiden, im wahrsten Sinne des Wortes alt aus. Ohne es zu ahnen, plündern sie ihr eigenes Kollagen. Dabei wird die Haut dünner und dünner, das Gewebe welker und schlaffer.

Die fleißigen Fibroblasten, die Bindegewebezellen, brauchen außerdem noch weitere Hilfsstoffe: vor allem Vitamin B6, das für praktisch alle Proteinsynthesen essenziell ist, sowie Eisen als Enzymspender und nötig für den Sauerstofftransport in die Zellen.

Das Kollagen mit Proteinen füttern

- 30 Tage lang Zinktabletten aus der Apotheke nach Beipackzettel einnehmen. Dadurch wird ein eventuelles Defizit ausgeglichen. Eine gesunde Basiskost sorgt für ausreichenden Nachschub an diesem Spurenelement.

- Vor der Hauptmahlzeit des Tages den Saft von 1/2 Zitrone trinken. Oder Apfelsaft mit Mineralwasser vermischt zu sich nehmen. Es kommt dann zu einem kräftigen Eiweißschub ins Gewebe.

- Über den Tag verteilt viel Vitamin-C-reiches Obst essen, z. B. 1 Kiwi, 1 großer Apfel, 200 Gramm Weintrauben, 1 Grapefruit.

- Raucher sollten zusätzlich täglich 2-mal 500 Milligramm Vitamin C in Form von Brausetabletten einnehmen bzw. 1 Gramm (entspricht etwa 1 Teelöffel) Askorbinsäurepulver.

- Zusätzlich: Pro Tag etwa 1 Stunde mehr ruhen oder schlafen.

Vitamin-C-reiches Obst und Gemüse können Sie nicht im Übermaß zu sich nehmen. Anders ist es mit der in Pulver- oder Tablettenform käuflichen Askorbinsäure: Bei überreichlicher Dosierung können sich schmerzhafte Reizungen der Harnblase durch Kristallbildungen einstellen.

Der anabole und katabole Prozess

Nach einer Mahlzeit strömen Aminosäuren ins Blut – und die Bauchspeicheldrüse (Pankreas) schüttet ihr Hormon Insulin aus, das die Aminosäuren in die Zellen transportiert. Wissenschaftler nennen dies einen anabolen Prozess: Bindegewebe- bzw. Muskelmasse wird aufgebaut. In den Bindegewebezellen aktiviert Insulin mindestens zwei von sechs Transportsystemen für Aminosäuren. Im Gegensatz dazu entsteht unter starkem Stress ein kataboler Prozess: Kollagen (oder auch Muskelmasse) wird abgebaut. Deshalb gilt die Regel: Wer festes Bindegewebe haben möchte, muss den anabolen Prozess fördern und den katabolen Eiweißabbau bremsen.

Zellulite – ein Bindegewebeproblem

Die meisten Betroffenen sind überzeugt, es handelte sich bei der hässlichen »Orangenhaut« um ein Fettproblem, also einfach um zu viel Fett an Po und Oberschenkeln. Sie bemühen sich dann, ihre Haut mit Abmagerungskuren zu glätten, das Fett im Unterhautgewebe auszuhungern. Dies ist genau der falsche Weg. Unter Zellulite leiden bis zu 98 Prozent Frauen. Das hat mehrere Gründe: Frauen verfügen über ein besonders ausgeprägtes Fettgewebe; schließlich muss die Haut auch extremen Belastungen gewachsen sein, wie beispielsweise während einer Schwangerschaft.

Die elastischen Fasern des Bindegewebes sind in Scherengitterform angeordnet, dazwischen lagern die Fettzellen – und zwar bei Männern und Frauen gleichermaßen. Allerdings sind im weiblichen Körper die Fasern parallel vernetzt, da sich das Bindegewebe (z. B. in der Schwangerschaft) ausdehnen können muss. Bei Männern besteht dieser Bedarf nicht, daher sind die Fasern parallel angeordnet und die Fettzellen dadurch flacher ausgeprägt.

Das Kollagen kräftigen

Hinzu kommt, dass weibliche Fettzellen meist zwangsläufig größer sind, sie stehen zudem aufrecht und ragen so bolzenartig gegen die dünne Oberhaut auf. Solange sie jedoch in ein üppiges Bindegewebe eingebettet sind, lässt sich ihre Struktur nicht erkennen. Wehe aber, dieses Kollagen bricht – aus welchem Grund auch immer – zusammen. Dann werden sie plötzlich sichtbar: als winzige Erhebungen auf der Haut – eben der Oberfläche einer Orange vergleichbar. Wer fastet, schwächt sein Kollagen noch mehr – somit kann sich die Zellulite noch stärker ausprägen.

Was kann man tun? Zunächst einmal das Bindegewebe kräftigen (siehe Kasten Seite 82), außerdem überflüssiges Fett abbauen. Darüber lesen Sie mehr ab Seite 89.

Unsere Haare – 99 Prozent reines Eiweiß

Unsere Haare sind toter Hornstoff – und doch wirken sie lebendig. Für Fülle, Farbpracht und Glanz sorgt eigentlich nur ein winziges Stückchen Neuhaar, das aus der Haarzwiebel herauswächst. Und genau darauf kommt es auch an, wenn jemand Komplimente wegen seiner wunderschönen Haare bekommt.

Zellulite ist ein so weit verbreitetes Schönheitsproblem, dass immer neue Cremes, Lotionen und Gels auf dem Markt erscheinen, mit denen man ihr zu Leibe rücken soll. Aber: Äußerlich ist kaum etwas auszurichten – im Gegenteil, unsachgemäße Massagen können die Orangenhaut noch verschlimmern.

Gerade Kinder haben oft feste, glänzende Haare – einfach weil ihr Eiweißstoffwechsel noch optimal funktioniert. Doch auch Erwachsene können mit den richtigen Nährstoffen ihren Haaren zu mehr Glanz verhelfen.

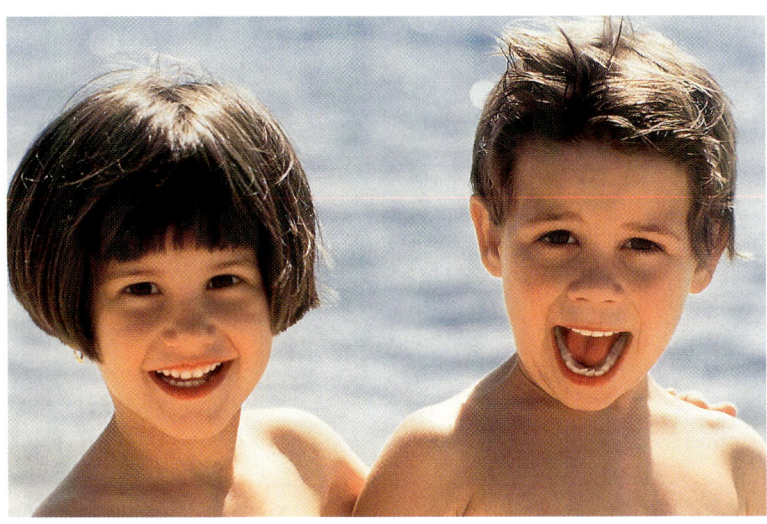

Anzeiger des Eiweißstatus

Verbesserungen der Haarstruktur durch gesteigerte Proteinzufuhr sind erst nach längerer Zeit erkennbar. Der über die Kopfhaut hinausragende Teil des Haares ist tote Hornsubstanz und nicht mehr von Nährstoffen erreichbar. Erst der »Nachwuchs« zeigt den Erfolg.

Weil Haare zu 99 Prozent aus Skleroprotein (Gerüsteiweiß) bestehen, sind attraktive Haare auf ständigen ausreichenden Eiweißnachschub angewiesen. Deshalb sagt der Zustand unserer Haare viel über unseren inneren Eiweißstatus aus:

● Die Farbkraft
● Die Geschmeidigkeit
● Die Reißfestigkeit

Unsere haarbildenden Zellen könnten (in den meisten Fällen) viel stärkere Haare ausbilden, als dies der Fall ist. Genetisch gesehen, ist unser Haar nämlich immer noch kräftiges Fellhaar. Selbst die Gänsehaut, die wir manchmal beim Frösteln haben, ist nichts anderes als ein Relikt aus jener Zeit, als unsere Vorfahren noch ein Fell trugen. Die winzigen Erhebungen, z. B. auf der Haut der Oberarme, sind genetisch verkümmerte Haarzwiebeln mit einem winzigen rudimentären Muskel, der sich auch bei Angst oder Erregung zusammenziehen kann.

Kinder haben deshalb oft so volle, farbkräftige Haare, weil ihr Eiweißstoffwechsel (noch) perfekt funktioniert. Moderne Hautärzte behaupten, es gäbe – abgesehen von hormonell bedingtem Haarausfall bei Männern – keinen wirklichen Grund dafür, weshalb Menschen selbst in höherem Alter keine schönen, vollen Haare haben sollten.

Der Aufbau der Haare

Eine Haarzwiebel hat ein äußerst reiches Innenleben, sie ist vollgepackt mit Blutgefäßen und Nerven. Die Blutgefäße sind wichtig, weil sie erhebliche Mengen an Nährstoffen in die Haarfollikel transportieren – in erster Linie Aminosäuren, die wiederum Spurenelemente mit sich tragen. Deshalb gibt die Analyse eines Haarschafts Aufschluss über die Versorgung mit Spurenelementen wie z. B. Kupfer oder Eisen. Der Haarschaft, der aus mehreren Schichten besteht, schließt sich sehr fest um abgestorbene Keratinozyten (haarbildende Zellen), die mit dem einzelnen Haar nach außen wachsen.

In die Keratinozyten sind Melanozyten eingebettet, die kleinen Fabriken, die dem Haar seine Pigmente, also seine Farbe, verleihen. Nicht anders als bei Hautbräune wird die Haarfarbe von der Hirnanhangsdrüse aus hormonell gesteuert, wobei in den Haarzwiebeln ausreichend Rohstoff eingelagert sein muss: die Aminosäure Tyrosin. Neben Tyrosin für die Farbe ist die Aminosäure Zystein als Schwefellieferant besonders wichtig für schöne Haare.

Die Kopfhaut muss gut durchblutet sein

Bei einem Mangel an Eiweißbausteinen im Blut sinkt die Synthesekraft der haarbildenden Zellen. Dasselbe gilt für Stress, der viele Nährstoffe aus dem Blut »frisst«. Sie werden für den Bau von Hormonen und Nervenstoffen gebraucht, die uns wach und aktiv und somit optimal stressfähig machen.

Freilich fehlen sie auf diese Weise den Haaren. Deshalb altert das Haar stressgeplagter Menschen oft besonders schnell, verliert eventuell früh seine Farbkraft, Geschmeidigkeit und Fülle. Proteinmangel in den Haarzellen kann auch Folge einer ungenügenden Blutversorgung sein. Der Haarboden muss besonders gut durchblutet sein, damit möglichst viele Nährstoffe über das Blut herangetragen werden können.

In jedem Menschen stecken rund 1600 Kilometer Blutgefäße, von der dicken Aorta mit ihrem rasch dahinschießenden Blut bis hin zu den allerfeinsten Kapillaren, die sich um die Körperzellen herumschmiegen und in denen das Blut so langsam fließt, dass es fast zum Stillstand kommt. Hier erfolgt schließlich der Übertritt von Aminosäuren, Vitaminen usw. aus dem Blutgefäß in die extrazelluläre Flüssigkeit und von dort aus in die Zellen hinein.

Eine gut durchblutete Kopfhaut ist wichtig für schöne Haare. Aber die früher oft empfohlenen täglichen 100 Bürstenstriche sind zu strapaziös für den Schopf und rauen die Haare auf. Besser sind sanfte Massagen mit den Fingerspitzen und ein kühler Guss zum Abschluss der Haarwäsche.

Die zehn besten Tipps für schöne Haare

Es kann nicht oft genug gesagt werden: Dauerhafte Verschönerung der Haare kann man nur über die Ernährung erreichen. Die riesige Zahl der Haarpflegemittel kann lediglich eine kurzfristige, auf mechanischer Glättung und Kittung beruhende Wirkung erreichen.

- Kalt-Warm-Duschen
- Nicht zu häufig waschen, immer ein pH-neutrales Shampoo verwenden.
- Dem Haarboden seine elementaren Immunschutzstoffe geben: Vitamin C (in frischem Obst und Gemüse), Vitamin E (in der Küche kaltgepresste Pflanzenöle verwenden) und Selen (in Vollkornprodukten).
- Für die Bildung von viel Pigmenten (Haarfarbstoffe) kurmäßig 30 Tage lang ein Zinkpräparat aus der Apotheke einnehmen.
- Ebenfalls für farbkräftige Haare viele B-Vitamine zu sich nehmen, z. B. Bierhefe oder Melasse als Nahrungsergänzung.
- Die Ernährung von Fleisch auf Fisch umstellen, denn die wertvollen Omega-3-Fettsäuren im Fisch helfen welken, angegriffenen Haaren. Dasselbe gilt für hochwertige Fettsäuren in Pflanzen (idealer Snack: Avocado).
- Für Geschmeidigkeit und Glanz viel Schwefel, enthalten beispielsweise in Knoblauch, Zwiebeln, Eigelb, Milch, Bohnen, Soja- und Tofuprodukten sowie Käse und Fisch, essen.
- Für zusätzlichen Haarglanz sorgt Biotin (ein spezielles B-Vitamin), das im Darm synthetisiert wird – natürlich nur bei einer gesunden Darmschleimhaut; deshalb reichlich frisches Gemüse, Biokartoffeln mit Schale, Naturreis und Vollkornprodukte essen.
- Keine eng anliegenden Kopfbedeckungen tragen; auch Lockenwickler, Knoten, Pferdeschwänze, modische Einflechtungen und Zöpfe schaden.
- Viel Bewegung in frischer, sauerstoffreicher Luft; ideal ist es, sich bei schlechter Witterung draußen warmzulaufen, sich nass regnen zu lassen und danach warmkalt zu duschen.

Haare lieben Kälte und Nässe

In der Drogerie oder im Supermarkt finden wir Regale mit unzähligen Fläschchen, Tuben oder anderen Behältnissen, auf denen steht: »Dieser Conditioner schützt Ihr Haar.« Oder: »Dieses Shampoo schützt und pflegt Ihr Haar.«

Unsere Haare wollen aber gar nicht geschützt werden. Im Gegenteil: Sie schützen uns, nämlich vor Nässe und Kälte. Nicht anders als das Fell die Tiere vor Nässe und Kälte schützt. Unsere haarbildenden Follikel und die Haare selbst haben einen sehr klar umrissenen genetischen Auftrag. Was unsere Haare von uns wollen: Wenn es regnet, raus ins Freie, ohne Kopfbedeckung, sich warm joggen oder aktiv warm marschieren, klatschnass nach Hause, unter die Dusche, kalt nachduschen und trockenrubbeln. Wenn wir danach unsere Haare anfühlen, haben sie eine viel festere Konsistenz gewonnen. Genforscher haben nachgewiesen, dass Nässe und Kälte oder überhaupt natürliche Witterung Vitalimpulse aus den Genen in den Haarboden versenden. Die Haare wachsen rascher und kräftiger, weil der Zellstoffwechsel angekurbelt wird und weil der Haarboden wesentlich besser durchblutet ist.

Gesunde Nägel sind schöne Nägel

Der renommierte US-Physiologe Dr. Jonathan V. Wright machte unter seinen Patienten eine interessante Entdeckung: 90 Prozent aller Menschen mit brüchigen, unansehnlichen Fingernägeln produzieren zu wenig Magensäure.

Noch einleuchtender lässt sich nicht darstellen, wie generell wichtig Magensäure für die Vorverdauung von Nahrungseiweiß ist. Was schon im Magen versäumt wird, lässt sich im Stoffwechsel nie wieder wettmachen. Dabei sind brüchige Fingernägel nur ein äußerliches Symptom für Proteindefizite im gesamten Organismus.

Proteinmangel verlangsamt das Wachstum

Im Prinzip wachsen Finger- und Fußnägel ähnlich wie Haare oder auch wie die Haut. Sie bestehen fast ausschließlich aus Hornstoff. Die so genannte Nagelmatrix (ihr sichtbarer Anteil ist der weiße »Sichelmond«

Für die Optik der Fingernägel hat sich die kosmetische Industrie genug Tricks einfallen lassen, um jeder Frau nach Wunsch zu dekorativen »Katzenkrallen« zu verhelfen. Die natürlichen Nägel sind trotzdem oft Sorgenkinder und zeigen deutlich den allgemeinen Gesundheitszustand an.

am Nagelanfang) besteht aus teilungsfähigen Zellen. Diese reifen, wachsen über das Nagelbett hinaus, sterben dabei ab und keratinisieren auf diese Weise zur Nagelplatte.

Pro Tag wachsen unsere Nägel etwa um einen zehntel Millimeter; Fingernägel tun dies übrigens etwas schneller als Fußnägel. Allerdings: Bei einem Proteinmangel wachsen Nägel sehr viel langsamer, die Nagelplatte wird mit der Zeit dünner, brüchiger, ihre Oberfläche unregelmäßiger. Nicht selten splittert die Nagelplatte bereits oder bricht ganz ab, wenn der Nagel das so genannte Hyponchium, also die Keimschicht der Haut unterhalb der Fingerkappe und unter dem Nagelbett, auch nur minimal überragt.

Auch Zink wird für den Keratinaufbau schöner Nägel benötigt. Bei Zinkmangel bilden sich häufig weiße Verfärbungen, Linien, Striche, Flecken oder Bänderungen. Wenn Vitamin A fehlt, häuten sich Nägel mitunter.

Wenn die Nägel Kummer machen

Auch zahlreiche andere Nährstoffe sind für das Wachstum attraktiver, gesunder Nägel äußerst wichtig. Wenn es an Eisen fehlt, wachsen Fingernägel flach, wölben sich unschön oder sind nach innen gedellt. Frauen sind davon häufiger betroffen, weil sie – bedingt durch den Eisenverlust während der Menstruation (Eisen ist ein Bestandteil des roten Blutfarbstoffs) – entsprechende Nährstoffdefizite haben. Längsrillen im Nagel können übrigens ebenfalls ein Symptom für solch einen Eisenmangel sein.

Bei einem Mangel an Schwefel verlieren die Nägel ihren Glanz, sie werden spröde und splittern leichter. Schwefelreiche Lebensmittel wie beispielsweise Zwiebeln, Knoblauch, Käse oder Hülsenfrüchte können dem abhelfen.

Die Hornsubstanz zeigt Nährstoffdefizite

Am Nagel lässt sich manchmal zeitlich genau nachweisen, wann es zu diesen verursachenden Nährstoffdefiziten gekommen ist. So weisen Nägel oft typische Merkmale für den Zeitraum der Monatsregel aus. Auch ein Mangel an Vitamin B6 spielt dabei eine erhebliche Rolle. Dieses Vitamin wird vor und während der Monatsregel aufgrund der hormonellen Umstellung besonders intensiv benötigt und verbraucht. Vitamin B6 ist aber das wichtigste »Eiweißvitamin« überhaupt und für den Aufbau sämtlicher Proteine im Körper unerlässlich – ganz besonders auch für die optimale Konstruktion einer kräftigen und glänzenden Nagelplatte.

Eiweiß lässt die Pfunde schmelzen

Zellforscher krempelten in letzter Zeit alles um, was wir bislang über das Thema »Wie werde ich schlank?« zu wissen glaubten. Natürlich tun sich die modernen Wissenschaftler leichter als jene vor 10 oder 20 Jahren. Mikroprozessoren und Computertechnik, Hightech-Analysegeräte und Kommunikationselektronik haben in rasantem Tempo gewaltige Fortschritte gemacht. Zellforscher waren findig genug, die neuen Möglichkeiten zu nutzen. Sie blicken heute wie mit einer riesigen Lupe mitten in Fettzellen hinein und beobachten ebenso verwundert wie neugierig, was in diesen Adipozyten alles passiert – wie sie Fett aufnehmen und wie sie es wieder abgeben.

Der Schlüssel liegt in den Fettzellen

Übergewicht wird häufig als eine Art mentaler und körperlicher Krankheit empfunden, gegen die man kein Mittel weiß. Vor allem die Betroffenen, die Dicken und Übergewichtigen, denken so. Weil es eben fast immer vier, sechs, neun oder zwölf Kilogramm Übergewicht sind, die dem Lebensglück dieser Menschen im Weg stehen.

Ärger und Hass auf das eigene Fettgewebe machen dies zum Fremdkörper und rauben einem den Einfluss auf wichtige Abspeckmechanismen. Viele Menschen halten Fettzellen für überflüssigen Ballast, äußerst lästige Speicher für Triglyzeride, die winzigen Fettmoleküle. Es gibt aber einen ganz simplen Mechanismus, mit dessen Hilfe die Fettzellen ihren Inhalt nur zu gern preisgeben. Als oberster Grundsatz gilt dabei: Nur durch Eiweiß wird man schlank. Proteine regeln alles in unserem Körper – auch die Lipolyse (Fettfreisetzung).

Um den Vorgang der Lipolyse steuern zu können, muss man zunächst verstehen, was Fettzellen eigentlich sind, wie sie funktionieren und welche Rolle sie für den Organismus spielen.

Der Fettabbau geht vorwiegend nachts vonstatten. Am Tag kommen dagegen viele Faktoren zum Tragen, die die Fettzellen regelrecht »zusperren«.

Übergewicht beschwert den Alltag

- Bei der Partnersuche haben die Schlanken oft die größeren Chancen.

- Firmen geben die (natürlich unhaltbare) Parole aus: Wir stellen nur schlanke, dynamische Mitarbeiter ein und keine dicken, trägen.

- Übergewicht macht oft unglücklich, drückt auf die allgemeine Stimmung.

- So manche Sportart mag einem verwehrt bleiben.

- Beim Essen verzichtet man auf die ganze Liste seiner Leibspeisen, nicht mal den Zucker im Kaffee, das Bierchen am Abend gönnt man sich noch.

- Treppen steigen, Laufen, Bücken, körperliche Arbeit fallen einem zunehmend schwerer.

- Das Besteigen der Fußbodenwaage im Bad bringt täglich neue Enttäuschung.

Die an köstlichen Hotelbüffets im Urlaub angefutterten Pfunde sind nicht das Problem – auch ohne Blitzdiät ist man sie im Alltag bald wieder los. Der in Jahren und Jahrzehnten ganz allmählich zugelegte Speck – der will nur langsam wieder weichen und kostet Übergewichtige oft mehr Geduld, als sie aufbringen können.

Faszination Fettzelle

Ein schlanker Mensch hat rund 20 Milliarden Adipozyten (Fettzellen), stark übergewichtige oder dicke Menschen bis 100 Milliarden oder sogar noch viel mehr. Das Normalgewicht einer Fettzelle beträgt etwa 0,3 millionstel Gramm.

Es ist das genetische Idealgewicht, bei dem sich die Fettzelle »wohl fühlt«. Unter dem Einfluss bestimmter schädlicher Faktoren kann sie jedoch große Mengen an Fett in sich hineinquetschen, bis zum Fünffachen ihres Normalgewichts aufquellen.

Fetteinbau ist ein langsamer Prozess

Von Natur aus tendieren Fettzellen zu ihrem genetisch programmierten Idealgewicht. Sie helfen beim Abspecken kräftig mit – wenn wir es richtig anstellen. Es verwundert deshalb nicht, dass die Lipolyse (die Fettfreisetzung) bis zu 4000-mal schneller funktioniert als die Lipogenese (der Einbau von Triglyzeriden ins Fettgewebe). Fast alles Fett, das wir mit der Nahrung aufnehmen, besteht aus solchen Triglyzeriden.

Die Bezeichnung rührt daher, dass sich jeweils drei Fettsäuremoleküle an ein Glyzerinmolekül binden. Triglyzeride stecken vor allem in tierischer Kost, aber auch in pflanzlicher.

Reserven für Notzeiten

Neben den normalen Fettzellen haben selbst schlanke Menschen noch rund 60 Milliarden leere Fettzellen, die Wissenschaftler als Präadipozyten bezeichnen. Sie sind ungenutzte Reservedepots, die sich im ungünstigen Fall aber ebenfalls auffüllen – und auf diese Weise zu Fettzellen werden. Die Gesamtzahl gefüllter Adipozyten formt sich dann zu den wenig geliebten Speckpolstern in den Problembereichen Bauch, Hüften, Po und Oberschenkel.

Jede Fettzelle besteht aus vielen Einzelteilen: aus Proteinen, Enzymen, Wasser, Fettsubstanzen, aus Transportsystemen. Sie kann im Bedarfsfall innerhalb von Sekunden Millionen winzige Dienermoleküle herstellen, die z. B. Fettmoleküle in angrenzende Blutbahnen schaufeln, damit dieses Lagerfett zu Energie verheizt werden kann.

Die Leistungsfähigkeit des Fettstoffwechsels ist enorm. So kann ein gesundes, kräftiges Herz ganz allein in kurzer Zeit einen Speckbauch wegfressen – die Brennkammern in Herzmuskelzellen können enorme Mengen Fett verheizen. Wenn Körperzellen pro Minute nur jeweils 100 Triglyzeride zu Energie verbrennen, entsteht ein gewaltiger Sog auf das Depotfett im Bauch- und Hüftbereich.

Der Fetthaushalt schwankt ständig

Triglyzeride sind unendlich bemüht, unseren Fetthaushalt so zu regulieren, dass wir schlank bleiben oder es wieder werden. Überfettete Adipozyten sind »unglücklich«. Aber weil sie über Blutbahnen, Hormonsignale, Enzymfaktoren usw. mit der »Außenwelt« im Gewebe vernetzt sind, ordnen sie sich den Befehlen des Stoffwechsels unter. Sie sind fügsam. Wenn wir sie beauftragen, ihr Speicherfett preiszugeben, tun sie es. Wenn wir sie veranlassen, noch mehr Fett in sich hineinzupressen, so dass sie fast platzen, tun sie es ebenfalls.

Sie sind dabei äußerst hormonsensitiv, reagieren auf feinste Signale – ständig hellwach, ständig »hochkonzentriert«. Nie ist ihr Gehalt an Triglyzeriden gleich, die Fettmenge, die in ihnen steckt, schwankt andauernd. Es ist ein ständiges Hin und Her der Fettabgabe und des Fett-

Gemeinsam verkünden Zell- und Genforscher optimistisch: »In jedem übergewichtigen Menschen steckt der schlanke Mensch, der so genannte schlanke Phänotyp. Wir müssen ihn nur wecken!«

einbaus. Fettzellforscher beobachten und kennen diese Vorgänge inzwischen recht genau. Ihre Maxime: Phasen der Lipolyse (Fettfreisetzung) verstärken, Phasen der Lipogenese (Fetteinbau) drosseln. Dies funktioniert mit Hilfe von Proteinen.

Das Geheimnis des Fettleibigkeitsgens

Eigentlich ist dieses Gen im Zellkern ein Schlankheitsgen. Es kontrolliert den Fettzustrom in die Fettzellen. Unter bestimmten Umständen kann dieses Gen aber mutieren – und quasi zum Fettleibigkeitsgen werden. Ein einziges Gen entscheidet also darüber, was die schwarze Nadel auf unserer Waage anzeigt. Das Prinzip, nach dem dieses Gen operiert, ist denkbar einfach:

Nach neueren Erkenntnissen ist der Seufzer »Es liegt eben an meinen Genen!« zwar nicht unzutreffend, aber keine Entschuldigung für dauerhaftes Übergewicht. Ob aus dem Schlankheits- ein Fettleibigkeitsgen wird, liegt an unserer Lebensführung.

Wenn wir uns unserem genetischen Programm entsprechend ernähren (gesunde Kost) und verhalten (begrenzter Stress), bleibt dieses Gen gesund – und wir bleiben schlank.

Punktmutationen verändern die Gene

Wenn wir uns aber über lange Zeit hinweg ausschließlich von Wurst, fettem Fleisch, Süßem, süßen Getränken und Weißmehlprodukten ernähren, kommt es in der langen Kette von Genteilen zu Mutationen. Das Schlankheitsgen glaubt dann irrtümlich, der betreffende Mensch sei in einen Erdteil ausgewandert, in dem man nur lebensfähig bleibt, wenn man sich von Fettreichem und Süßem ernährt.

Der Mensch wird an die veränderten Lebensumstände angepasst, und das Gen wird neu kodiert. Diesen Mechanismus so genannter Punktmutationen im genetischen Programm nutzt die Natur seit langer Zeit mit erheblichem Erfolg. Ohne ihn gäbe es nämlich keinerlei Migration auf der Erde: Blütenpollen werden vom Wind über unendlich lange Distanzen getragen, auf einem anderen Kontinent entsteht eine neue, veränderte, mutierte Art der Pflanze. Ozeanströmungen treiben Quallen in neue Welten, deponieren hier ihre Gameten, die männlichen und weiblichen Keimzellen. Jedesmal passte eine genetische Veränderung Tiere oder Pflanzen an neue Lebensverhältnisse an. Beim Menschen zeigt sich dies noch deutlicher. Vor etwa 300 Jahren kamen die ersten schwarzen Afrikaner als Sklaven nach Nordamerika. Sie alle hatten – davon sind Genforscher überzeugt – die so genannte R-Allele (die genetische Ausprägung) für die Rhesus-Blutgruppe (ein Blutgruppensystem) der Frequenz 0,630.

Heute liegt die Frequenz der schwarzen US-Amerikaner bei 0,446, ihre Gene sind also in Jahrhunderten mutiert, haben sich an veränderte klimatische und andere Bedingungen angepasst – und zwar mit einer Rate von etwa 3,6 Prozent pro Generation.

Ein fehlgesteuertes Programm

Wir dürfen unseren Schlankheitsgenen und auch unseren Fettzellen nicht gram sein, wenn sie uns übergewichtig und dick machen. Dies ist ein ganz natürlicher Vorgang, dessen Mechanismus von der Natur vor undenkbar langer Zeit in uns einprogrammiert wurde.

Schlankheitsgene und Adipozyten handeln nur nach diesem Programm. Wir aber verhalten uns so, dass dieses Programm uns krank macht (nämlich übergewichtig). Das Programm selbst kann nicht anders – aber wir steuern es falsch. Wir zwingen ein genetisches Programm dazu, uns dick zu machen – ein Programm, das zu dem Zweck in uns steckt, uns schlank zu erhalten. Dies ist wirklich paradox.

Kleinere Sünden lassen sich ausbügeln

Wenn wir nur wenige Wochen oder Monate lang Magen und Darm mit katastrophaler Nahrung vollstopfen und uns völlig unnötig mit Stress belasten, bleibt es bei Punktmutationen, die korrigiert werden können, so dass wir wieder schlank werden bzw. erst gar kein Übergewicht ansetzen. Wie dies funktioniert, lesen Sie im weiteren Verlauf dieses Kapitels, Seite 97ff.

Wenn sich das falsche, ungesunde Leben jedoch über Jahre erstreckt, können größere Abschnitte des Schlankheitsgens betroffen sein. Das Gen wird nun selbst zum Fettleibigkeitsgen. Wissenschaftler nennen es ob-Gen (von englisch obesity = Fettleibigkeit).

So entsteht ein Dickmachgen

Eine einzige Punktmutation kann ein Gen tatsächlich völlig verändern, seine Wirkungsweise auf den Zellstoffwechsel ins Gegenteil verkehren. Nicht anders, als wenn aus dem Wort »kein« das Wort »ein« wird. Ist

Ganz besonders schwer haben es solche Dicke, die als Kinder schon übergewichtig waren. Hier liegt viel Verantwortung bei den Eltern, ihrem Nachwuchs nicht durch Fehlernährung eine schwere Bürde mit auf den Lebensweg zu geben.

aus dem Schlankheitsgen erst mal ein ob-Gen geworden, prägt es ein verändertes Muster aus. Aus diesem entsteht ein entsprechend verändertes Zellprotein. Eines, das nicht mehr schlank, sondern dick macht. Das ob-Gen ist eine der Ursachen dafür, dass manche Menschen kein Gramm abnehmen, obwohl sie sich praktisch nur noch von Kaffee und Kaugummi ernähren. Ein einziges winziges Gen kann also seine Funktion verändern, kann zwiespältig werden und auf diese Weise unseren Fetthaushalt – positiv oder negativ – dominieren.

Nur im Zugriff auf diesen Gen-Protein-Mechanismus wird ein Mensch dauerhaft seinen Bauchspeck los. Entscheidend ist aber: Wir müssen Verständnis für diese inneren Vorgänge entwickeln, um zu begreifen, warum wir vielleicht ein paar Kilogramm zu viel haben. Und dass uns unsere Fettzellen und unser Stoffwechsel mit diesen Extrapfunden nur helfen, aber niemals schaden wollen.

Unsere Zellen lassen uns niemals »mit Absicht« dick werden. Immer folgen sie einem genetischen Auftrag. Sie fügen sich Umständen – darin liegt die Gefahr zuzunehmen und die Chance abzunehmen.

Die verhängnisvolle Einbahnstraße Fett

Sie führt vom Darm über Blut und Leber unmittelbar in die Fettdepots im Bauch- und Hüftbereich. Bei vielen Übergewichtigen und Dicken »steht« sie unverrückbar, als stetiger Strom von Triglyzeriden in die Fettzellen. Gespeist wird sie von Fett, Süßem und hellen Mehlprodukten, garantiert wird sie durch ob-Gene.

Ähnlich wie auf einer einspurigen Brücke mit wechselndem Einbahnverkehr kommt es darauf an, »Fettampeln« von Grün auf Rot umzustellen, so dass die Triglyzeride vom Weg ins Fettgewebe abgeschnitten sind und die Fettmoleküle aus diesem Fettgewebe freigesetzt und zu Energie verbrannt werden können.

Fettes und Süßes nicht miteinander kombinieren

Die größte Esssünde: Fettes, Süßes und helle Mehlprodukte gleichzeitig zu essen. Beispiel: Schweinebraten mit Knödel, anschließend Tiramisù. Oder: Käsespätzle und dazu Limonade trinken. Oder: Pizza, anschließend ein Eisbecher. Entscheidend dabei ist, dass Fett eine lange Verweildauer im Verdauungstrakt hat.

Wenn wir schnelllösliche Kohlenhydrate verzehren (Zuckerhaltiges, Weißmehlprodukte, polierten Reis), bilden sich Abbauenzyme, die Amylasen. Diese signalisieren über eine hormonelle Fernwirkung den Fettzellen: Triglyzeride im Anmarsch. Unverzüglich entstehen in den winzigen Blutkapillaren, die sich um Fettzellen herum schließen, Enzyme, die darauf spezialisiert sind, Triglyzeride im Blut abzubauen, so dass deren Teilchen in Fettzellen eingeschleust werden können. Diese Enzyme werden als Lipoproteinlipasen (kurz: LPL) bezeichnet. Gemeinsam mit schnelllöslichen Kohlenhydraten bilden sie quasi die Brückenköpfe der »Einbahnstraße Fett«.

Auch Früchte liefern Zucker

Deshalb ist keineswegs das Nahrungsfett der Hauptsünder, wenn Menschen dick werden, sondern alle hellen Mehlprodukte, Teigwaren, alles Süße und alle süßen Getränke.

Wenn Schlankheitsgene erst einmal defekt oder teilweise mutiert sind, können sogar süße Fruchtsäfte oder süßes Obst dazu beitragen, dass Menschen nicht von ihrem Übergewicht herunterkommen. Der Grund: Auch die in süßen Früchten enthaltene Fruktose, der Fruchtzucker, führt zu einem Anstieg an Insulinwerten im Blut. Und Insulin, das Hormon der Bauchspeicheldrüse, ist der beste Verbündete der Fettzellen, Garant der Lipogenese, des Fetteinbaus. Solange die Insulinkonzentration im Blut erhöht ist, bleiben Fettzellen zugesperrt.

Wie Insulin Abnehmen verhindert

Es gibt Eiweißstoffe, die lipolytisch wirken (fettfreisetzend), und solche, die mithelfen, Triglyzeride in Fettzellen einzubauen. Zu Letzteren gehört das Bauchspeicheldrüsenhormon Insulin. Es wirkt anabolisch, also Zellmasse aufbauend, und hilft beim Einbau von Glukose ebenso wie beim Einbau von Aminosäuren und Fett. Es ist nicht verwunderlich, dass übergewichtige Menschen häufig zu viel Insulin im Blut haben. Diese Überkonzentration steht einem effektiven Fettabbau unverrückbar im Weg.

Günstig – komplexe Kohlenhydrate

Nach dem Verzehr von Kohlenhydraten klettern die Insulinwerte nach oben, weil das Hormon die zu Glukose abgebauten Kohlenhydrate in die Körperzellen schleust.

Für jeden, der Kummer mit seinem Körpergewicht hat, gilt: Alles, was süß schmeckt, am besten überhaupt nicht verzehren. Oder erst frühestens zwei Stunden nach einer fettreichen Mahlzeit.

Wer sich von komplexen Kohlenhydraten, z. B. in Naturreis oder Vollkornprodukten, ernährt, hat keine Probleme. Diese Kohlenhydrate sind nämlich in Faserstoffen fest verpackt und werden im Darm erst in einem Stunden währenden Prozess freigesetzt und dem Blut übergeben. Die Folge: Der Glukosezustrom ist langsam, aber stetig, die Bauchspeicheldrüse pumpt entsprechend gleichbleibende Konzentrationen von Insulin ins Blut.

Die Folgen von zu viel Glukose

Anders aber, wenn ein Mensch schnelllösliche Kohlenhydrate verzehrt, enthalten in Nudeln, poliertem Reis, Weißbrot oder auch im Zucker und allem Süßen.

Wie bei allen Funktionen in unserem Körper spielen Proteine auch beim Fett-ab- und einbau die Hauptrolle. Insulin ist ein Protein, das Übergewicht »fesseln« kann. Schlank machende Proteine sind hingegen besonders die Stresshormone.

Jetzt schießt die Glukose massiv ins Blut, und die Bauchspeicheldrüse, das Pankreas, muss vermehrt Insulin bereitstellen, damit die große Menge an Glukose in die Zellen eingebaut werden kann. Der Insulinspiegel im Blut steigt also rasch an, sinkt dann wieder in den Keller, schießt erneut nach oben, wenn der betreffende Mensch beispielsweise eine Cremeschnitte gegessen hat. So geht es ständig auf und ab, oft jahre- oder gar jahrzehntelang. Das Risiko steigt, dass die überlastete Bauchspeicheldrüse Schaden nimmt, sie verliert ihre Leistungsfähigkeit und kann sich sogar entzünden.

Das Blut wird mit Insulin überfrachtet

Außerdem – und dies ist für Übergewichtige von Bedeutung – wehren sich Zellen gegen dieses schädliche Übermaß an Insulin, indem sie Insulinrezeptoren an ihrer Außenhülle abbauen. Es gibt also nun weniger Landeplätze für das Hormon, entsprechend zirkulieren bestimmte Mengen von Insulin ständig im Blut. Insulinunverträglichkeit nennen Wissenschaftler diese Überkonzentrationen. Sie sorgen beispielsweise dafür, dass kein oder kaum Fett aus Fettzellen befreit werden kann. Das einzige Mittel dagegen: eine absolut konsequente Umstellung auf kerngesunde Kost, insbesondere auf Obst, Salat, Rohkost und Gemüse sowie Vollkornprodukte.

Tipp Experten empfehlen Avocados. Sie enthalten eine besondere Art von Kohlenhydraten, die Mannoheptulose, die den Körper mit Glukose versorgt, ohne den massiven Ausstoß von Insulin aus der Bauchspeicheldrüse zu verursachen.

So funktioniert die Fettverbrennung

Damit Fett verheizt wird, sind drei Mechanismen besonders wichtig:

- Der erste Schritt: Das Fett muss aus Fettzellen befreit werden.
- Der zweite Schritt: Es muss aus dem Blutkreislauf in die Zellen und danach in deren Energieöfen geschleust werden.
- Der dritte Schritt: Es muss auch noch das Feuer in diesen kleinen Brennkammern, den Mitochondrien, entfacht werden.

Stress nagt am Bauchfett

Immer bei Stress, ob geringfügig oder massiv, ob mental oder körperlich, wird mehr Energie benötigt; demnach wird auch mehr Energiebrennstoff in Körperzellen verheizt: Bei Stress wird mehr Glukose in Gehirn- und Nervenzellen sowie für kurzfristige Muskelarbeit benötigt. Bei Stress wird mehr Fett verbraucht, vor allem bei Langzeitbeanspruchung sowie für die Tätigkeit des Herzmuskels. Bei Stress wird Eiweiß benötigt, wenn keine Glukose zur Verfügung steht. Dann werden Muskelaminosäuren einfach zu dem lebensnotwendigen Gehirn- und Nerventreibstoff umgebaut. Wissenschaftler nennen diesen Vorgang Glukoneogenese; er kann bei Fehlernährung und Überstress zum Nährstoffräuber werden und Muskel- und Bindegewebereserven regelrecht auffressen.

Avocados sind sehr gesund durch ihre günstige Kohlenhydratform und viele andere Nährstoffe. Leider enthalten sie aber auch reichlich Fett, wenn auch besonders hochwertiges. Übergewichtige müssen sich also auch hier etwas zurückhalten.

Die fleißigen Stresshormone

Nur die Stresshormone haben die winzigen Schlüssel, um Adipozyten aufzusperren und Triglyzeride daraus zu befreien. Deshalb ist es wichtig, dass wir bei Stress viele Stresshormone produzieren. Sie wirken nicht nur lipolytisch (fettfreisetzend), sondern machen auch wach, aktiv, stärken die Konzentration – und im Idealfall machen sie sogar euphorisch, vermitteln also Spaß am Stress.

Bis auf so genannte Kortikoide, z.B. Kortisol, die in den Nebennieren synthetisiert werden, bestehen alle Stresshormone aus Eiweiß, genau genommen aus Aminosäuren. Gerade bei Stress wird deshalb besonders viel Eiweiß beansprucht, der ganze Organismus richtet sich mit Proteinen auf die Stressbewältigung ein.

Ein Beispiel: Magenschleimhäute sekretieren viel Salzsäure in den Magensaft, der dadurch saurer wird. So kann Eiweiß besser zu Aminosäuren abgebaut werden, die für die körpereigene Produktion von Stresshormonen gebraucht werden.

Menschen mit ungenügender Proteinversorgung reagieren in Stresssituationen oft passiv oder defensiv. Ursache: ein Mangel an Aminosäuren im Nervengewebe und im ganzen Körper.

Die wirkungsvollsten Fettfresser

Insgesamt sind es ein halbes Dutzend verschiedener Hormone oder Nervenstoffe, die in erster Linie bei Stress dem überschüssigen Bauchspeck einheizen:

● *Glukagon:* Es wird in der Bauchspeicheldrüse produziert und ist der Gegenspieler von Insulin. Insulin sperrt Triglyzeride in Fettzellen ein, Glukagon hilft mit, sie zu befreien. So z.B. auch freie Fettsäuren aus Leberzellen.

● *ACTH:* Dies ist ein Hormon der Hirnanhangsdrüse, das uns morgens weckt und munter macht und uns insgesamt auf die Bewältigung des Alltags einstimmt.

● *Noradrenalin:* Es wird vorwiegend im Nervengewebe synthetisiert, es ist ein so genannter Neurotransmitter (Nervenbotenstoff) und ein Glücklichmacher bei Stress. Es vermittelt Kreativität, eine Art euphorischer Aggressivität angesichts von Stresssituationen.

● *Adrenalin:* Es ist sozusagen der kleine Bruder von Noradrenalin, ein artverwandtes Eiweißmolekül, ein Ersatzstoff aus dem Nebennierenmark. Es wird nicht elektronenschnell über das Nervensystem transportiert, sondern vergleichsweise gemächlich über das Blut. Es macht auch hellwach und hochkonzentriert, vermittelt aber nicht den rauschähnlichen Spaß am Stress wie Noradrenalin.

● *Thyreotropin:* Es handelt sich hierbei um ein Hormon der Hirnanhangsdrüse, das die Produktion von Schilddrüsenhormonen stimuliert. Es ist äußerst wichtig für den Zellmotor, eine gesunde Stoffwechselrate, die Zellen leistungsfähig macht.

● *Wachstumshormon:* Es ist der wichtigste Schlankmacher überhaupt und wird vorwiegend nachts aus der Hirnanhangsdrüse sekretiert.

Die Natur hat also eine ganze Reihe von Proteinen damit beauftragt, uns schlank zu machen oder schlank zu halten – allesamt gute Instrumente, um Bauch- und Hüftspeck abzuschmelzen.

Fettabbau im Eiltempo

Wenn ein Stresshormon die Membran einer Fettzelle erreicht, steuert es dort den für ihn bestimmten Andockplatz, den Rezeptor, an. Denn in die Fettzelle hinein darf das Molekül nicht. Das Hormon »klopft an« und bittet im Auftrag des Stoffwechsels um die Freisetzung von Fettmolekülen. Schon bald, genau genommen innerhalb von Sekunden, kommt es in der Fettzelle zu gewaltigen Veränderungen: Zunächst wird die Botschaft des Hormons von einem Membranenzym geprüft, von der so genannten Adenylzyklase. Dieses Enzym hemmt oder stimuliert den Fettabbau. Es trifft diese Entscheidung jedoch nicht selbst. Zuständig dafür sind so genannte G-Proteine. Diese wiederum stehen unter dem Kommando der Gene, also entweder der Schlankheits- oder der Fettleibigkeitsgene. Wenn die G-Proteine nicht die entsprechende Botschaft übermitteln, rücken Fettzellen ihren Inhalt nicht heraus. Anderenfalls leiten Adenylzyklaseenzyme den Abbau und die Freisetzung von Fett ein.

cAMP-Moleküle bewirken eine Kettenreaktion

Jedes einzelne G-Protein hat Tausende von Helfern, die Effektoren. Sie sind nötig, damit sich einzelne Hormonanforderungen von Triglyzeriden auch 1000fach potenzieren. Sonst würden stets nur relativ wenige Fettmoleküle ins Blut abgegeben. Damit diese Massenwirkung wie bei einem Schneeballsystem nochmals gewaltig potenziert wird, unterstehen jedem Effektor wiederum zahlreiche Dienermoleküle, die so genannten cAMP (zyklisches Adenosinmonophosphat). Aber damit noch nicht genug. Das Potenzial zur raschen Fettfreisetzung steigert sich noch einmal – nahezu ins Unermessliche: Jedes cAMP-Molekül kann wiederum viele untergeordnete Helfermoleküle rekrutieren, die Proteinkinasen. Wenn man berücksichtigt, dass bei Stress nicht nur ein einzelnes oder ein paar Dutzend Stresshormonmoleküle auf der Fettzellmembran landen, sondern Tausende oder gar Zehntausende, kann man sich ausmalen, dass sich die Fettfreisetzung unter Umständen in einer explosiven Kettenreaktion vollzieht.

Bei starker nervlicher Anspannung unter beruflicher Belastung oder in privaten Krisen scheint oft nichts mehr »anzusetzen«, egal, wie viel man zu sich nimmt. Die Stresshormone verbrauchen so viel Energie, dass der Fettabbau rasant schnell geht.

So kommt der Stoffwechsel auf Trab

Ganz zum Schluss schreiten dann Enzyme des Fettgewebes zur Tat und schaufeln Fett in die Blutbahnen. Beschleunigung, Tempo ist der eigentliche Sinn dieser enormen mehrfachen Potenzierung.

Die dafür zuständigen cAMP (und etwa ein Dutzend andere Second Messengers, »zweite Boten«) sorgen übrigens nicht nur im Fettstoffwechsel für Tempo, sondern auch anderswo im Organismus. In Herzmuskelzellen etwa vervierfacht sich die Anzahl der cAMP jeweils innerhalb von drei Sekunden, z.B. bei Stress, wenn der Herzmuskel eine höhere Leistung vollbringen muss, um den Kreislauf anzukurbeln. Wenn die fleißigen cAMP ihre Arbeit in Fettzellen verrichtet haben und der Stoffwechsel keine weiteren Triglyzeride anfordert, werden die cAMP durch ein anderes Enzym wieder abgebaut, die so genannte Phosphodiesterase.

Es gibt auch stille Formen von seelischem Stress, die zu Rückzug, Passivität und vermehrtem Essen führen. Dann entsteht leicht der berühmte »Kummerspeck«.

Teamarbeit der Zellproteine

Diese beeindruckende Fettschmelze machen Proteine und Peptide, also reine Eiweißmoleküle, mehr oder weniger unter sich aus. Triglyzeride sind in diesem Fall lediglich Lagermasse, die hin- und herverschoben und am Ende zu Energie verheizt wird. Beweis für die »Intelligenz« der Zellproteine, die im Verbund mit den Genen allen anderen Substanzen im Körper überlegen sind.

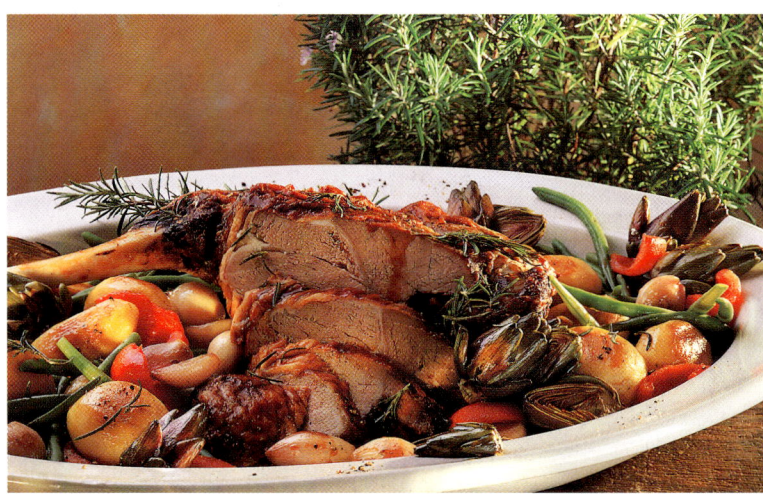

Lamm- und Hammelfleisch lässt sich sehr abwechslungsreich zubereiten und ist reich an Karnitin. Das Fleisch sollte beim Einkauf eine frische rote Farbe haben und angenehm riechen.

Wenn das Fett aber erst einmal aus dem Fettgewebe hinausbugsiert ist, landet es auch nicht von allein in den Mitochondrien, den Energiebrennkammern der Zellen. Dafür werden spezielle »Enzymzwillinge« benötigt – und die bestehen ebenfalls aus reinem Eiweiß.

Karnitin – zwei Enzyme heizen dem Fett ein

Es gibt Menschen, die einfach nicht von ihren hohen Blutfettwerten herunterkommen. Nach jeder Mahlzeit kommen neue Fette hinzu, und die Blutkonzentration steigt in bedrohliche Höhen.

Triglyzeride zirkulieren zwar, finden aber den Weg in die Verbrennungsöfen der Zellen nicht, d. h., niemand kommt und schleust sie hinein. Dafür ist nämlich ein spezielles »Transportunternehmen« nötig, die Karnitinzwillinge, zwei Enzyme mit den komplizierten Namen »Karnitinpalmitoyltransferase (CPT) I und II«.

Karnitin ist ein Protein, das im Stoffwechsel aus den Aminosäuren Lysin und Methionin gebildet wird. Das geschieht in der Leber, die dazu lediglich ein paar Kohlenstoffatome vertauscht.

Die Brennkammern der Zellen

Im Inneren einer Zelle gibt es viele Energiebrennkammern, die Mitochondrien. Eine gesunde Herzmuskelzelle hat rund 1000 davon. Mitochondrien haben wieder eine eigene Schutzmembran, damit sie nicht von Zellenzymen aufgefressen werden. Außen an einer solchen Mitochondrienmembran sitzt CPT I, schnappt sich ein Triglyzerid und reicht es durch die feine Schutzhülle an CPT II weiter. Für die Umwandlung von Fett zu Zellenergie ist dieser Vorgang von höchster Bedeutung. Er kann durch eine kohlenhydratreiche Mahlzeit gestört werden (Pasta, Reis, Klöße, Pizza, Hamburger, Weißbrot). Dann nämlich wird die Oxidation der Fettmoleküle, die Verbrennung, durch Insulin gehemmt. Das Gegenhormon von Insulin, das Stresshormon Glukagon, hingegen forciert die Fettverbrennung.

Unser Stoffwechsel synthetisiert Karnitin selbst, aus den Aminosäuren Lysin und Methionin. Pflanzliche Kost (Gemüse, Vollkornprodukte, Obst) enthält kein oder kaum Karnitin, dafür sind Fleisch und Milchprodukte reich an diesem Eiweißstoff. Am meisten fertiges Karnitin ist in rotem Muskelfleisch und Blutprodukten (z. B. Blutwurst) enthalten, Hammel- und Lammfleisch sind ebenfalls gute Karnitinlieferanten.

Wichtig für die Herzarbeit

Weil der Herzmuskel viel Energie und damit viel Brennstoff benötigt, verliert er ohne Karnitin an Leistungskraft, und die Anzahl der Mitochondrien sinkt. Gleichzeitig zirkulieren erhebliche Mengen an Triglyzeriden ungenutzt im Blut. Ärzte diagnostizieren dann mitunter einen Zusammenhang zwischen hohen Blutfettwerten, Übergewicht, Bluthochdruck und Herzenge (Angina pectoris).

Eine Behandlung mit Karnitin kann möglicherweise die typischen Brustschmerzen lindern: Angina-pectoris-Patienten werden in den USA häufig zunächst einer Karnitintherapie unterzogen. Auch Hochleistungssportler, speziell Langstreckler wie Marathonläufer oder Radsportler, nehmen gegebenenfalls Karnitin.

Weil das Protein so wichtig ist, wird Nahrungskarnitin ausgesprochen schnell durch die Darmschleimhaut ins Blut abgegeben. Der Eiweißstoff wird kaum über die Nieren ausgeschieden, 90 Prozent der im Blut zirkulierenden Menge werden nach dem Filtern wieder an das Blut zurückgegeben. 95 Prozent unserer Karnitinreserven stecken übrigens in den Skelettmuskeln.

Wer die Mittelmeerküche liebt, kann reichlich Karnitin tanken: Besonders viel davon ist in Lammfleisch enthalten, für das es u. a. in der griechischen oder marrokanischen Küche viele köstliche Rezepte gibt.

Karnitin braucht Verbündete

Karnitin, dieses »Fetttaxi«, das Fett in das Feuer der Energieöfen der Körperzellen bringt, benötigt unbedingt Helfer, nämlich einige sehr wichtige Vitamine und Spurenelemente, um erfolgreich seine Aufgaben erfüllen zu können.

Vitamin C

Vitamin C wird für die körpereigene Synthese des Fettverbrenners gebraucht: Je mehr Vitamin C vorhanden ist, desto mehr Karnitin kann auch entstehen. Weil in unserem Blut die Vitamin-C-Konzentration ständig schwankt, produziert unser Stoffwechsel folgerichtig mal mehr, mal weniger Karnitin. Entsprechend lodern die fettverbrennenden Mitochondrien, die Energieöfen in den Zellen, mal sehr viel kräftiger, mal deutlich schwächer.

Übergewichtige und dicke Menschen, die meist ohnehin zu niedrige Karnitinwerte aufweisen, nützen ihr Fettverbrennungspotenzial oft nicht aus – beispielsweise weil sie zu wenig frisches Obst oder Vitamin-C-reiches Gemüse essen.

Cholin

Das B-Vitamin Cholin (besonders reich in Sojalezithin enthalten) beschleunigt die Freisetzung von Speicherkarnitin aus den Muskeldepots. Die Einnahme von Cholin kann schon eineinhalb Stunden später die Karnitinkonzentration in der Leber normalisieren und die Fettverbrennung deutlich ankurbeln.

Eisen

Das Spurenelement Eisen ist der Dritte im Bunde, mitverantwortlich als Enzymspender bei der Bioaktivität von Karnitin. Eisen beweist damit seine bedeutende Rolle als Schlankmacher, es transportiert auch den für die Fettverheizung wichtigen Sauerstoff in die Zellen. Reich an Eisen sind Fleisch, Fisch, Geflügel, Eier und Gemüse. Sie sollten Geflügel ohne Haut essen; sie ist nämlich eine der schlimmsten »Cholesterinbomben« in unserer Nahrung. Vitamin C kurbelt die Eisenaufnahme aus der Nahrung kräftig an. Deshalb: Zu jeder Mahlzeit gehört frisches, möglichst säuerliches Obst wie Zitrone, Grapefruit, Kiwi, Apfel usw.

Auch die Schilddrüse liefert Schlankheitsproteine

Was an Eiweißmolekülen manchmal so verblüfft: Nicht die großen oder gar riesigen Proteine haben die potenteste Wirkung im Stoffwechsel. Manchmal sind es gerade die winzigsten. Beispiel: das soeben beschriebene Karnitin, das aus nur zwei Eiweißbausteinen besteht – Lysin und Methionin.

Da gibt es aber noch ein Minipeptid, das in einer fernen Ecke des Hypothalamus synthetisiert wird, einer Drüse im Zwischenhirn: TRH heißt die Zaubersubstanz (Thyreotropin-Releasing-Hormon). Sie besteht aus nur drei Aminosäuren (Glutamin, Histidin und Prolin), ist aber Keim und gleichzeitig stetig speisende Quelle allen Lebens in unserem Organismus. TRH wandert zwei Zentimeter zur benachbarten Hirnanhangsdrüse und stimuliert sie zur Abgabe eines anderen Hormons: Thyreotropin. Dieses wiederum geht nun auch auf Wanderschaft, steuert die Schilddrüse an und aktiviert sie zur Abgabe ihrer Hormone Thyroxin (T4) und Trijodthyronin (T3).

Die Schilddrüse findet ähnlich wie die Bauchspeicheldrüse meist erst Beachtung, wenn es gesundheitliche Probleme mit ihr gibt. Dabei haben die von ihr produzierten Hormone gewaltigen Einfluss auf unser gesamtes Wohlbefinden.

Die Steuerung der Körperwärme

Wir Menschen müssen – wie auch die meisten Tiere – Körperwärme selbst produzieren. Dafür sorgen die Schilddrüsenhormone:

● Sie stimulieren die Sauerstoffaufnahme in den Mitochondrien, den Brennkammern, in denen Fett in Wärme umgesetzt wird.

● Sie stimulieren die Produktion von Adenosintriphosphat (ATP), dem Stoff, der unsere Zellen mit Energie versorgt. ATP wird von der dafür notwendigen so genannten Natriumpumpe gebraucht, die 40 Prozent der gesamten Körperenergie für sich beansprucht.

● Darüber hinaus wirken Schilddrüsenhormone geradezu flächendeckend gegen zu viel Körperfett.

Die Schilddrüsenhormone T3 und T4 zählen zu den ehrgeizigsten Fettfressern in unserem Körper, den größten Feinden des Fetteinbaus ins Fettgewebe.

T3 und T4 kurbeln die Fettverbrennung an

Die beiden Hormone helfen beim Abbau von Insulin, quasi dem Freund fetter Fettzellen. Sie wirken 100-prozentig lipolytisch (fettfreisetzend), indem sie den Stresshormonen wie Glukagon, Wachstumshormon oder Adrenalin beim Fettabbau aus Adipozyten helfen. Außerdem kurbeln sie die Oxidation (Verbrennung) von freien Fettsäuren in den Körperzellen an.

Sie mögen kein Fett, auch kein Cholesterin. Deshalb stimulieren sie die Gallensäuresynthese in der Leber, die Cholesterin verbraucht. Schilddrüsenhormone werden dringend für die Synthese von Wachstumshormon in der Hirnanhangsdrüse gebraucht, dem bedeutenden nächtlichen Schlankmacher. Lesen Sie mehr über diesen hochinteressanten Abspeckmechanismus ab Seite 106.

Aktivitätsschub für das Gehirn

Im Gehirn aktivieren T3 und T4 die Formation der Myelinschutzhüllen der Nervenzellen, außerdem Proteinsynthesen und – was noch wichtiger ist – die Ausspreizung und Verbreitung der Axone, die Nerven- und Gehirnzellen untereinander vernetzen. Dadurch wird das Gehirn leistungsfähiger, der lipolytische Druck auf die Fettzellen nimmt weiter zu. Es ist schon verständlich, dass Menschen mit Schilddrüsenunterfunktion oft müde sind und dick werden – weil eben die Stoffwechselrate, überhaupt die »Lebendigkeitsrate« zu tief unten hängt. Da wird zu wenig Fett verbrannt. Und dies bedeutet: Es wird insgesamt viel zu wenig Körperenergie erzeugt.

Hormone mit VIP-Status

Genforscher haben in jüngster Zeit eine weitere Entdeckung gemacht: Schilddrüsenhormone sind Mitglieder einer so genannten Super Family von Transkriptionsfaktoren. Diese prägen die genetische Expression aus, das Muster, nach dem in Zellen die Zellproteine hergestellt werden – wichtige Voraussetzung für einen lebendigen Zellstoffwechsel.

Als Mitglied dieser Super Family genießen die Hormone eine sehr seltene Bevorzugung: Sie brauchen an Zellen und an den Schutzmembranen der Zellkerne keinen Rezeptor (Landeplatz) anzusteuern, sondern sie schlüpfen sofort ungehindert zu den Genen, dem kostbaren Hauptquartier der Zelle, um dort Vitalimpulse zu stimulieren. Beweis dafür, wie wichtig der Natur gerade diese Hormone sind.

Experten raten dazu, grundsätzlich reines Meersalz oder jodiertes Salz in der Küche zu verwenden. Dies reicht für genügend Jod im Stoffwechsel aus.

Gut versorgt mit Jod und Obst

T3 und T4 bestehen zu zwei Dritteln aus Jod und zu einem Drittel aus der Aminosäure Tyrosin. Südländer, speziell solche, die in Küstennähe leben, sind oft deshalb schlank, weil die Sonne viel scheint, weil sie viel Vitamin-C-reiches Obst, Salat und Gemüse essen – und weil der Seewind viel Jod aus dem Meer heranträgt. Sie haben fast immer schlank machende Jodmoleküle auf der Zunge.

Anzeichen für eine niedrige Stoffwechselrate

- Brüchige Nägel
- Gedächtnisschwäche
- Gesichtsblässe
- Haarausfall
- Häufige Spannungskopfschmerzen
- Kälteempfindlichkeit
- Konzentrationsstörungen
- Mangelnder Antrieb
- Niedergeschlagenheit
- Schlafstörungen
- Starke Menstruationsbeschwerden
- Trockene Haare und Haut
- Verstopfung
- Wassereinlagerungen (Ödeme) im Gesicht, oft unter den Augen

Der Einfluss des Mondes auf uns Menschen ist bekannt. Auch das Wachstumshormon ist nachtaktiv: Es treibt die Fettverbrennung voran, weil es die Zellen regeneriert und dazu Fett als Energielieferanten benötigt.

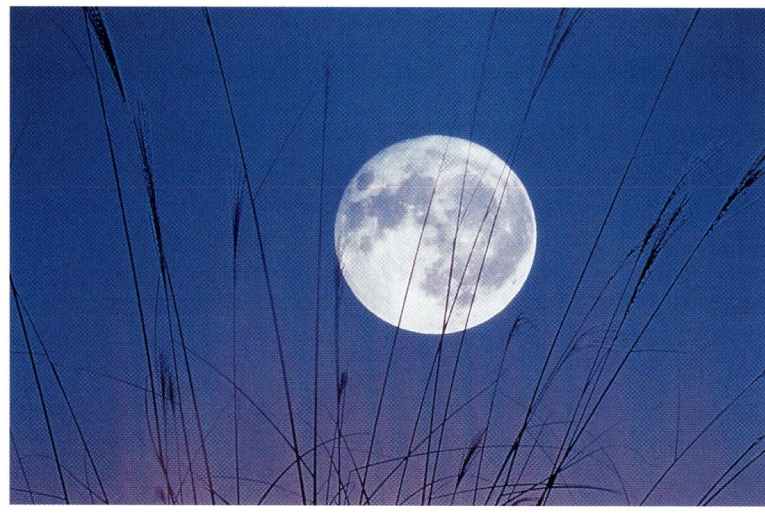

Vitamin C als Schutzpanzer

T3 und T4 sind sehr verletzlich. Im Blut werden sie von freien Radikalen bevorzugt angegriffen und zerstört. Es kann sein, dass ein Arzt anhand der Blutlaborbefunde eine Schilddrüsenunterfunktion diagnostiziert, obwohl die Schilddrüse ausreichend Hormone produziert. Der Grund: T3 und T4 werden abgefangen, ehe sie die Körperzellen erreichen und dort vitalisierend und aktivierend wirken können. Die Hormone benötigen einen Vitamin-C-Panzer, um ungestört die Zielzellen erreichen zu können. Ein weiterer Grund also dafür, viel frisches Obst zu essen, um den Bauch- und Hüftspeck zu bekämpfen.

Raucher leiden sehr häufig an einem Vitamin-C-Mangel. Wer auf den blauen Dunst nicht verzichten mag, sollte unbedingt auf Ausgleich der Vitamin-C-Bilanz durch große Mengen an Obst und Gemüse achten. Askorbinsäure aus der Apotheke sollte nur als Notbehelf infrage kommen.

Wachstumshormon – das nächtliche Schlankheitswunder

Von etwas Schönem träumen und dabei kräftig abspecken – dieser Traum kann Wirklichkeit werden. Wissenschaftler haben jetzt herausgefunden: Menschen verbrennen hauptsächlich nachts Depotfett. Dafür ist ein Hormon zuständig, nämlich das Wachstumshormon aus der Hirnanhangsdrüse. Sie haben auch herausgefunden, dass übergewichtige oder dicke Menschen meist zu niedrige Konzentrationen an

Wachstumshormon haben, dass also Leute nur deshalb Übergewicht ansetzen, weil ihnen dieses Hormon fehlt. Die Hirnanhangsdrüse liegt eingebettet in unserem Zwischenhirn, sie ist gerade so groß wie ein Kirschkern. Sie produziert insgesamt neun Hormone. Würde man die Drüse zwischen Daumen und Zeigefinger auspressen, spritzten fast nur Wasser und Wachstumshormon heraus – Beweis dafür, wie wichtig der Natur gerade dieses Hormon ist.

Nachts steigt die Produktion

Tagsüber wird nur wenig Wachstumshormon in der Drüse synthetisiert – da kümmert sich die Hirnanhangsdrüse, die Hypophyse, um die Produktion von Hormonen, die für den Tag aktiv und vital machen. Nachts jedoch, etwa eine Stunde nach dem Einschlafen, regt sich in der Drüse neue Betriebsamkeit. Da geht es nämlich darum, Stimulanzien zu sekretieren, die Zellen regenerieren, reparieren, verjüngen, die auch für Zellteilung, also für das Wachstum neuen Lebens im Gewebe sorgen. Dies gilt insbesondere für Muskeln und Knochen.

Ein solcher Stoff ist das Wachstumshormon. Nachts steigt seine Blutkonzentration um das 40fache an. Das Hormon ist ein Stresshormon, es sperrt Fettzellen auf, befreit Triglyzeride – und diese werden vom Blut zu den Körperzellen transportiert, um dort zu Energie verheizt zu werden. Denn die Erneuerung der Zellen nach den Strapazen des Alltags erfordert frische Energie und somit Fett als Brennstoff.

Unverzichtbar – reichlich Aminosäuren

Das Wachstumshormon ist der natürliche nächtliche Schlankmacher. Ihm verdanken es alle Tiere in freier Natur, dass sie morgens wach und energiegeladen aufwachen.

Nachts viel Wachstumshormon im Blut zu haben, ist fast eine Garantie für die schlanke Linie. Doch es gibt auch eine schlechte Nachricht: Viele Menschen produzieren zu wenig von diesem Verjüngungsstoff. Der Grund: Die Hirnanhangsdrüse beansprucht nachts horrende Mengen an Aminosäuren, um daraus Wachstumshormonmoleküle herstellen zu können. Jedes einzelne dieser Moleküle besteht aus 198 Aminosäuren; da muss das kleine Organ Schwerstarbeit leisten. Wenn jedoch der Nachschub an Aminosäuren aus dem Darm über das Blut versiegt, bleibt die kleine Fabrik stehen.

Wachstumshormon – das klingt, als ob es hauptsächlich für Kinder und Jugendliche wichtig sein müsste. Aber auch Erwachsene brauchen dieses Hormon in ausreichender Menge für zahlreiche Zellerneuerungsprozesse.

Ursache eines Defizits an Wachstumshormon ist also in erster Linie ein Mangel an Aminosäuren, sprich mangelnde Eiweißverwertung. Erschwerend kommt hinzu, dass die Hypophyse auch tagsüber jede Menge Hormone aus Aminosäuren basteln muss, dass sie demnach kaum in der Lage ist, reichlich Eiweißbausteine für ihre nächtliche Aufgabe zu horten.

Die Bildung von Wachstumshormon anregen

Doch auch ein Defizit an Vitamin C kann die Fabrikanlage für Wachstumshormon stilllegen. Das Vitamin wird von der Drüse in exzessiven Mengen benötigt, sie verfügt normalerweise über die höchsten Vitamin-C-Konzentrationen aller Gewebe im Körper. Deshalb sammelt sie Tag und Nacht emsig wie ein Eichhörnchen Vitamin-C-Moleküle aus dem Blut. Wer mit Hilfe von Proteinen möglichst schnell abnehmen möchte, sollte auf folgende zwei Dinge achten.

Die meisten Erneuerungs- und Reparaturprozesse finden im Körper statt, während wir schlafen. Ein nicht zu belasteter Magen und ein Schub Vitamin C am Abend tragen viel dazu bei, dass diese Funktionen ungestört ablaufen.

Die Verbesserung der Eiweißverwertung

Vor der eiweißreichen Hauptmahlzeit (mittags oder abends) den Saft von einer halben Zitrone trinken oder einen Esslöffel Apfelessig, in Wasser oder Mineralwasser verrührt. Das sorgt für mehr Magensaft, für optimale Eiweißspaltung und einen ordentlichen Extraschub an Aminosäuren in die Hirnanhangsdrüse.

Viel frisches Obst essen

Am besten ist natürlich frisches Obst der Saison, dass unter möglichst geringen Vitaminverlusten aus der Region angeliefert wird. Wer dies aus beruflichen oder anderen Gründen nicht so recht einkaufen kann, sollte sich Askorbinsäurepulver oder Tabletten in der Apotheke besorgen und diese einnehmen. Vitamin C ist wasserlöslich, wird rasch verbraucht, ein Überschuss wird ausgeschieden.

Zitrone als Betthupferl

Zell- und Genforscher haben sich natürlich Gedanken gemacht und sich gefragt: Was kann man für mehr Wachstumshormon tun? Es macht schließlich nicht nur schlank, sondern verjüngt Zellen und damit den ganzen Organismus. Eine Studie hat Erkenntnisse gebracht, die jeder für sich nutzen kann: Spätabends, unmittelbar vor dem Zubettgehen, ein Häppchen Eiweiß pur essen, ca. 30 Gramm Fleisch (kalter Braten, Roastbeef), Hähnchenfleisch (ohne Haut) oder Fisch, für Vegetarier Tofu. Dazu den Saft von einer Zitrone trinken. Noch besser: die Zitrone vierteln und das Fruchtfleisch essen.

Der Kick für mehr Wachstumshormon

Daraus macht der Darm jede Menge Aminosäuren, die über das Blut die Hirnanhangsdrüse erreichen. Vitamin C steht ebenfalls ausreichend zur Verfügung, also klettert die Konzentration an Wachstumshormon mit dem Schlaf in schlank machende Höhen. Morgens fühlt man sich mental fit, weil dann in der Hirnanhangsdrüse euphorisierende Weckhormone synthetisiert werden als Ablöse des nächtlichen Wachstumshormons. Das Bindegewebe ist straffer, weil ihm ebenfalls viel Zelleiweiß zugeströmt ist. Und vor allem: Das Wachstumshormon hat Triglyzeride aus den Fettzellen freigesetzt, die später zu Energie verheizt wurden.

Bei gesunder Basiskost registriert man unter Umständen schon am vierten Tag: Da geht die Nadel der Waage runter. Das Schöne daran: Nicht nur Wasser und Glukose oder Muskeleiweiß gehen verloren – sondern Fett aus den Speckpolstern von Bauch, Hüften, Po und Oberschenkeln.

Wie für alle Betthupferl gilt für Zitronensaft ganz besonders: Zähneputzen anschließend nicht vergessen! Die Säure greift sonst massiv den Zahnschmelz an.

Ein köstlicher Drink aus Zitrone und Minze erfrischt den Geist und unsere Zellen. Daher sollte man ihn nicht nur am Nachmittag trinken, sondern auch kurz vor dem Zubettgehen – so hat der Organismus am meisten davon.

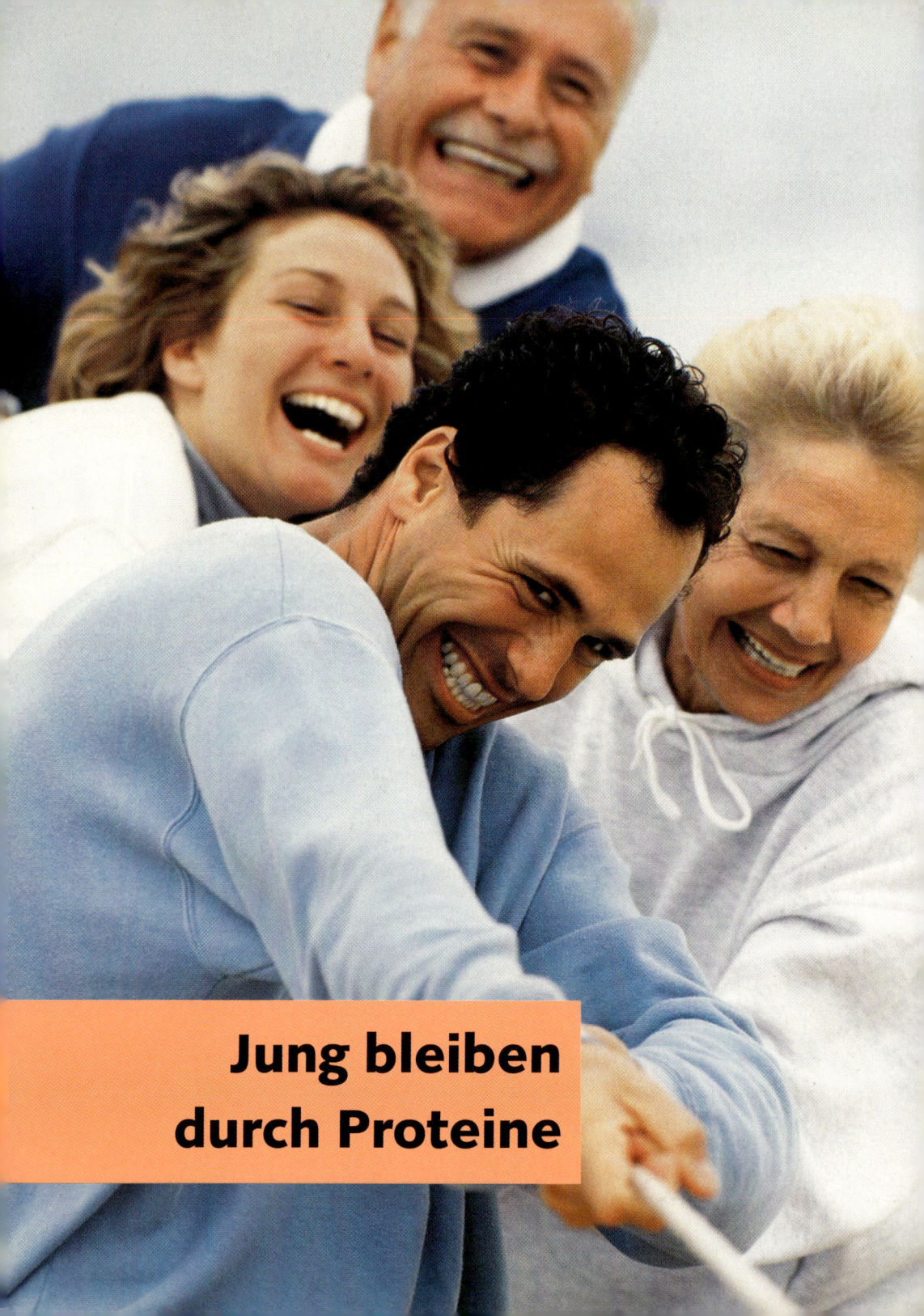

Jung bleiben durch Proteine

Aminosäuren – der Jungbrunnen der Natur

Die Natur lässt ihre Geschöpfe nicht ewig leben. Sie wünscht sich Lebewesen, die jung und kräftig bleiben und die dementsprechendes Erbgut an nachfolgende Generationen weitervermitteln. Die jugendlich-genetische Kraft aller Menschen, Tiere und auch Pflanzen ist eines der beiden Hauptanliegen der Natur.

Das zweite Prinzip ist die unaufhörliche Fortpflanzung. Die Natur überlässt dabei nicht viel dem Zufall. Sie hat – nach den neuen Erkenntnissen der Genforscher – drei Mechanismen entwickelt, mit denen sie ihr eigenes Gebot kontrolliert und steuert.

Die Gegenspieler – freie Radikale

So wie Bäume nie über eine bestimmte Höhe hinauswachsen, eine Feldmaus nie so stark wie ein Löwe wird, steckt in jedem von uns eine biogenetische »Sanduhr«, die durch eine begrenzte Anzahl von Mitosen, von Zellteilungen, determiniert ist. Solange sich unsere Zellen teilen, erneuern sie sich. Wenn die vorgegebene Anzahl von Zellteilungen erschöpft ist, naht unser Lebensabend. Mit diesem »Trick« sorgt die Natur dafür, dass nirgendwo eine Überbevölkerung einzelner Arten oder Gattungen entsteht. Das würde das Ende einer breit gefächerten Artenevolution bedeuten, das Ende des Konkurrenzkampfs in der Natur – und damit irgendwann das Aussterben aller Flora und Fauna. Das Altern ist also begrenzt, länger als vielleicht 110 oder 120 Jahre wird ein Mensch kaum leben können. Nun liegt der Natur viel daran, dass Menschen, Tiere und Pflanzen innerhalb dieses Lebenszeitraums stark und gesund, schlank und vital bleiben. Dies legt sie ganz in unsere eigene Verantwortung. Aber sie hat die freien Radikale erfunden, die massenweise in allen Körperzellen nach Spuren von Schwäche, Degeneration, Verletzung oder Krankheit suchen.

Den meisten Menschen kommt es weniger darauf an, das Alter von Methusalem zu erreichen, als vielmehr gesund und vital zu altern. Das Geheimrezept zur Lebensverlängerung wird wohl nicht so bald entdeckt – aber wie man sich länger jung fühlt, das ist entschlüsselt.

Die Aufräumer unter kranken Zellen

Freie Radikale haben die Funktion, alles Kranke, Welke nach Möglichkeit abzutöten. Es gibt sie übrigens in den verschiedensten Formen. Sie entstehen überall dort, wo Lebensverhältnisse von der physiologisch gesunden Idealform abweichen. Also z. B. in einer von Abgasen vergifteten Lungenschleimhaut, in einer von zu intensiven Sonnenstrahlen gepeinigten Hautzelle, in einem von faulendem Eiweiß und gärenden Kohlenhydraten verseuchten Darm, in geschädigten Energiebrennkammern von Zellen usw.

Viele Kosmetika werben mit Zusätzen, die vor freien Radikalen schützen sollen. Sehr viel wirkungsvoller als äußerlich aufgetragener Schutz ist es aber, die Zellen selbst möglichst gesund zu erhalten, damit sie gar nicht erst angegriffen werden.

Wenn im Herbst ein halb welkes Blatt vom Baum fällt, halb braun und noch halb grün, entstehen Milliarden freier Radikale in dessen Zellen und Gewebe. Sie töten dann die noch gesunden Zellen ab, so dass das Blatt sehr schnell ganz braun wird.

Zerstörerische Kettenreaktion

Freie Radikale selbst leben auch nur äußerst kurze Zeit. Ein Sauerstoffradikal z. B. existiert nur den unvorstellbar geringen Zeitraum von fünf billionstel Sekunden. Der reicht aber aus, um in der unmittelbaren Umgebung irgendeinen Zellschaden zu entdecken, vielleicht ein angeknackstes Gen im Zellkern oder eine Gefäßwand, die nicht mehr ganz dicht und fest ist.

Dann kommt das aggressive Potenzial des freien Radikals zur Entfaltung: Es löst aus dem nächstgelegenen Molekül ein Elektron heraus. Das hat Folgen, denn in der Natur kreisen Elektronen immer paarweise um einen Atomkern. So ein einzelnes Elektron wird dann selbst aggressiv und holt sich das fehlende Elektron beim Nachbarn.

Der handelt unverzüglich nicht anders – und so entsteht eine Kettenreaktion, in deren Verlauf in sehr kurzer Zeit eine ganze Zelle zerstört werden kann.

Gesunde Zellen sind gepanzert

Es ist aber ein Irrtum zu glauben, dass freie Radikale grundsätzlich äußerst schädlich seien, wie vielfach verbreitet wird. Gesunde, immungepanzerte Zellen werden von ihnen nicht angegriffen.

Es gibt auch Schutzstoffe gegen freie Radikale, vor allem die Immunvitamine A, C und E sowie speziell auch das Spurenelement Selen – solange dieses Kernstück des Immunmoleküls Glutathionperoxidase ist.

Gegen diese vier so genannten Antioxidanzien haben freie Radikale praktisch keine Chance. Trotz ihrer kurzen Lebensdauer ist so ein Vitamin-E-Molekül noch fixer. Kaum taucht ein freies Radikal auf, für den unendlich feinen Bruchteil einer milliardstel Sekunde –, schon wird es von einem Vitamin-E-Molekül erkannt und neutralisiert.

Deshalb lautet die Empfehlung an alle, die jung sein und es lange bleiben wollen: Ernähren Sie sich gesund, mit viel Obst, Salat, Rohkost, Gemüse, Milch- und Vollkornprodukten. Dann sind Ihre Zellen gepanzert – und freie Radikale schaden ihnen überhaupt nicht.

Schützende Karotinoide

Gegenüber schwachen Zellen kennen freie Radikale keine Gnade. Wenn wir nervös sind, machen sie uns noch nervöser. Wenn wir Kopfschmerzen haben, bekommen wir noch schlimmere Kopfschmerzen, wenn wir müde sind, machen sie uns noch schlapper.

Rote Bete, Tomaten, Möhren oder Paprika sind deshalb rot, orange oder gelb, weil sie voller Karotinoide (den schützenden Farbstoffen) stecken, die die Existenz freier Radikale gar nicht erst lange zulassen. Dasselbe gilt übrigens auch für das rosafarbene Gefieder von Flamingos oder die bunten Korallenfische in den Riffen sowie natürlich auch für die orangefarbenen Korallen selbst.

Oliven, Sonnenblumen oder andere Pflanzenölspender enthalten aus demselben Grund viel Vitamin E, das speziell Fettstoffe vor freien Radikalen schützt. In Zitronen, Kiwis oder Äpfeln steckt viel Vitamin C, das das Fruchtfleisch, vor allem aber den kostbaren Apfelkern vor freien Radikalen bewahrt.

Zellschutz hält jung

Auf diese Weise halten Immunstoffe Zellen und Gewebe gesund. Wenn das viele Vitamin C des Apfelfruchtfleischs dann in unseren Darm, ins Blut und zu den Zellen gelangt, schützt das Vitamin auch uns – vor freien Radikalen, die in unserem Organismus ständig auf der Suche nach Schadhaftem sind, um es abzutöten.

Wenn es darum geht, möglichst lange jung zu bleiben oder vielleicht sogar verlorene Jahre zurückzugewinnen, müssen wir unsere Zellen und Zellkerne vor freien Radikalen schützen. Dies ist eines der ganz wichtigen Gebote der Natur.

Die Karotinoide, die Obst und Gemüse appetitlich färben, schützen nicht nur vor freien Radikalen. Sie stärken auch das Immunsystem und sorgen so für eine gut funktionierende Körperabwehr.

Wie Methionin jung und vital erhält

Es gibt aber außerdem noch eine wirkungsvolle Funktion des Stoffwechsels, die uns jung hält, die unmittelbar mit unserer Eiweißversorgung zu tun hat. Ein faszinierendes Zusammenwirken verschiedener Substanzen, das erst jetzt von Genforschern entdeckt wurde. Jeder von uns kann davon profitieren, um jünger zu werden und jung zu bleiben. Was sich dahinter versteckt, ist verblüffend einfach. Eine sehr schlichte Methode der Natur, mit der sie uns beherrscht und die biologische Altersuhr in uns kontrolliert.

Die Maxime lautet: Je mehr Methionin und je weniger Homozystein im Gewebe, desto gesünder sind wir und desto länger bleiben wir jung.

Dabei spielt eine einzige Aminosäure die Hauptrolle, das Methionin. Sie ist so etwas wie die »Mutter allen Lebens« in unseren Zellen, der Eiweißbaustein, an den sich in unzähligen Proteinsynthesen alle anderen Aminosäuren nach und nach zu Lebensmolekülen anknüpfen.

Die Steuerung des Alterungsprozesses

Ist das Geheimnis des Jungbleibens tatsächlich enträtselt? Vieles spricht nach den erstaunlichen Erkenntnissen moderner Zell- und Genforscher dafür. Was macht nun eigentlich jung oder alt?

Es ist das Potenzial des Stoffwechsels, die Eiweißsubstanz Homozystein in die Aminosäure Methionin zurückzuverwandeln. Das klingt kompliziert, ist aber eigentlich ganz einfach: Über diesen »biologischen Uhrzeiger« drosselt die Natur unseren Alterungsprozess oder kurbelt ihn an, beispielsweise bei Stress und Fehlernährung oder besonders dann, wenn beides zusammenkommt.

Homozystein macht alt

Die Natur kennt keinen Wandkalender, keine Küchenuhr und auch keinen Uhrzeiger. Der »Zeiger unserer Altersuhr« dreht sich deshalb nicht gleichmäßig wie der Minutenzeiger der Uhr, sondern den ganzen Tag über mal schneller, mal langsamer, mal »normal«. Wenn Zellen krank werden, versucht die Natur, sie mit Hilfe von Homozystein noch stärker krank zu machen oder aber sie ganz abzutöten. Diese Aufgabe haben die freien Radikalen und Homozystein gemeinsam – wenngleich beide auf völlig unterschiedliche Art und Weise wirken.

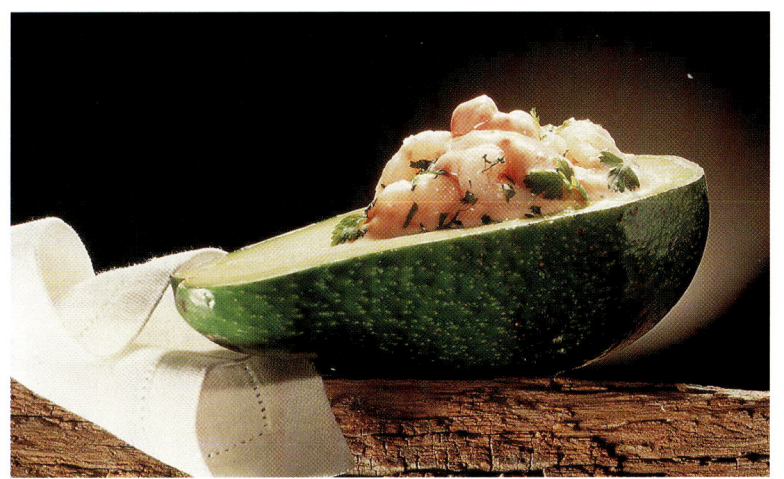

Folsäure und B-Vitamine spielen eine wichtige Rolle, denn sie bewirken die Umwandlung von schädlichem Homozystein zu gesundem Methionin. Avocados sind dafür die ideale Zwischenmahlzeit.

Eine ganz besondere Aminosäure

Methionin ist eine von acht essenziellen Eiweißbausteinen, die wir unbedingt mit unserer Nahrung aufnehmen müssen, weil wir sie im Stoffwechsel nicht selbst herstellen können. Diese Aminosäure unterscheidet sich von allen anderen in einem ganz wesentlichen Punkt: Sie ist so genanntes Startkodon bei der Synthese von Zellproteinen – so etwas Ähnliches wie die Lokomotive an der Spitze eines Zugs. Jedes einzelne Eiweißmolekül, das in unseren Zellen entsteht, knüpft an ein Methioninmolekül an.

Daraus wird schon deutlich: Zellen brauchen sehr viel Methionin, um ihren Stoffwechsel ständig oben auf der 100-Prozent-Marke zu halten, damit wir fit bleiben und nervlich belastbar sind. Ohne ausreichend Methionin geht es uns nicht gut. Wenn ein Zellprotein fertig gestellt ist, wird häufig seine »Methioninlokomotive« abgetrennt, und sie wird anschließend erneut Startkodon für ein neues Eiweißmolekül. Methionin geht also nicht verloren.

Trotzdem: Als eine von 25 Aminosäuren wird Methionin auch innerhalb der Molekülketten eingesetzt, demnach ständig zusätzlich benötigt. Ist zu wenig davon da, kann es nicht mehr Lokomotive für vitalisierende Zellproteine spielen. Ein Mangel an Methionin macht sich deshalb unverzüglich bemerkbar: durch mentale und körperliche Befindlichkeitsstörungen und Beschwerden.

Weitere Informationen dazu, wie Sie dem Körper Methionin und alle anderen wichtigen Nährstoffe in ausgewogener und schmackhafter Form zuführen, finden Sie in dem Kursbuch von Klaus Oberbeil: »Fit durch gesunde Ernährung«, ebenfalls im Südwest Verlag erschienen.

Methionin hat einen Gegenspieler

Wie alle anderen Aminosäuren findet sich ausreichend Methionin in Sauerbraten, Gemüseeintopf oder Krabbencocktail. Doch die Natur hat nun mal ausgerechnet Methionin als Instrument auserkoren, um uns jung oder alt zu machen. Deshalb ist sie auf einen genialen Trick verfallen: Das gute, gesunde Methionin wird zwar im Stoffwechsel in das schlechte, krank machende Homozystein verwandelt. Damit es uns nicht schadet, muss es im Stoffwechsel jedoch wieder in Methionin zurückverwandelt werden.

So hat die Natur, die unseren Körper bravourös beherrscht, ein ganz einfaches Werkzeug in der Hand. Nach Belieben dreht sie den Zeiger unserer Altersuhr schneller oder langsamer voran. Die gute Nachricht: Wir selbst können die Natur dabei beeinflussen. Und zwar ebenfalls auf eine ganz simple Art und Weise: Wir sorgen dafür, dass möglichst wenig Homozystein im Blut und im Gewebe konzentriert ist.

Hohe Konzentrationen von Homozystein im Körper lassen nach neuerer Forschung den Schluss zu, dass der Gesundheitszustand beeinträchtigt ist oder sogar ernsthafte Erkrankungen drohen.

Homozystein zeigt den Gesundheitszustand an

Die Entschlüsselung der Methionin-Homozystein-Umwandlung und deren Bedeutung für den Organismus hat Wissenschaftler in aller Welt erst so richtig neugierig gemacht. Seitdem kommt es quasi ständig zu neuen Erkenntnissen.

An Hochschulkliniken werden Patienten Blut- und Gewebeproben entnommen, die auf Homozystein hin analysiert werden. Dabei stellt sich heraus, dass dieser Eiweißstoff ein typischer Marker dafür ist, wie krank oder gesund der Organismus ist. Nach neuesten Ergebnissen wird Homozystein als Verursacher zahlreicher Beschwerden und Krankheiten definiert bzw. mitverantwortlich gemacht. Zumindest weisen die Betroffenen erhöhte oder extrem erhöhte Homozysteinkonzentrationen auf.

Der Angriff erfolgt im Zellkern

Wissenschaftler fanden auch heraus, dass Homozystein unmittelbar in die DNA im Zellkern eingreift, in die Chromosomen, in die unsere Erbanlagen, die Gene, eingegliedert sind – also praktisch an der Basis sämtlicher Zellvorgänge, am Keim unserer Lebensfähigkeit schlechthin. Die im Kasten auf Seite 118 aufgeführten Beschwerden und Krankheiten sind demnach lediglich symptomatisch für alle rasch voranschreitenden Altersvorgänge, die im ganzen Körper stattfinden und für die Überkonzentrationen an Homozystein verantwortlich sind. Dabei ist es in den meisten Fällen relativ einfach, diese so genannte Hyperhomozysteinämie, also ein Zuviel an diesem krank machenden Stoff im Blut, zu neutralisieren.

Aus den Studien, die zu der im Kasten aufgeführten Liste an Krankheiten geführt haben, geht hervor, dass die Umwandlung von Homozystein zu dem gesunden Methionin in den meisten Fällen rasch vonstatten ging – mit entsprechend spontanen Heilerfolgen.

B-Vitamine können helfen

Die entscheidende Rolle dabei spielen drei B-Vitamine: Vitamin B12 (Kobalamin), Folsäure und Vitamin B6 (Pyridoxin). Nach dem neuesten wissenschaftlichen Erkenntnisstand deutet viel darauf hin, dass die drei B-Vitamine Zellen und Gewebe verjüngen können – möglicherweise in erheblichem Umfang und in jedem Fall rasch.

Voraussetzung dafür ist allerdings, dass die neue Theorie stimmt: Altersprozesse sind Folge erhöhter Homozysteinkonzentrationen im Organismus. Dass dies aber bei den meisten Betroffenen der Fall ist – davon sind Zell- und Genforscher überzeugt.

Gefährlich – schlechte Methioninverwertung

Unsere Nahrung enthält viel von der Aminosäure Methionin, die unsere Zellen dringend für den Bau von Proteinen benötigen. Wenn unsere Zellen aber insgesamt schlecht genährt sind, sinkt ihre Stoffwechselrate, und so mancher Nährstoff wird gar nicht erst verwendet, sondern abgebaut und ausgeschieden.

Methionin ist von allen Basisaminosäuren die giftigste. Ist zu viel Methionin vorhanden, wird es deshalb bevorzugt und sehr schnell in Zellen zu Homozystein abgebaut und teilweise an das Blutplasma abgegeben. Von hier aus »verseucht« es gewissermaßen den Organismus, greift sogar die Gefäßwände an und verletzt sie – eine der Ursachen beginnender Arteriosklerose.

Ungesundes Essen – viel Homozystein

Etwa eine Stunde nach einer Mahlzeit beginnt die Homozysteinkonzentration im Blut zu steigen. Je ungesünder die Mahlzeit ist, desto höher klettert sie. Wenn wir Gemüse mit Kartoffeln essen, steigt sie

Häufigste Ursache zu niedriger Vitamin-B12-Konzentrationen im Körper ist ein Mangel an Magensäure, die für die Bioverwertbarkeit dieses Vitamins unerlässlich ist.

Hier besteht Verdacht auf zu viel Homozystein

- Anorexia nervosa (Magersucht)
- Bluthochdruck
- Depressionen, neuropsychiatrische Abnormalitäten oder Defekte
- Enzymschwächen
- Erniedrigte Produktion der Lymphozyten (weiße Blutkörperchen des Immunsystems)
- Geschwürbildungen im Verdauungstrakt
- Herzgefäßerkrankungen, Arteriosklerose der Herzkranzgefäße

- Konzentrationsschwäche
- Regelmäßige Magenfunktionsstörungen
- Nervöse Muskelbeschwerden (wie z. B. unruhige Beine)
- Nervosität, Nervenschwäche, depressive Verstimmungen
- Schilddrüsenunterfunktion
- Schlafstörungen
- Thrombosen
- Vitiligo (weiße Hautflecken, vorwiegend an Brust, Bauch und Gesicht)

Natürlich gibt es für die meisten der hier genannten Krankheiten und Beschwerden mehrere infrage kommende Ursachen. Allerdings hat man festgestellt, dass diese Krankheitsbilder gehäuft mit erhöhten Homozysteinwerten korrelieren.

meist nur in einem physiologisch gesunden Rahmen. Wenn wir eine Currywurst mit Pommes frites und Mayonnaise essen, steigen die Homozysteinkonzentrationen stark an, und zwar deshalb, weil das enthaltene Methionin zum erheblichen Teil nicht genutzt werden kann und zu Homozystein abgebaut werden muss. Zu viel Homozystein im Blut ist immer gleichbedeutend mit einer zu rapide dahinrasenden inneren »biologischen Altersuhr«.

Aus Homozystein wird Methionin

Schädliches Homozystein kann jedoch auch zu dem wertvollen Methionin umgewandelt werden. Der dafür notwendige doppelte Enzymschritt (durch die so genannte Methioninsynthetase) wird durch Vitamin B12 aktiviert. Dabei beweist der geheimnisvolle Kobaltkern im

Vitamin-B12-Molekül, der Wissenschaftlern jahrzehntelang Rätsel aufgab, seine faszinierende Kraft. Eingeleitet von einem Elektronenimpuls in der Zelle, stimuliert er die entscheidende chemische Reaktion. Weil ältere und alte Menschen meist niedrigere Vitamin-B12-Konzentrationen haben, schreitet ihre Altersuhr rascher voran als jene von jungen Menschen.

Tipp Ältere und alte Menschen können viel für ihren Methioninstatus tun (und damit ihre Altersuhr bremsen), indem sie mit einem Schluck Zitronensaft oder etwas Apfelessig vor der Hauptmahlzeit für mehr Magensäure sorgen. Oder indem sie 30 Tage lang ein Vitamin-B-Komplex-Präparat aus der Apotheke einnehmen (nach Beipackzettel), das die Vitamine B12, B6 und Folsäure enthält.

B-Vitamine und Folsäure können verjüngen

Ohne Folsäure ist Vitamin B12 nur wenig wert. Die beiden sind wie Zwillinge und wirken im Stoffwechsel eng zusammen. Zwar leistet Vitamin B12 (Kobalamin) bei der Umwandlung von Homozystein zum gesunden Methionin die Hauptarbeit. Doch wie es in unserem Organismus so ist – ein Nährstoff allein bewirkt wenig oder nichts. Dies gilt vor allem auch beim Umbau von Homozystein. Dabei benötigt das Vitamin B12 dringend die Hilfe der Folsäure. Dieses B-Vitamin spendet nämlich ein winziges Molekül (die so genannte Methylgruppe) und macht auf diese Weise aus seinem Zwilling Kobalamin einen neuen Stoff: Methylkobalamin. Und genau der wird für die »Remethylierung« von Homozystein zu Methionin benötigt.

> Unsere »Altersuhr« wird von äußerst komplexen Stoffwechselprozessen gesteuert, wie die Umwandlung von Homozystein in Methionin zeigt. Am ehesten können wir positiv darauf Einfluss nehmen, wenn wir alle benötigten Biostoffe in ausreichender Menge zu uns nehmen.

Ein biologisches Puzzlespiel

Dies klingt alles kompliziert, ist aber im Prinzip ganz einfach. Es wird lediglich ein kleines Molekül hin- und hergeschoben: die erwähnte Methylgruppe, chemisch: CH_3, die aus einem Kohlenstoff- und drei Wasserstoffatomen besteht. Zunächst gibt das »gute« Methionin seine Methylgruppe ab, und es entsteht Homozystein. Danach bekommt – wenn alles gut geht – Homozystein die Methylgruppe zurück, und es entsteht wieder Methionin.

In diesem wahrhaft simplen Mechanismus ist das Geheimnis der Jugend versteckt – entschlüsselt durch moderne Gen- und Zellforscher. Das Schöne daran: Jeder von uns kann dieses Geheimnis nutzen, um seine individuelle Altersuhr zu drosseln oder vielleicht sogar zurückzudrehen. Dreh- und Angelpunkt sind dabei Folsäure und Vitamin B12, als dritter potenter Wirkstoff gesellt sich Vitamin B6 dazu.

Folsäure ist nicht nur für den Eiweißstoffwechsel wichtig, sondern auch für die Produktion roter Blutkörperchen, Funktionen der Zellkerne und des Gehirns. Sie hat Einfluss auf den Appetit und auf die Bildung von Magensäure.

Folsäuremangel – eine Modekrankheit

Rund 70 Prozent aller Erwachsenen ab 35 Jahren haben – zumindest zeitweise – zu wenig Folsäure im Blut. Ein Defizit an diesem B-Vitamin ist der am weitesten verbreitete Vitaminmangel und möglicherweise am weitesten verbreitete Nährstoffmangel überhaupt. Ein Zuwenig an diesem Vitamin macht den ganzen Körper krank.

Folsäure hat sein Schicksal in unserem Stoffwechsel – wie oben bereits erwähnt – eng mit der Aminosäure Methionin verknüpft. Beide gemeinsam bauen z. B. alle Nervenstoffe, die uns froh und heiter machen: Serotonin, Dopamin und Noradrenalin. Genau genommen ist Folsäure in der Zusammenarbeit mit Methionin ein wenig berechnend. Das Vitamin sorgt für viele Methioninsynthesen (aus dem »bösen« Homozystein), weil es viel Methionin benötigt: z. B. beim gemeinsamen Einbau von Nukleinsäuren in unsere Zellkerne, die Heimat unserer Erbanlagen und unseres Proteinstoffwechsels.

Anzeichen für einen Folsäuremangel

Mentale Warnsymptome

- Angstempfindungen
- Launenhaftigkeit, depressive Verstimmungen
- Gedächtnisschwäche
- Schlafstörungen
- Nervöse Unruhe

Körperliche Warnsymptome

- Blutarmut
- Entzündungen der Zunge oder der Mund-/Lippenschleimhaut
- Frühzeitig ergraute Haare
- Verdauungsstörungen

Frauen sind besonders betroffen

Frauen vor der Menopause leiden häufiger an Hyperhomozysteinämie (zu viel Homozystein im Blut) als Männer. Der Grund: Folsäuremangel. Eine der Ursachen mag die Menstruation sein. Nach der Menopause stellen sich Frauen besser – sie haben im Durchschnitt günstigere Werte als gleichaltrige Männer. In einer wissenschaftlichen Studie wurde jungen, gesunden Frauen vier Wochen lang ein Folsäurepräparat verabreicht (pro Tag 400 Mikrogramm). Die Homozysteinwerte im Blut sanken im Verlauf dieser Wochen um 11,5 Prozent. Wie eng Folsäure mit Vitamin B6 zusammenwirkt, zeigte sich in einer Parallelstudie. Weibliche Versuchspersonen erhielten zusätzlich zwei Milligramm Vitamin B6 pro Tag. Nach vier Wochen waren ihre Homozysteinkonzentrationen sogar um 17 Prozent gesunken.

Diese interessante Studie deckt natürlich auch einen vorhandenen Folsäuremangel bei den Betroffenen auf. Hätten die Versuchspersonen ausreichende Konzentrationen an diesem B-Vitamin gehabt, wären ihre Homozysteinwerte nicht auf einem offensichtlich physiologisch ungesunden Niveau gewesen.

Jung und fit durch Folsäure

Fleisch, Fisch und Geflügel sollten in nicht zu üppigen Mengen auf den Tisch gebracht werden. Diese Lebensmittel sind besonders reich an Methionin. Steckt zu viel von dieser ansonsten lebenswichtigen Aminosäure im Essen, verschleißt ihre Verwertung wiederum zu viel Folsäure. Typische Fleischesser haben aus diesem Grund oft zu niedrige Folsäurekonzentrationen in Blut und Gewebe. Auch andere Faktoren fressen Folsäure: Alkohol, bestimmte Medikamente, außerdem übermäßiger Stress.

Folsäure mag keine Hitze. Das Molekül ist empfindsam; beim Kochen und Braten gehen bis zu 90 Prozent davon verloren. Selbst intensive Sonnenbäder (auch im Bräunungsstudio) »verbrennen« über innere Stoffwechselmechanismen viel Folsäure.

Nahrungsquellen Das Vitamin ist besonders reich in Soja- und Tofuprodukten, Leber, Eigelb, Kohl, grünem Blattgemüse und Salat, Hülsenfrüchten, Naturreis und Vollkornprodukten enthalten. Ein Müslifrühstück auf der Basis von Vollkorngetreide liefert bereits ein Viertel des Tagesbedarfs an Folsäure.

Die Folsäure wurde erst 1946 entdeckt. Der Bedarf an diesem Vitamin ist ausgesprochen hoch, etwa das 100fache des Bedarfs an Vitamin B12. Besonders Schwangere sind durch einen Mangel gefährdet, da er zu Gesundheitsschäden beim ungeborenen Kind führen kann.

Aktive haben einen höheren Bedarf

Sehr temperamentvolle Menschen (vor allem auch Kinder) haben einen weit höheren Folsäurebedarf als Menschen mit ruhigem Temperament. Der Grund: Stress führt zu einem großen Mehrbedarf an Hormonen und Nervenstoffen, für deren Synthese Folsäure benötigt wird. Schlankheitsdiäten und Fastenkuren sind ebenfalls Gift für den Folsäurehaushalt. Dabei opfert die Leber ihre letzten Folsäurereserven, damit mit der Hilfe dieses Vitamins noch das letzte Quäntchen an lebensnotwendigem Methionin verwertet werden kann.

Vitamin B12 wird auch im Körper selbst hergestellt, nämlich von bestimmten Darmbakterien. Daher ist eine gesunde Darmflora wichtig für die ausreichende Versorgung mit diesem Biostoff.

Für mehr Vitamin B12 sorgen

Auch wenn der Bluttest ausreichende Konzentrationen an Vitamin B12 (Kobalamin) signalisiert, kann im Gewebe selbst ein Defizit herrschen. Risikofaktoren dafür sind beispielsweise Zuckerkrankheit (Diabetes mellitus), Schilddrüsenfehlfunktion und die Einnahme von Säure bindenden Magenmitteln (Antazida). Kobalaminmangel wird oft nicht erkannt; er führt in einem Drittel aller Fälle zu nervösen Störungen, oft verbunden mit erhöhten Homozysteinwerten.

Etwa 98 bis 99 Prozent der gesamten Blutkonzentration an Homozystein sind oxidiert und werden so zum Risikofaktor für Gefäßthrombosen (Gefäßverschlüsse). Wissenschaftlich ganz geklärt ist dieser Mechanismus noch nicht. Zellforscher gehen aber davon aus, dass Homozystein Genmutationen auslöst und auf diese Weise die gerinnungshemmenden Eigenschaften der Zellen an den Innenwänden der Gefäße ändert. Vitamin B12 senkt (zusammen mit Folsäure und Vitamin B6) die oft bedrohlich hohen Homozysteinkonzentrationen und wirkt somit vorbeugend gegen Arteriosklerose und Thrombose. Dabei benötigen wir von diesem Vitamin pro Tag nur etwa zwei bis vier millionstel Gramm – eine unendlich kleine Menge.

Nahrungsquellen Besonders reich an Vitamin B12 sind Leber (auch Leberwurst), Austern, Kaltwasserfische, Ölsardinen, Eigelb, Fleisch, Geflügel und Milch.

Älteren Menschen mit ungenügender Magensäureproduktion empfehlen Wissenschaftler die regelmäßige Einnahme von Vitamin-B12-Tabletten unter ärztlicher Aufsicht. Nach Ansicht von Stoffwechselexperten wird der Wirkstoff oral ebenso gut aufgenommen, wie wenn das Vitamin gespritzt wird.

Anzeichen für einen Vitamin-B12-Mangel

Mentale Warnsymptome

- Chronische Müdigkeit, Erschöpfungszustände
- Launenhaftigkeit, depressive Verstimmungen
- Nervöse Unruhe
- Andere nervöse Befindlichkeitsstörungen

Körperliche Warnsymptome

- Entzündungen im Mundbereich
- Starke Menstruationsbeschwerden
- Taubheitsgefühle oder deutliches Prickeln in Armen und/oder Beinen

Auch Vitamin B6 senkt die Homozysteinwerte

Ganz allein auf sich gestellt, hat dieses wahre Universalvitamin keine Chance, Homozystein aus dem Blut abzubauen. Im Verbund mit Vitamin B12 und Folsäure ist es dafür umso potenter. Das liegt einfach daran, dass Vitamin B6 überall »mitredet«, wo mit Aminosäuren und Eiweißmolekülen der Stoffwechsel stattfindet.

Dass möglicherweise Vitamin B6 fehlt, merkt man als Erstes am Appetitmangel. Da schmeckt einfach nichts mehr so richtig. Ein entsprechender Tipp von Experten: mal einen Vitamin-B-Komplex aus der Apotheke nach Beipackzettel einnehmen – schmeckt einem nach zwei Tagen das Hühnerfrikassee mit Reis wieder?

Auch wenn man sich schlapp fühlt und nicht weiß, warum, oder wenn man schwer einschlafen oder nicht durchschlafen kann, wenn man eine nervöse Unruhe verspürt, die nicht erklärlich ist – dies alles kann auf einen Mangel an Vitamin B6 hindeuten. Wann und in welchem Umfang erhöhte Homozysteinkonzentrationen dabei eine Rolle spielen, ist individuell unterschiedlich.

Vitamin B6 ist außer für den Eiweißstoffwechsel auch wichtig für die Bildung von Gewebehormonen. Ein Mangel führt zu Störungen des Nervensystems und kann Hautschäden verursachen.

Wichtig bei Hormonschwankungen

Frauen, vor allem vor der Menopause, haben fast immer Pyridoxinprobleme – oft Ursache dafür, dass sie sich mal jünger fühlen oder (vielleicht vermeintlich) jünger aussehen, dann wiederum das Gefühl haben, dass sie in kurzer Zeit sehr gealtert sind. Und nicht zuletzt für ihren Methioninstoffwechsel ist das Vitamin wichtig. Drei Stunden nach Einnahme der Antibabypille sinkt die Vitamin-B6-Konzentration um rund 20 Prozent – und die Konzentration des alt machenden Homozysteins steigt gleichzeitig an. Die hormonelle Umstellung während der Monatsregel führt zu exzessiven Nährstoffverlusten. Dies gilt insbesondere für das Spurenelement Eisen und das Vitamin B6.

PMS-Symptome wirksam lindern

Die Einnahme eines Vitamin-B-Komplex-Präparats kann deshalb die typische PMS-Symptomatik (PMS = prämenstruelles Syndrom) wesentlich verbessern und gleichzeitig einen Anstieg an Homozysteinwerten während der Monatsregel verhindern. Beschwerden wie z. B. Kopfschmerzen, Migräne, Spannungsschmerzen in den Brüsten, Nervosität, Angstzustände, Stimmungsschwankungen, chronische Müdigkeit, depressive Verstimmungen, Sucht nach Süßem, Libidomangel usw. können so eventuell gelindert werden.

In der Natur ist Vitamin B6 zum Glück reichlich vorhanden. Neben den hier genannten Nahrungsquellen enthalten auch Kartoffeln und Seefische reichliche Mengen an Pyridoxin.

Jede Monatsregel ist – aus Sicht von Genforschern – vergleichbar mit einer unkontrolliert rapide ablaufenden Altersuhr. Mitverantwortlich sind zu hohe Blutkonzentrationen an Homozystein.

Die Verwertung ist unterschiedlich

Jeder Mensch verwertet Pyridoxin, die aktive Form von Vitamin B6, unterschiedlich. Manche nur zu 50 oder 60 Prozent – sie brauchen dann entsprechend mehr Pyridoxin in der Nahrung, um jung zu bleiben oder vielleicht sogar jünger zu werden. Dabei spielt auch eine Rolle, dass das Nahrungsvitamin B6 ohnehin nur zu etwa 70 Prozent im Stoffwechsel landet und dort genutzt werden kann. Ein erheblicher Teil wird über den Stuhl wieder ausgeschieden.

Nahrungsquellen Reich an Vitamin B6 sind Leber (die nahezu alle Nährstoffe verwertet und speichert), Soja- und Tofuprodukte, Nüsse, Samen und Kerne (in denen Vitamin B6 eine extrem hohe Stoffwechselrate garantiert). Außerdem sind auch Hülsenfrüchte (praktisch auch Samen), Geflügel, Thunfisch, Bananen (bester Zwischendurchsnack gegen den kleinen Hunger), Fleisch, grünes Blattgemüse und Avocados sowie Vollkornprodukte und Naturreis (in beiden steckt das Vitamin im Keimling) gute Quellen für Vitamin B6.

SAMe – neue Wunderdroge?

Sammy nennen die Amerikaner das Präparat, dessen eigentlicher Wirkstoff einen komplizierteren Namen hat: S-Adenosylmethionin (SAMe). Bekannt ist dieser Wirkstoff schon lange aus der Stoffwechselforschung. Doch erst jetzt sorgt er in Tablettenform für Furore. Die einen schwören darauf, andere Zellforscher hingegen argumentieren, dass es über Sammy noch keine ernsthaften wissenschaftlichen Studien gibt. In den USA kann man SAMe rezeptfrei kaufen, bei uns gibt es SAMe lediglich auf Rezept.

Methionin in bioaktiver Form

Jeder Mensch produziert SAMe in seinem Stoffwechsel selbst, als eine der potentesten Substanzen überhaupt. SAMe ist die im Zellstoffwechsel bioaktive Form von Methionin. Weil Methionin in allen Körperzellen benötigt wird, kann – so behaupten Wissenschaftler – SAMe in vielen Fällen helfen. SAMe wird vorwiegend eingesetzt bei:

- Leberproblemen
- Depressiven Verstimmungen
- Gelenkbeschwerden
- Nervösen Störungen

Weil SAMe auch im Körper synthetisiert wird, löst es kaum Nebenwirkungen aus. Manche Patienten, die an der Columbia-Universität in New York mit dem Wirkstoff behandelt wurden, klagten lediglich über Magenbeschwerden.

Ob die neue »Wunderpille« SAMe hält, was sie verspricht, bleibt vorerst noch abzuwarten. In den USA konnte man damit immerhin schon gute Erfolge in der Therapie verschiedener Krankheiten verzeichnen.

Anzeichen für einen Vitamin-B6-Mangel

Mentale Warnsymptome

- Antriebsschwäche
- Appetitmangel
- Launenhaftigkeit, depressive Verstimmungen
- Erschöpfung
- Nervöse Unruhe

- Schlafstörungen
- Vergesslichkeit

Körperliche Warnsymptome

- Arteriosklerose
- Haarausfall
- Zahnkaries

Wirkt besonders im Nervensystem

Sammy stimuliert den Aufbau von Nukleinsäuren im Zellkern. Sie werden immer dann gebraucht, wenn Zellen sich teilen – ein elementarer Prozess für die Erneuerung der »inneren Jugend«. Am stärksten wirkt SAMe im Zentralnervensystem, schneller als herkömmliche Antidepressiva: Es verbessert die Leistung der Rezeptoren (Andockstellen) an den Schutzhüllen von Nerven- und Gehirnzellen. Dadurch können Impulse rascher übertragen werden, Gedanken quälen sich nicht mehr mühsam von Zelle zu Zelle.

Tatsächlich konnte SAMe das Wahrnehmungspotenzial von Patienten mit Demenz (Hirnleistungsstörungen) verbessern. Der Wirkstoff führt auch zu rascherer und anhaltender Synthese von so genannten monoaminen Neurotransmittern wie Serotonin, Dopamin und Noradrenalin. Sie entstehen jeweils unmittelbar aus einer einzigen Aminosäure (deshalb die Bezeichnung »Monoamine«), nämlich aus Tryptophan (für Serotonin) und aus Phenylalanin (für die beiden letztgenannten Nervenstoffe). Ein Beweis übrigens, wie wichtig der Natur diese Nervenstoffe sind, die stimmungsaufhellend wirken, für innere Ruhe und Schlaf sorgen, gleichzeitig aber mental wach und konzentriert sowie – in der Stressbewältigung – euphorisierend wirken.

Zwar dreht sich bei unserer mentalen und körperlichen Gesundheit alles um Zellproteine – die kleinen Helfer, wie etwa die Vitamine oder Spurenelemente, bleiben trotzdem unentbehrlich.

Erste Anzeichen für einen Mangel

SAMe ist ein ganz typisches Beispiel dafür, dass die neuen Behandlungsprinzipien direkt am Zusammenspiel von Genen und Zellproteinen ansetzen – dass »Fit durch Proteine« zur modernen Maxime für völlig neue Einsichten in die Diagnose und die Therapie von Beschwerden und Krankheiten wird.

Die körpereigene Synthese von S-Adenosylmethionin ist unmittelbar mit den Vitaminen B6, B12 und Folsäure verknüpft. Ein entsprechender Vitaminmangel führt spontan zu einem Absinken der SAMe-Konzentrationen in Gehirn und Rückenmarkflüssigkeit – und damit zur Anfälligkeit gegenüber ersten Befindlichkeitsstörungen:

- Defensives Stressverhalten
- Meiden von Geselligkeit
- Unbestimmte Angstempfindungen
- Pessimismus und Verzagtheit
- Sich nicht freuen, nicht begeistern können

Wissenschaftler und SAMe

● Am Zentrum für Stoffwechselerkrankungen der Baylor Universität in Dallas, Texas, resümiert Direktor Dr. Teodoro Bottiglieri seine Erfahrungen: »SAMe ist ein Versuch für Menschen, die nicht zugeben wollen, dass sie z. B. depressiv sind, und die sich nicht in ärztliche Behandlung begeben wollen. Man kann die Pillen zunächst nehmen – ohne Hilfe oder Zutun eines Arztes.«

● Dr. Richard Brown, Psychopharmakologe und Psychiater an der New Yorker Columbia-Universität, hat in den vergangenen fünf Jahren Hunderte Patienten mit SAMe behandelt: »Das Mittel wirkt schnell und gut, mit lediglich minimalen Begleiterscheinungen.« Den Verdacht, von der Pharmaindustrie für seine Arbeit und seinen Einsatz bezahlt zu werden, räumt Dr. Brown gleich aus: »Hinter mir und meiner Behandlung steckt kein Geldgeber. Im Gegenteil: So manches große Pharmaunternehmen, das auf ein konkurrierendes Therapieprinzip setzt, ist von meiner Tätigkeit alles andere als begeistert.«

● Gar nicht einverstanden mit einer rezeptfreien SAMe-Eigenbehandlung ist der Wissenschaftler Dr. Donald Brown: »Ich bin immer sehr besorgt, wenn sich kranke Menschen nicht in die Hand eines Arztes begeben. Es gibt schließlich Männer und Frauen, die von sich glauben, sie seien depressiv. In Wirklichkeit funktioniert etwas anderes in ihrem Organismus nicht. Vielleicht ist der eigentliche Grund Blutarmut oder eine Fehlfunktion der Schilddrüse.«

● Dr. Bottiglieri räumt auf derlei Argumente hin ein: »Wenn ein Mensch wirklich unter ernsthaften Depressionen leidet, ist Selbstbehandlung der falsche Weg. Eine magische Pille, die jedem hilft, gibt es ohnehin nicht. Der Wirkstoff, der einen in drei Wochen von allen Problemen befreit, wird ein Traum bleiben.«

Die meisten Ärzte äußern sich bisher eher skeptisch zum neuen Mittel SAMe. Allerdings gilt diese Skepsis insbesondere der Gefahr, dass der Patient sich mit der Pille selbst behandelt und eine unter Umständen wichtige ärztliche Therapie versäumt.

Vitamine erhöhen die SAMe-Werte

Ein entsprechender Vitaminschub sorgt für höhere SAMe-Werte und ein Absinken der schädlichen Homozysteinkonzentration. Bei massivem Stress wird allerdings im Stoffwechsel zu viel SAMe verheizt – und es kommt oft zu Alterserscheinungen. Diese wiederum könnten durch SAMe rasch korrigiert werden. Ob SAMe nun eine Wunderdroge ist, oder ob genau genommen die Vitamine B6, B12 und Folsäure ein viel wirksameres Heil- und Verjüngungsprinzip darstellen, kann jeder für sich selbst entscheiden.

Das nachlassende Gedächtnis ist für viele Senioren ein äußerst lästiges und manchmal peinliches Altersproblem. Zysteinreiche Nahrungsmittel können dabei helfen, dass die Vergesslichkeit im Rahmen bleibt.

Schwefelhaltige Aminosäuren machen jung

Jugendliche Impulse bekommen die Zellen, wenn das schwefelhaltige Methionin normal abgebaut wird. Erst zu SAMe – und dann über mehrere Schritte zu zwei weiteren Aminosäuren: Zystein und Taurin.

Zystein für Haut und Haare

Zystein ist eine »Schönheitsaminosäure«, sie transportiert Schwefel in Haut, Haare und Nägel, macht sie geschmeidig, biegsam und bringt Glanz, hält die Haut weich, indem sie Kollagenverhärtungen vorbeugt. Der Eiweißbaustein ist darüber hinaus ein echter Muntermacher:

● Er hilft beim Bau von Koenzym A mit, einem Energiespender.
● Er hilft ebenso bei der Synthese von Heparin mit, einem schwefelhaltigen, gerinnungshemmenden Stoff, der für eine gute Durchblutung aller Gefäße wichtig ist.
● Auch an der Produktion des B-Vitamins Biotin ist er beteiligt, einem weiteren Schönheitsstoff für Haare und Haut.
● Zystein ist darüber hinaus sehr aktiv im Immunsystem (als Teil des Schutzenzyms Glutathionperoxidase), bei der Glukoseverwertung und sogar bei der Verdauung.

Stärkt die Gedächtniskraft

Vergesslichkeit, eine der typischen Alterserscheinungen, kann möglicherweise mit zysteinreicher Kost verbessert werden. In unserem Gehirn ist nämlich ein Nervenstoff ganz besonders für Konzentration und

Gedächtnisstärke verantwortlich: das Azetylcholin. Es kann aber nur über bestimmte Rezeptoren (Landeplätze) in Gehirnzellen eintreten. Diese Rezeptoren bestehen praktisch aus einer Schwefelbrücke mit zwei Zysteinmolekülen als »Brückenköpfen«. Wissenschaftler nennen diese Verbindung eine Disulfidbrücke. Diese Knüpfstellen zwischen Proteinen oder deren Fragmenten sind für unseren gesamten Eiweißstoffwechsel von allergrößter Bedeutung. Zystein wird damit zu einem der kraftvollsten Verjüngungsstoffe in unserem Organismus.

Das Geheimnis der Schwefelbrücken

In unseren Zellen werden Aminosäuren zu Proteinen verknüpft – nach dem Bauplan, den die Gene vorgeben. Zusätzlich werden diese oft sehr langen Proteinketten gefaltet. So entsteht schließlich ein verknäultes Molekülgebilde, in dem alle Atome oder Untergruppen eine bestimmte dreidimensionale und oft äußerst komplizierte Struktur bilden, die so genannte Konformation.

Manchmal fügen sich auch große Eiweißmoleküle zu noch umfangreicheren so genannten multimerischen Proteinen zusammen. Ganz klar, dass es innerhalb eines solchen Moleküls viele Klammern oder Verbindungen geben muss, damit alle Einzelteile fest zusammengehalten werden. Das in unserem Proteinstoffwechsel häufigste Verbindungsstück ist die Disulfidbrücke zwischen zwei Zysteinteilchen. Diese winzigen Brücken sind ein Wunder der Natur.

Sie bauen sich separat in das entstehende Protein ein, und zwar in exakt jenen Sekunden, in denen sich solch ein Eiweißmolekül in seine endgültige Form zusammenfaltet. Diese Schwefelbrücken zählen zu den kräftigsten im Gewebe; gleichzeitig gewähren sie dem Protein eine gewisse Flexibilität.

So bekommen Sie ausreichend Zystein

Weil unser Körper täglich unzählige Proteinsynthesen ausführt, wird in den Zellen reichlich Zystein benötigt. Ein schlechter Eiweißstatus oder zu niedriger Zellstoffwechsel kann deshalb durchaus auch die Folge eines Zysteinmangels sein.

Nahrungsquellen Schwefelreiche Lebensmittel sollten immer wieder auf den Tisch: Zwiebeln, Knoblauch, Soja- und Tofuprodukte, Bohnen, Linsen, Samen, Eier, Fisch, Leber, Magerkäse und Joghurt.

Zystein ist der Spezialist für besonders feste und gleichzeitig elastische Verbindungen. Nicht nur Moleküle werden mit seiner Hilfe verkettet, sondern es bildet auch einen der Hauptbestandteile des Kollagengerüsts der Haut.

Taurin hat viele Aufgaben

Die kleine »Tochter« von Zystein ist Taurin, das Endprodukt beim Abbau von Methionin. Diese Aminosäure zählt zu den faszinierendsten, ihre Bedeutung im Körper wird allmählich erst erkannt:

● Taurin ist eminent wichtig für gesunde Photorezeptoren in der Netzhaut der Augen, also für unsere Sehschärfe.

● Es aktiviert die Produktion von Galle, dem Lebersekret, das für die Fettverwertung unerlässlich ist.

● Es erhöht die Abwehrkraft der weißen Blutkörperchen.

● Es wirkt beruhigend auf die so genannte Neuromodulation im Zentralnervensystem.

● Außerdem verbessert es die Aktivität des Hormons Insulin.

● Es erhöht die Beweglichkeit der Spermien in der Samenflüssigkeit.

● Es sorgt für Zellwachstum.

● Es wirkt einer ungesunden Blutgerinnung entgegen.

Taurin erfüllt eine verblüffende Vielzahl von Funktionen im Organismus. Ein Mangel der nicht essenziellen Aminosäure liegt immer an einer Stoffwechselstörung, die zu erheblichen gesundheitlichen Beeinträchtigungen, insbesondere der Herzfunktion, führen kann.

Hält das Herz gesund und kräftig

Darüber hinaus hilft Taurin mit, dass unser Herz jung und kräftig bleibt. Im Herzmuskel kontrolliert und korrigiert die Aminosäure den sensiblen Kalziumeinstrom in die Zellen. Ein krankhaft erhöhter Zustrom dieses Minerals kann zu Herzmuskelstörungen führen; Ärzte verschreiben in solchen Fällen u. a. so genannte Kalziumantagonisten, also Kalziumgegenspieler, um den Zustrom zu drosseln.

Taurin kann nach Ansicht von Herzforschern als natürlicher Kalziumantagonist gelten. Für seine Kontraktionen (das Zusammenziehen) braucht der Herzmuskel Kalziumionen als nervlichen Stimulator. Zu wenig Kalzium schwächt die Herztätigkeit; gefährlicher ist aber ein Zuviel an Kalzium – speziell für Menschen mit Bluthochdruck. Taurin hat ausgleichende Eigenschaften: Bei Kalziummangel erhöht es die Verfügbarkeit des Minerals, andererseits schützt die Aminosäure Herzzellen vor einer Überfrachtung mit Kalzium. Dieses Korrektiv geht vermutlich vom so genannten Sarkolemm aus, der Umhüllung der quer gestreiften Muskelfasern im Herz. Wahrscheinlich – ganz ist der Mechanismus nicht geklärt – bindet Taurin spezielle Proteinrezeptoren an den Schutzmembranen der Herzmuskelzellen. Es wirkt blutdrucksenkend, beugt Herzrhythmusstörungen vor, wirkt positiv auf die Schlagstärke bzw. Kontraktionskraft des Herzmuskels.

So bekommen Sie ausreichend Taurin

Die höchsten Konzentrationen dieser Aminosäure enthält das Kolostrum (Vormilch), die Muttermilch der ersten Tage nach der Geburt. Pflanzliche Nahrung enthält überhaupt kein Taurin. Trotzdem müssen Vegetarier nicht unter einem Mangel leiden. Taurin wird schließlich aus anderen schwefelhaltigen Aminosäuren synthetisiert. Außerdem halten Menschen, die sich pflanzlich ernähren, mehr Taurin in den Nieren zurück, sie scheiden also weniger von diesem Stoff mit dem Harn aus.
Nahrungsquellen Ziegen- oder Schafsmilch ist ein ausgezeichneter Taurinlieferant. Reich an Taurin sind auch Meeresfrüchte wie Venusmuscheln, Austern sowie Kabeljau und Thunfisch, außerdem mageres Schweine-, Rind- und Lammfleisch, Geflügel und Leber.

Ist der Methioninspiegel auf der Höhe, sind auch Zystein und Taurin in ausreichender Menge vorhanden. Beide sind Stoffwechselprodukte des Methionins, weshalb sie von einem Mangel dieser Aminosäure immer auch mitbetroffen sind.

Die Kombination macht's

Ein Mangel an Methionin führt zwangsläufig zu einem Taurinmangel und damit zu Alterungsprozessen in den Zellen. Methioninmangel kann ernährungs- oder stressbedingt sein oder auch Folge eines Mangels an den Vitaminen B6, B12 und Folsäure. In diesem Fall wird Methionin zum zellschädigenden Homozystein abgebaut – was die Alterungsprozesse potenziert. Die Aminosäure Methionin und ihre Stoffwechselprodukte Zystein und Taurin haben einen sehr großen Einfluss auf die ständige Erneuerung und Verjüngung unserer Körperzellen – und damit auf unser jugendliches Erscheinungsbild.

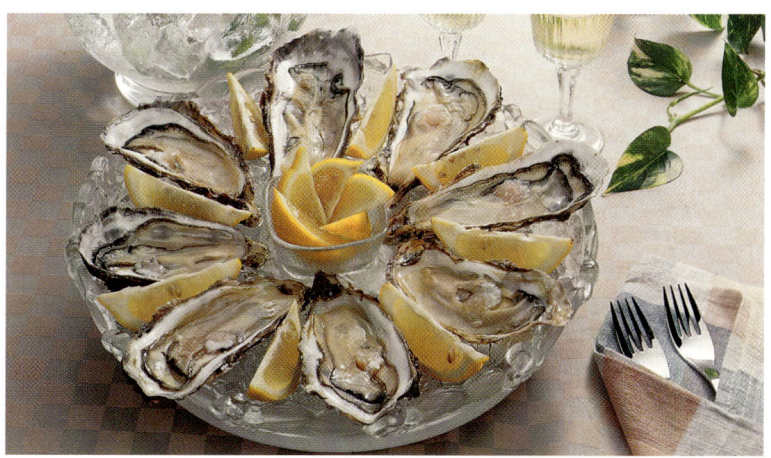

Ein exklusiver Taurinlieferant sind frische Austern. Sie enthalten außerdem B-Vitamine in Hülle und Fülle, wirken tonisierend und aphrodisierend.

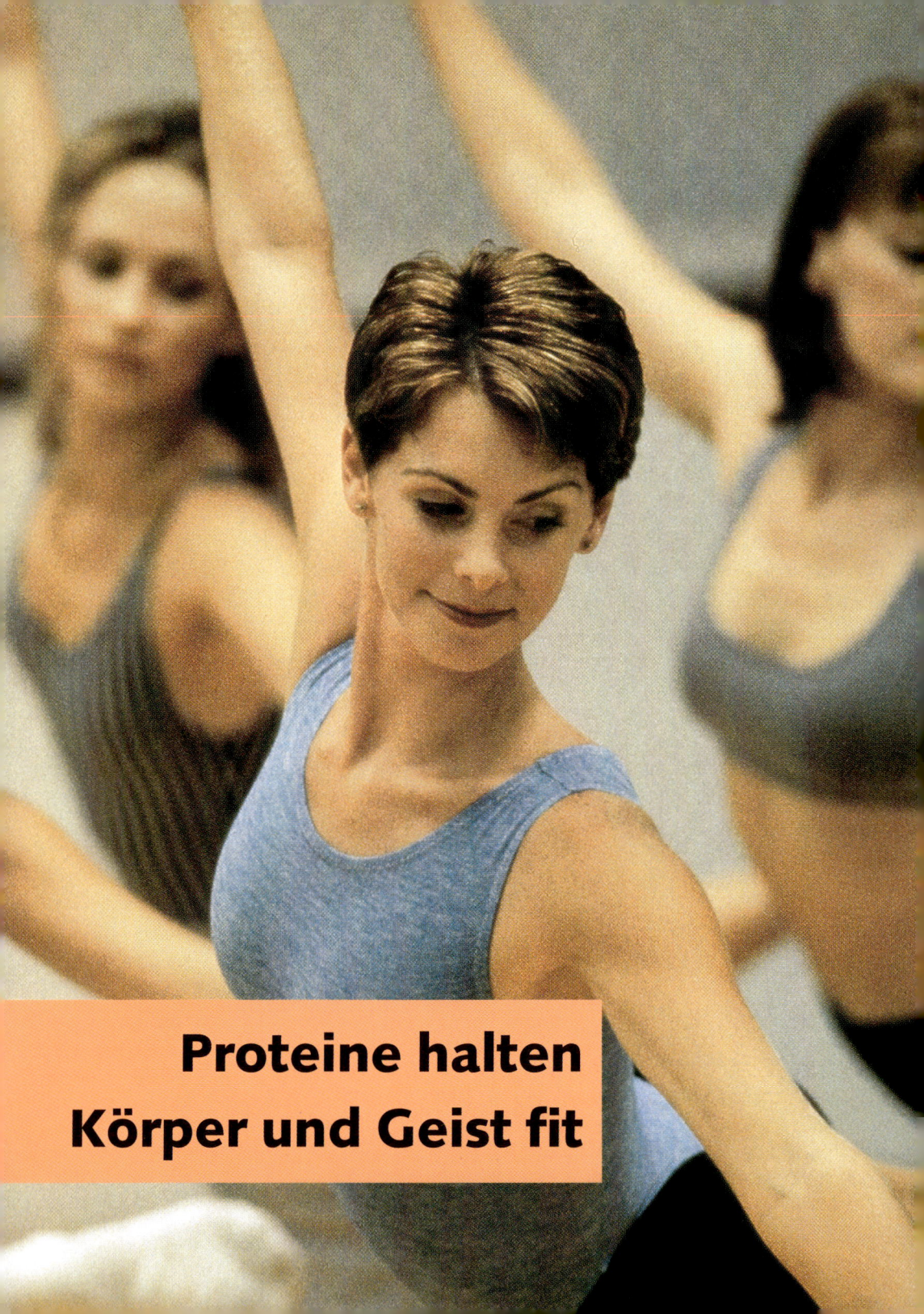

Proteine halten Körper und Geist fit

Eiweiß für Sportler – die Dosis macht's

Eiweiß ist für einen gesunden Körper ganz wichtig. Aber viele sportliche Zeitgenossen verstehen unter dem Begriff »Eiweiß für meinen Körper« leider das Falsche: Beim Metzger kaufen sie Riesenschnitzel und Mammutsteaks, keines unter 280 Gramm. Außerdem besorgen sie sich in der Apotheke, dem Reformhaus oder im Bodybuildingstudio Eiweißpulver mit diversen Zutaten an Vitaminen, Spurenelementen und vielen anderen Biostoffen.

Das Spiel mit der Mixtur verschiedener Aminosäuren kommt aus den USA und greift auch bei uns um sich, seit es hierzulande etliche der Eiweißbausteine sowie unterschiedliche Kombinationen zu kaufen gibt. Mischpräparate tragen wohlklingende Bezeichnungen und versprechen einen raschen Einbau ins Muskelgewebe.

Moderne Sportphysiologen erklären: Der Eiweißstatus im Organismus wird durch jede Art von körperlicher und auch mentaler Anstrengung verbessert – vorausgesetzt natürlich, die Ernährung ist gesund.

Die Powerpille gibt es noch nicht

Viele sind auf der Suche nach der Wunderdroge, die den Bizeps im Nu anschwellen lässt. Dr. William Evans, Chefphysiologe am berühmten Forschungszentrum für menschliche Ernährung der Tufts-Universität (USA), drückt es so aus: »Viele Menschen glauben fest daran, dass es ein bestimmtes magisches Mittel gibt, das man essen kann und das die körperliche Leistungsfähigkeit verbessert.«

Die Sehnsucht nach einer solchen Powerpille wird durch den Boom sportlicher Rivalitäten und deren heldenhafter Idole mehr und mehr gesteigert. Jeder will schön und körperlich fit sein – das ist auch ein wichtiges und berechtigtes Anliegen. Doch die Praxis, sich mit extrem eiweißreicher Kost und dazu vielleicht noch mit Proteinpulver vollzustopfen, ist verhängnisvoll. Die Maxime der Irregeführten lautet: »Muskeln bestehen aus Eiweiß. Wenn ich also eiweißreich esse, bauen sich meine Muskeln schnell auf.«

Der Proteinirrtum

Im Großen und Ganzen gesehen, verzehrt der durchschnittliche Mitteleuropäer täglich doppelt so viel Gesamtmasse an Aminosäuren, wie sein Körper benötigt. Das Zuviel an Eiweiß wird aber nicht in Muskeln eingebaut, auch nicht als glättendes Polster ins Bindegewebe, sondern es wird ausgeschieden: in Form faulender, halb verdauter Rückstände im Darm oder in Form von Harnstoff mit dem Urin.

Muskelmasse entsteht durch intensives Training. Die richtige Ernährung, um Muskelmasse aufzubauen, ist eine, die ausreichend Energiebrennstoff für hohe Trainingsanstrengungen liefert. Sie enthält dann ohnehin zwangsläufig mehr Proteine. Pflanzliche Nahrung ist dabei ebenso reich an Aminosäuren wie tierische Kost.

Viele Erkenntnisse über den Eiweißstoffwechsel sind den Forschungen von Sportmedizinern zu verdanken. Kein Wunder – ist es im Wettkampfsport doch besonders wichtig, ausreichend Energie zum richtigen Zeitpunkt zur Verfügung zu haben.

Wenn Zellen atmen

Gymnastik, Aerobic, Joggen, Schwimmen, Rad fahren, Treppen hinauflaufen – jede Art von Fitness, Sport oder körperlicher Belastung steigert die Stoffwechselrate der Zellen und damit des gesamten Organismus. Die Stoffwechselrate steigern ist gleichbedeutend mit einem erhöhten Proteinumsatz in den Zellen. Das genau ist es, was Wissenschaftler unter »Fit durch Proteine« verstehen.

Nach einem 30-Minuten-Berglauf mit der Bewältigung von 300 Höhenmetern bleibt die Stoffwechselrate noch stundenlang erhöht. Dasselbe gilt für alle anderen Sportarten. Je aktiver, desto höher die Stoffwechselrate, desto höher der Proteinumsatz – und desto länger bleibt die Stoffwechselrate auch anschließend erhöht.

Der erhöhte Sauerstoffumsatz

Messen können dies Experten durch die Sauerstoffaufnahme über die Lunge. Für die Extraproduktion von Zellproteinen wird mehr Energie benötigt, durch das Verheizen von Glukose oder Fettsäuren. Für die Oxidation, die Verbrennung, brauchen die Zellen mehr Sauerstoff – nicht anders als ein Automotor, der bei höherer Geschwindigkeit mehr Treibstoff verbraucht und deshalb mehr Sauerstoff ansaugt.

Männliche Athleten nehmen im Training oder im Wettkampf pro Minute bis zu vier, fünf oder gar sechs Liter Sauerstoff auf, Sportlerinnen etwa 30 Prozent weniger. Nach hartem Training oder Wettkampf bleibt die Sauerstoffaufnahme noch über Stunden hinweg um 10 bis

20 Prozent erhöht. Im gleichen Umfang bleibt die Summe der Proteinsynthesen auf einem höheren Level. Der Zellstoffwechsel sinkt schließlich nach und nach wieder ab, verharrt aber zunächst auf einem höheren Niveau als vor Training oder Wettkampf.

Ribosomen machen Muskeln fit

Diese kleinen Eiweißfabriken knüpfen Aminosäuren zu Zellproteinen zusammen. Je mehr wir trainieren und je gesünder wir uns ernähren, desto mehr Ribosomen nehmen in der Zelle ihre Arbeit auf. Eine gesunde Herzmuskelzelle verfügt über rund 200000 davon. Bei mangelnder körperlicher Betätigung und falscher Ernährung formieren sich auch immer weniger Ribosomen in der Zelle.

Wie es zu schlechter Kondition kommt

Dasselbe gilt für alle anderen Muskelzellen. Unter dem Begriff »schlechte Kondition« verstehen moderne Gen- und Zellforscher deshalb: zu wenig Ribosomen. Wenn ein Sportler klagt, er sei an diesem Tag nicht in Form, er komme trotz ausreichend Schlaf und viel Training nicht so recht über die Hürden, hat er dies Schwankungen im Eiweißstoffwechsel zu verdanken. Um es präziser zu sagen: Schwankungen in der Anzahl der Ribosomen, der winzigen Eiweißfabriken der Zelle. Damit durch Fitnessübungen Ribosomen aufgebaut werden können, ist nicht in erster Linie Eiweiß vonnöten, sondern Glukose. Weil Glukose, diese kleinste Einheit der Kohlenhydrate, im Energiefeuer der Zellen rasch verheizt wird, legt die Leber Glukosedepots an, in Form des so genannten Glykogens.

Wichtig – die Glykogenvorräte

Für gute Kondition ist insbesondere ein üppiges Glykogenpolster wichtig, weil Muskeln im Sportstress zunächst Glukose verheizen und weil vor allem Gehirn- und Nervenzellen eine extrem erhöhte Leistung bringen müssen. Diese aber akzeptieren keine andere Energienahrung als Glukose, also kein Fett, wie etwa die Muskeln beim Langstreckentraining. Dies hängt damit zusammen, dass Gehirn und Nerven blitzschnell reagieren (z. B. bei Gefahr) und deshalb auch entsprechend schnell Zellenergie produzieren müssen.

Vor einem sportlichen Einsatz machen nicht Riesenschnitzel fit, sondern eher ein großer Teller mit Tomatenspaghetti. Für den nötigen Glukosevorrat sind nämlich Kohlenhydrate wichtig – und nicht Eiweiß.

Das Gehirn trainiert mit

Wenn aktive oder Freizeitsportler schlapp machen, den Ehrgeiz und »Biss« verlieren, sind meist erschöpfte Glykogenreserven schuld. Bezeichnend dafür ist der »Hungerast« von Hochleistungsradsportlern, z. B. bei der Tour de France. Ihre Muskeln verheizen zwar viel Fett zu Energie. Aber Muskeln, Gehirn und Nerven verheizen auch erhebliche Mengen an Glukose. Wenn sie fehlt, gibt das Gehirn den Befehl zur Aufgabe: vom Rad steigen. Vielleicht hätten Muskeln noch fettgespeiste Energie für das Weitertreten, Gehirn und Nerven aber fehlt ihr Energiefutter Glukose. In diesem Fall kommt es zu einer Schutzfunktion der Natur: Über das Gehirn des Betroffenen fordert sie das Ende der sportlichen Übung – um größeren Schaden von ihm abzuwenden.

Wissenschaftler empfehlen Leistungssportlern eine Einnahme von bis zu zwei Gramm Eiweiß pro Kilogramm Körpergewicht – mehr als das doppelte der üblichen Empfehlungen.

Muskelzuwachs erst nach dem Training

Im Verlauf der sportlichen Übungen, egal ob beim Rudern oder Hantelheben, sinkt die Proteinsynthese in den Zellen erst einmal drastisch ab, je nach Kraftanstrengung und Dauer um bis zu 70 Prozent. Der Grund: Muskeln verbrauchen die vorhandenen Aminosäuren als Energiebrennstoff. Muskelmasse gibt es erst danach, während der Erholungsphase. Da werden Eiweißbausteine anabolisch (aufbauend) genutzt, also ins Muskelprotein eingebaut.

Sportliches Training verheizt vor allem die Aminosäure Leuzin. Insgesamt entziehen die aktiven Muskeln dem Blut vorrangig die so genannten verzweigtkettigen Aminosäuren, neben Leuzin noch Valin und Isoleuzin. Eiweißbausteine werden zu Glukose abgebaut, um einem entsprechenden Defizit vorzubeugen. Marathonläufer oder Radfahrer, die 100 Kilometer und mehr zurücklegen, opfern dabei bis zu 15 Prozent ihrer Proteinreserven. Wer also intensiv Sport betreibt, kommt mit normaler Eiweißkost nicht ganz aus.

Weiße und rote Muskelfasern

Muskeln gibt es im Darm, in der Lunge, um die Gefäße. Wenn aber das Thema »Fitness« heißt, geht es um die mit Abstand am häufigsten vertretenen Muskeln in unserem Körper: die Skelettmuskeln. Jeweils Hunderte von Muskelzellen formen sich zu feinen Muskelfasern aus, die in ihrer Masse den Muskel bilden. Rote Muskeln enthalten viel Myoglobin (den roten Muskelfarbstoff) und sind reich mit Blutgefäßen versehen. Myoglobin bindet Sauerstoff aus dem zirkulierenden Blut und wirkt als Depot für Sauerstoffmoleküle. Außerdem speichern rote Muskeln viel Energiebrennstoff – Fett und Glykogen (eingelagerte Glukose). Sie sind auch reich an Mitochondrien, an Energiebrennkammern, in denen Fett und Glukose verheizt werden. Dies alles trägt dazu bei, dass rote Muskeln Ausdauermuskeln sind.

Tipps für Gewichtheber

● Mehr Muskelmasse entsteht nur durch spezielles Widerstandstraining, nicht aber dadurch, dass der Hantelheber viel Proteinreiches isst. Natürlich wird Eiweiß benötigt, um zusätzliche fettarme Körpermasse aufzubauen.

● Mit kräftigem Gewichtetraining können junge Männer mit etwa 78 Kilogramm Gewicht pro Woche bis zu einem Kilogramm fettfrei zunehmen.

● Wenn ein Fünftel dieser Zunahme an magerer Körpermasse aus Eiweiß besteht, werden täglich nur 20 Gramm zusätzliches Nahrungseiweiß gebraucht.

● Wenn Hantelheber täglich 1000 Kilokalorien zusätzlich verbrennen, benötigen sie 25 Gramm Eiweiß mehr. Mehr als insgesamt gut 50 Gramm Nahrungseiweiß pro Tag werden also nicht benötigt, selbst bei recht ehrgeizigem Gewichtestemmen.

● Proteinexperten sehen deshalb überhaupt keinen Anlass, weshalb hantelstemmende Bodybuildingfans zusätzliches Proteinpulver oder extrem eiweißreiche Nahrung zu sich nehmen sollten.

● Sie benötigen täglich zwischen 1,3 und 1,6 Gramm Eiweiß pro Kilogramm Körpergewicht – und diese Menge auch nur während der ersten Trainingsphasen. So viel Eiweiß ist aber in einer gesunden Basiskost allemal enthalten.

An den Anteilen von roten und weißen Muskelfasern lässt sich erkennen, ob ein Sportler eher bei Ausdauerleistungen oder in Kraftsportarten seine maximale Leistung erzielen kann. Allerdings lässt sich durch spezielles Training dieses Verhältnis etwas verändern.

Weiße Muskeln enthalten kein Myoglobin (und sind deshalb weiß), sind von wenigen Blutgefäßen durchzogen, speichern wenig Energiebrennstoffe Fett und Glukose und enthalten wenig Mitochondrien. Es sind die »Sprintermuskeln«, ideal für kurzzeitige Extrembelastung.

Wenn ein Fuchs einen Truthahn jagt, setzt dieser – mit Hilfe seiner weißen Muskeln – zu wiederholten kurzen Fluchtflügen an, in deren Minipausen er sich jedesmal erholt. Im Gegensatz dazu befähigen die roten Muskeln in der Entenbrust den Vogel zu Flügen über ganz erhebliche Distanzen.

Muskelarten können sich ändern

Selbstverständlich ist der Muskelapparat nicht so simpel aufgebaut, dass es nur rote und weiße Muskelpakete gibt. Unsere Muskeln bestehen meist aus einer Mischung aus roten und weißen Fasern. Weiße Muskeln sind auch nicht immer gleich, manche haben mehr oder auch weniger Mitochondrien. Wenn sie über viele solcher Energiebrennkammern verfügen, ermüden sie nicht so schnell. Diese neuen Erkenntnisse führen jetzt – zusammen mit den Studienresultaten der Genforscher – zu gänzlich neuen Trainingsprogrammen.

Wenn ein bislang fanatischer Hantelstemmer plötzlich zum Marathonlaufen wechselt, verändern sich nach und nach seine weißen Muskelpartien zu roten. Immer aber spielen Muskelproteine dabei die Hauptrolle. Sie formen sich zu Aktin und Myosin, einem Eiweißpaar, das gemeinsam als Aktomyosin auftritt. Die beiden sind jedoch nicht immer derselben Meinung; der eine zieht, der andere reißt – und so entsteht in gegensätzlichen Bestrebungen die Muskelarbeit.

Wer nicht gerade Siegerehrungen in bestimmten Kraftsportarten anstrebt, sondern sich eher zu den Freizeitsportlern zählt, tut mit Ausdauersportarten wie Laufen, Schwimmen oder Radfahren mehr für seine Gesundheit als mit ehrgeizigem Hantelstemmen.

Muskelproteine brauchen Glukose

Ohne Kohlenhydrate ist Nahrungseiweiß nur die Hälfte wert. Aus genau diesem Grund hat die Natur im Spinatblatt, im Weizenkorn oder in der Sojabohne beide Nährstoffe integriert. Weidende Kühe, die nur Gras fressen, brauchen ja auch Eiweiß – sie finden es reichlich in ihrem Futter. Wer nach Büroschluss ins Fitnessstudio eilt, um dort an einer der zahlreichen Maschinen seine Muskeln zu stählen, sollte deshalb nicht nur immer an Muskeleiweiß denken. Was ihn wirklich fit macht, ist zunächst einmal Glukose. Oder anders ausgedrückt: Diese kleinsten Bausteine aus Kohlenhydraten sind Garant dafür, dass auch wirklich viele Aminosäuren in imposante Oberarm- und Oberschenkelmuskelbündel gepumpt werden.

Der Zündstoff für den Stoffwechsel

Dieses kleine Glukosemolekül ist der Zündstoff für Eiweißreaktionen im Körper. Wenn jemand seine Joggingschuhe anzieht und voller Ehrgeiz losrennt, passiert im Proteinstoffwechsel zunächst noch gar nichts. Dann reagiert das Nervensystem auf den jähen Stressfaktor des Laufens. Es wird hellwach, vermeintlich im Glauben, der Mensch würde von einem Raubtier verfolgt oder sei selbst Raubtier beim Verfolgen eines Beutetiers.

Gehirn- und Nervenzellen verfeuern innerhalb von Sekunden enorme Mengen an Glukose, ihrem Energiebrennstoff. Dies erst bringt den Zellstoffwechsel auf Touren, erst jetzt werden also massenweise Proteinsynthesen in den Körperzellen stimuliert. Deshalb sollte man, bevor man die Haustür schließt und demonstriert, wie flink man um die Garage herum in den Stadtpark flitzt, erst einmal für ausreichend Glukosereserven sorgen.

Kohlenhydrate vor dem Training

Wenn man den ganzen Tag unter großem Stress stand und sich nur von Gulasch mit weißem Reis und später von einer großen Pizza ernährt hat, fehlt die Glukose als Fitnesszünder. Da bringt es nichts, wenn man noch zwei Extrarunden schafft. Muskeleiweiß powert man damit nicht in die Oberschenkel. Ohne Glukose geht absolut gar nichts beim Muskelaufbau.

Am Anfang aller Proteinsynthesen im Organismus steht deshalb die Glukose als kleinste Einheit der Kohlenhydrate, zwingendes Beispiel dafür, wie Nährstoffe im Körper zusammenspielen, niemals für sich selbst Wirkungen erzielen. Immer sind es die kleinen, winzigen, schlicht geformten Moleküle, die uns fit machen, wie Schilddrüsenhormone, Vitamin C u. a. Sie alle bereiten Proteinpower vor. Deshalb sollte man vor Trainingsläufen Kohlenhydratreiches essen – und sich nicht mit Proteinpulver aus dem Bodybuildingstudio vollpumpen.

Kohlenhydrate vor dem Sport sind wichtig – aber es ist nicht egal, welche! Schnelllösliche aus süßen Getränken oder Weißmehlprodukten sind höchstens als Nothelfer während eines Wettkampfs geeignet; für Glukosereserven sorgen besser Vollkornprodukte.

Muskelpakete sind überflüssig

Schwellende Muskelpakete an Oberschenkeln, Brust und Oberarmen haben mit Fitness im natürlichen Sinn nichts zu tun. Wer nur für sein Abbild im Spiegel trainiert, wird bald Probleme mit der unphysiologischen Muskelpracht bekommen.

In einem komplett ausgestatteten Bodybuildingstudio stehen 100 oder mehr unterschiedliche chromglitzernde Maschinen. Man bedient sie im Liegen, im Sitzen, im Stehen, zieht an mit Gewichten beschwerten Zugseilen, lässt sich von Streckgeräten stramm ziehen, zwingt unter Bizepsschmerzen federgebremste Handgriffe an die Brust, stemmt Bügel ab, die durch massive Eisenringe beschwert sind, presst mit den Beinen Gewichte usw. Das Paradoxe daran ist allerdings, dass ein Zuviel an Training nicht fitter macht, sondern schlapper:

● Muskelgruppen werden einseitig trainiert, der Körper wendet – bereits auf dem Weg vom Studio zum Parkplatz – Energie auf, um die ursprüngliche Balance wiederherzustellen.

● Bei übertriebenem Training plündern Muskeln zunächst ihre Reserven an Aminosäuren. Sie fressen sogar ihr eigenes Aktin und Myosin auf, ihre Muskelzellproteine.

● Bodybuilding ist meistens nach Feierabend angesagt. Da ist der Organismus bereits durch 1000 kleine oder große Stressattacken des Arbeitstags geschwächt.

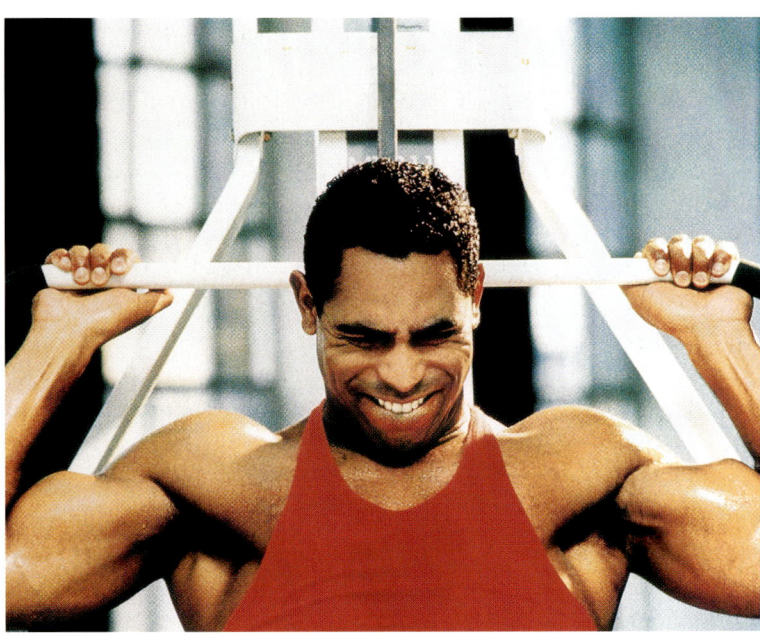

Sport an sich ist gesund, doch zu viel Training kann dem Organismus auch schaden. Besser als ein schneller Muskelaufbau sind Ausdauersportarten, wie z. B. Joggen oder Schwimmen.

Das Dystrophingen steuert den Muskelaufbau

Die Natur weiß ganz genau, weshalb sie Bäume nur bis in eine bestimmte Höhe wachsen lässt, warum sie Muskeln eines Leoparden, eines Erdhörnchens, Bussards oder einer Molluske nur in einem bestimmten Umfang wachsen lässt. Ein unphysiologisches Zuviel an Muskeln oder Fett in einer Schwalbe würde das Tier schwächen, weniger wettbewerbsfähig machen. Auch uns Menschen hat die Natur auf ein bestimmtes Muskelmaß programmiert. Ein Zuviel, das nur vermeintlicher Schönheit dient, ist unserer Fitness abträglich. Wieder ein Beispiel dafür, dass zu viele Proteine schaden können.

Mehr Muskelmasse als von der Natur vorgesehen ist nur über unentwegte Überforderung zu erreichen. Ob es den Preis wert ist, Muskeln für nicht notwendige Kraftakte aufzubauen und unnötige Kraftakte für mehr Muskeln zu absolvieren, scheint mehr als fraglich.

Ein Zuviel schwächt nur

Das Instrument, mit dem die Natur den Muskelaufbau verzögert, ist das Dystrophingen, das erst kürzlich entdeckt wurde. Es passt einen physiologisch gesunden Muskelaufbau an Intervalle von Stress und Erholungsphasen an. Beispiel: Ein Gepard hat ein Gnu 15 Minuten lang kreuz und quer über die Steppe gehetzt, verbunden mit einer gewaltigen Aktivität seiner Muskeln. Ginge es jetzt nach den Versprechungen von Fitnessstudiomanagern, müsste rasch zusätzlich Muskelmasse wachsen. Die ohnehin stolzen Muskelwülste an Schultern und Läufen des Gepards würden um einiges zunehmen. Das tun sie aber nicht, denn nach dem Stress der Jagd ruht das Raubtier einige Stunden lang aus. Langsam füllt sich verbrauchte Muskelmasse auf – bis das ursprüngliche Muskelgewicht wieder erreicht ist. Darüber hinaus gibt es kein einziges Gramm zusätzlicher Muskelfasern. Dies nämlich würde den Geparden nur schwächen.

Ein langsamer Prozess

Deshalb hat die Natur das Dystrophingen sehr lang gemacht – erneut eine gewaltige Evolutionsleistung. Auf der über drei Milliarden Sprossen langen »Strickleiter« eines Chromosomenfadens im Zellkern belegt das Dystrophingen rund drei Millionen solcher so genannter Purinbasen. Es ist somit das längste bekannte Gen. Im Zellkern wird immer erst ein Muster eines Gens ausgeprägt; nach diesem Muster entsteht im Zellinneren, also außerhalb des Zellkerns ein Zellprotein, ein Teilchen des Zellstoffwechsels. Auf diese Weise bleiben die Gene an ihrem Platz. Die Ausprägung eines so langen Gens dauert natürlich besonders lang. Das dabei entstehende Muster wandert durch feinste Poren in der Membranhülle des Zellkerns in das große flüssige Innere der Zelle. Ein solches Muster nennen Wissenschaftler mRNS (messenger-RNS; Botenribonukleinsäure). In der Zelle wird daraus der Grundstein für die Synthese des Dystrophinproteins, des kleinsten Bausteins des Muskels. Es dauert nun auch wieder sehr lang, bis so ein einzelnes Muskelprotein aus Aminosäuren zusammengeknüpft ist.

Schwimmen ist ein idealer Sport, um mit Hilfe von Proteinen fit zu werden. Die Sauerstoffaufnahme unmittelbar über der Wasseroberfläche ist außerordentlich hoch. Das Wasser trägt und entlastet insbesondere Übergewichtige.

Muskelzuwachs braucht Zeit

Muskelmasse aufbauen, bis der Bizeps wächst, dauert also seine Zeit. Die Natur will es auch nicht anders. Sie hat die Länge des Dystrophingens exakt an die Erholungsphase des entsprechenden Lebewesens angepasst. Wäre das Gen kürzer, würden Muskeln zu rasch wachsen, wäre es länger, würde der Muskelaufbau zu lang dauern. Beides würde die Konkurrenzfähigkeit des Lebewesens in seinem territorialen Umfeld schwächen. Deshalb erklären Muskelzellforscher: Zu viel künstlich aufgepackte Muskelwülste sind ungesund. Sie behindern eher das genetische Gesamt- und Entfaltungsprogramm des Menschen, als dass sie ihn fit machen.

Ideal – Ausdauersportarten

Dies ist genau das, was sich unser Zellstoffwechsel wünscht: Auf dieselbe Art und Weise fit werden und es auch bleiben wie unsere Vorfahren. Unser genetisches Programm hat sich seit der Steinzeit nicht verändert. Damals waren Gene angepasst an den Tages- und Nachtrhythmus unserer Urahnen. Sie liefen viel (z. B. auf der Jagd), und sie schwammen womöglich auch. Manchmal kletterten sie mühsam Berge hoch und schleppten schwitzend schwere Lasten. Im Prinzip aber waren ihre natürlichen Bewegungen Laufen und Schwimmen. Schwimmen und Laufen vollziehen sich unter einer körpereigenen natürlichen Blockade, die Überbelastung praktisch ausschließt. Es sind Gene, die überstrapazierte Muskeln übersäuern und damit den gefürchteten Muskelkater auslösen, der aber nichts anderes ist als eine Schutzmaßnahme der Natur.

So kurbelt Laufen den Proteinstoffwechsel an

● Bereits nach den ersten Schritten wird unser Proteinstoffwechsel angeregt.

● Von überall im Körper gibt es jetzt Impulse für diese höhere, belebende Stoffwechselrate: aus der Schilddrüse, über die Sauerstoffaufnahme, durch aktivierende Stresshormone, durch die Zunahme von Ribosomen (Eiweißfabriken) und Mitochondrien (Energiebrennkammern) in den Zellen, durch Freisetzung von stimmungsaufhellenden Nervenreizstoffen, durch genetische Impulse aus den Zellkernen usw.

● Es entstehen jetzt Zellproteine aus Aminosäuren. Zwar werden die Muskeln erst mal schwächer, weil Glukose verheizt und Wasser verbraucht werden (an jedem Glukosemolekül hängen drei Wassermoleküle). Außerdem wird beim Laufen auch Muskeleiweiß abgebaut. Doch die gleichzeitige Produktion von Stresshormonen euphorisiert.

● Nach dem Laufen reichern sich die verheizten Stoffe wieder an. Die Stoffwechselrate bleibt noch über Stunden hinweg erhöht – und genau dies macht fit.

● Außerdem erhöhen sich die Glykogenreserven, also die Glukosedepots in der Leber und in den Muskeln. Dies bedeutet, dass man beim nächsten Mal schon mit etwas mehr Kondition in die Laufschuhe schlüpft.

Wer sich ausreichend bewegt, sollte sich auch ausreichend Ruhe gönnen. Regenerationszeiten sind für den ganzen Organismus unerlässlich.

Erholung macht fit

Unser Proteinstoffwechsel ist sehr fein ausbalanciert, durch Stress und Erholungsphasen. Mentale und körperliche Belastung sind wichtig, um den Eiweißstoffwechsel in den Zellen anzukurbeln bzw. hoch zu halten. Aber auch Erholungsphasen, stressfreie Ruhe und Schlaf, sind unabdingbar für einen Zellstoffwechsel, der optimal funktioniert. Scheinbar ein Paradoxon – doch am Beispiel des Dystrophingens erläutern Zellforscher, wie souverän der Stoffwechsel ausgleicht. Selbst wenn wir Stunden nach dem Jogging träge und bequem auf dem Sofa liegen, bleibt der Zellstoffwechsel angeregt und erhöht.

Der innere Steuermann

Das vegetative Nervensystem spielt dabei die steuernde Rolle. Es sind diejenigen Nervenfunktionen, die von unserem Willen und Bewusstsein nicht beeinflusst werden können, wie z. B. der Herzschlag. (Wir können willentlich den Finger krümmen, aber nicht die Darmtätigkeit anregen.) Auch dabei hat sich die Natur etwas gedacht. Die Regelung wichtigster Vitalfunktionen wie Atmung, Verdauung, Stoffwechsel, Kreislauf usw. will sie nicht unserem Bewusstsein überlassen – dies wäre viel zu riskant. Es könnte ja sein, dass der Mensch damit Unfug treibt und sich schadet.

Wer – nicht nur im Sport – fit, aktiv und vital sein möchte, sollte beiden Nervensystemen ihren jeweiligen Aktionsspielraum belassen, Stress und Erholung trennen. Assimilation spielt dabei die herausragende Rolle.

Das vegetative Nervensystem ist also jenes, das wir mit den Tieren noch gemeinsam haben – ein Relikt aus Urzeiten. Es gliedert sich in zwei gegensätzliche Untersysteme: das sympathische und das parasympathische System. Man könnte sie auch das Stresssystem und das Erholungssystem nennen.

Das sympathische Nervensystem

Das sympathische Nervensystem, kurz Sympathikus genannt, macht uns wach und konzentriert, damit wir die kleinen und großen Stressprobleme des Alltags meistern. Zu diesem Zweck erhöhen die zuständigen Nervengeflechte die Herzfrequenz, den Pulsschlag, sorgen für mehr belebende Schilddrüsenhormone, die Freisetzung von Glukose aus der Leber – diese brauchen Nervenzellen jetzt besonders als Energiefutter. Der Sympathikus verengt die peripheren Gefäße, erweitert aber die des Herzes sowie die Bronchien und die Pupillen: Das Herz muss jetzt besonders gut mit Blut und Nährstoffen versorgt werden, die Augen müssen schärfer sehen und die Lunge möglichst viel Sauerstoff ansaugen. Die Magen-Darm-Tätigkeit wird dafür gedrosselt, hingegen wird mehr Adrenalin aus den Nebennieren freigesetzt. Die Libido wird unterdrückt – unter Stress braucht das Lebewesen nicht an Fortpflanzung zu denken. Deshalb verengen sich folgerichtig die zuständigen Gefäße im Genitalbereich.

Das parasympathische Nervensystem

Der so genannte Parasympathikus sorgt fast genau für das Gegenteil. Puls, Herzfrequenz und Kreislauf werden gedrosselt, nahezu alle Gefäße erweitert – lediglich die Herzkranzgefäße werden nun verengt. Ebenso werden Bronchien und Pupillen enger gestellt. Die Schilddrüse sekretiert weniger Vitalhormone, hingegen erweitern sich Gefäße im Schambereich. Libido und Orgasmusfähigkeit steigen. Was von erheblicher Bedeutung für die körperliche und mentale Fitness ist: Die Magen- und Darmtätigkeit, also die Verdauung und Verwertung der Nahrungsbestandteile, wird angeregt.

Der menschliche Organismus trennt also Stress und Erholung ausgesprochen streng, als zwei völlig gegensätzliche Verhaltensprinzipien, in deren Balance sich unsere Fitness und Gesundheit entfalten. Dieses Prinzip ist im Grunde genommen absolut animalisch. Was Proteinstoffwechsel und Vitalität betrifft, können wir von Tieren in freier Natur daher jede Menge lernen.

Die Amsel im Garten

Eine Amsel, die im Garten auf der Wiese herumhüpft, scheint die Sonne zu genießen. Doch der Schein trügt; exakt das Gegenteil ist der Fall: Die Amsel genießt Sonne und Wiese überhaupt nicht. Futtersuche ist für den kleinen Vogel nämlich erbarmungsloser Stress: Sie bedeutet, hochkonzentriert die Wiese nach Würmern und Insekten abzusuchen und gleichzeitig mit extremer Wachsamkeit darauf zu achten, dass man nicht selbst gefressen wird, beispielsweise von einer Katze. Das Umfeld überwachen, das Warngezwitscher der Vögel in Bäumen, Sträuchern und in der Luft instinktiv analysieren: Das sympathische Nervensystem der Amsel dominiert absolut.

Nach eineinhalb Stunden ist die Amsel völlig erschöpft, der Stress hat viele Proteine und andere Nährstoffe aus Blut und Gewebe herausgefressen. Sie fliegt schließlich einen Baum an und setzt sich auf einen Zweig. Dort verharrt sie in der Gegenphase, der Erholung. Jetzt wird der Vogel vom parasympathischen Nervensystem völlig beherrscht. Sein Magen und Darm verarbeiten den Nahrungsbrei aus der Beute, es kommt zu einem reichen Zustrom an Aminosäuren, Vitaminen und anderen Biostoffen in das Blut und zu den Körperzellen. Diesen Mechanismus nennen Wissenschaftler Assimilation.

Tiere halten instinktiv die empfindliche Balance zwischen Anspannung und Erholung. Außer bei neurotisierten Haustieren gibt es im Tierreich weder völlig träge »Couchpotatoes« noch überbetriebsame Leistungsfanatiker.

Damit Sport nicht zum Stress wird

● Fehler Nummer eins: Frühsport unmittelbar vor dem Berufsstress. Da bekommen die Zellen nicht ausreichend Nährstoffe für den Muskelaufbau, weil nach dem Joggen das sympathische Nervensystem weiter herrscht und anabole (aufbauende) Mechanismen hemmt.

● Fehler Nummer zwei: sich abends beim Sport auspowern und danach gleich zum Italiener, mit Pasta, Saltimbocca und Tiramisù. Da hungern die ausgeplünderten Zellen zu lange, bis sie endlich den Nährstoffnachschub bekommen, den sie brauchen. Außerdem ist ein opulentes Mahl selbst ein gewaltiger Stressfaktor.

Ideal: Eine Stunde vor dem Fitnessprogramm Kohlenhydratreiches essen, das viele Vitamine und Spurenelemente und nur einen geringen Anteil pflanzlicher Fettsäuren hat. Typisch dafür sind Lebensmittel mit einem relativ niedrigen so genannten glykämischen Index.

Der glykämische Index (GI)

Der GI definiert sich durch den Anstieg der Glukose-(Blutzucker-)Konzentration im Blut nach dem Verzehr einer Mahlzeit. Einen sehr hohen GI haben Weißbrot, polierter Reis, Nudeln sowie Haferflocken und Kartoffeln. Fruchtgemüse wie Zucchini, Tomaten, Kürbis, Mais, Auberginen oder Paprika haben einen niedrigen GI. Die neuen Erkenntnisse rund um den GI werden inzwischen in das Trainings- und Ernährungsprogramm von US-Spitzenathleten eingebaut. Die Folge: Es wird feiner zwischen Nahrungsmitteln unterschieden.

Essen – Sport treiben – ruhen

Spitzenreiter – und vielleicht die beste Vorbereitung vor dem Waldlauf – sind mit Pflanzenöl gekochte Möhren. Sie machen satt und erhöhen die Ausdauer. Auch Erbsen, Bohnen oder Linsen sowie Wirsing- oder Grünkohl sind ideale Sportlernahrung, bevor man sich die Basketball- oder Laufschuhe anzieht oder sich aufs Fahrrad schwingt. Wenn man dann – wieder zu Hause – aus der Dusche kommt und trocken gerubbelt ist, sollte man erst einmal ruhen, je nach sportlicher Strapaze ausgiebig oder eben nur kürzer. Dann macht man Assimilation nach Art der Amsel. Aus dem Darm strömen Nährstoffe in das Blut und in die Zellen. Nach ergiebiger Ruhephase darf nun wieder Stress angesagt sein. Wichtig aber: Stress und Ruhe, Sympathikus und Parasympathikus sollten jeweils konsequent getrennt unseren Körper beherrschen. Dann klettert der Proteinstoffwechsel auf die 100-Prozent-Marke und macht uns fit und vital.

Glykämischer Index verschiedener Lebensmittel

Index	Zucker	Getreide-produkte	Stärke-produkte	Obst und Gemüse	Sonstiges
100	Glukose/ Traubenzucker				
100–80	Maltose/ Malzzucker	Sehr helles Brot, Knäckebrot, Cornflakes, Popcorn	Schnellkochreis, Bratkartoffeln, Kartoffelpüree	Zuckermais	Honig
80–60	Saccharose/ Kristallzucker	Graubrot, feines Roggenbrot, Kekse, Müsli mit Zuckerzusatz, Schokoriegel	Naturreis, gekochte Kartoffeln	Melonen, Kürbisse, Bananen, Dörrobst, Gemüsemais, Rüben	Marmelade
60–40		Vollkornbrot, Pumpernickel, Müsli ohne Zuckerzusatz, Haferflocken	Vollkornreis, Teigwaren	Äpfel, Orangen, Erbsen, rote Bohnen	Frischer Fruchtsaft ohne Zucker-zusatz, Milch
40–20		Grobes Schrotbrot, ballaststoffreiches Müsli ohne Zuckerzusatz	Vollkorn-teigwaren	Frisches Obst, trockene Hülsen-früchte	Marmelade ohne Zucker-zusatz, Milch-produkte, Eis
20–0	Fruktose/ Fruchtzucker			Frisches Gemüse, Soja, Erdnüsse	

Eiweiß hält Gehirn und Nerven vital

Gen- und Zellforscher haben in jüngster Zeit verblüffende neue Einsichten in unsere Seelenwelt gewonnen. Ihr Fazit: Sinneseindrücke landen im Gehirn und werden hier von Proteinen in Empfang genommen und verarbeitet, z. B. von Nervenpeptiden, Neurotransmittern oder Hormonen. Je nach dem Gesundheitszustand unserer Gehirn- und Nervenzellen entscheiden übergeordnete Systeme darüber, welchen Gemütszustand der Anblick eines Gegenstands oder eines Menschen, eine Berührung, ein gesprochener Satz oder auch die Erinnerung an irgendetwas in uns auslöst.

Für den jeweiligen Grad des Proteinstoffwechsels spielt nicht nur ein Mangel an Aminosäuren eine Rolle, sondern auch ein solcher an Glukose, dem Energiebrennstoff von Gehirn- und Nervenzellen.

Auch die Gefühlswelt braucht Nahrung

Ein Beispiel: Wir sehen im Schatten des Waldrands eine bezaubernd schöne Blume leuchten. Auf diese Wahrnehmung reagieren wir:

● Mit Gleichgültigkeit, wenn unsere Zellen zu diesem Zeitpunkt schlecht genährt sind
● Mit interessierter Aufmerksamkeit, wenn der Zellstoffwechsel einigermaßen funktioniert
● Mit Staunen und Entzücken, wenn dem Zellstoffwechsel in einem optimalen Verhältnis Aminosäuren, Vitamine und andere Nährstoffe zur Verfügung stehen

Dabei ist das Prinzip ganz einfach: Jubel, Freude und Entzücken sind gehöriger Stress, nicht nur für Gehirn und Nerven. Wenn unsere Körperzellen »halb verhungert« sind, will die Natur sie nicht durch überschäumende Glücksgefühle noch mehr belasten. Mangelndes Glücksempfinden ist immer Folge eines Defizits an Zellproteinen. Je mehr davon fehlen, desto massiver wird die Psyche belastet.

Wissenschaftler werten den Mangelzustand in zehn graduellen Abstufungen (siehe Kasten Seite 149). Fehlernährung und zu viel Stress führen dazu, dass unser mentaler Zustand häufig zwischen den Abstufungen eins und fünf hin- und herschwankt; je nachdem, in welchen Intervallen sich der Proteinstoffwechsel in den Zellen bewegt.

Die zehn Grade eines Zellproteinmangels

1 Unerklärliche innere Un-
ruhezustände

2 Lustlosigkeit

3 Nervenschwäche, Vergesslichkeit, Pessimismus

4 Defensives Stressverhalten, Konfliktscheu

5 Konzentrations-
schwächen, depressive
Verstimmungen

6 Verwirrtheitszustände

7 Erste Angstzustände,
Gefühl, den Herausforde-
rungen des Alltags nicht
mehr gewachsen zu sein

8 Depressionen, spürbar in
den frühen Morgenstunden
zwischen vier und fünf Uhr

9 Verzweiflungszustände,
Angst

10 Nervöse Störungen,
Beklemmungen

Drei Schritte zu mehr Lebensfreude

● Nerven brauchen Energiefeuer, deshalb muss der Blutzuckerspiegel immer in einem gesunden Bereich liegen.

● Nerven- und Gehirnzellen müssen sich beruhigen. Dafür muss die so genannte Myelinschutzmembran der Nervenzellen gekräftigt werden.

● Neurotransmitter (Nervenübertragungsstoffe) sorgen für mehr Glücksgefühle. Ganz im Gegensatz zu den beiden oben genannten Mechanismen, die das Blut speist, werden positive Stimmungssignale über das Nervensystem verbreitet.

Die Rolle des Blutzuckerspiegels

Gehirn- und Nervenzellen akzeptieren praktisch nur Glukose, den Blutzucker, als Energienahrung – weil sie rasch zündet und entflammt, den Gehirn- und Nervenstoffwechsel befeuert. Alle anderen Zellen verbrennen auch Fett zu Energie. Deshalb muss der Blutzuckerspiegel

Man muss nicht den ganzen Katalog der Stadien eines darniederliegenden Proteinstoffwechsels durchmachen, bevor man etwas unternimmt: Blättern Sie zu den Rezepten ab Seite 176, und lassen Sie Ihre Zellen Nährstoffe tanken!

immer in einem gesunden Bereich liegen, zwischen 80 und 120 Milligramm pro 100 Deziliter Blut (mg/dl). Bei Stress verheizt das mentale System natürlich viel mehr Glukose, weil Nerven- und Gehirnzellen mehr beansprucht werden. Dadurch sinkt der Glukosespiegel auf Marken unter oder weit unter 80 mg/dl, was zu Nervenschwäche führt.

Wenn Gehirn- und Nervenzellen nicht ordentlich befeuert werden, sinkt natürlich auch ihr Proteinstoffwechsel – und damit die Fähigkeit, den Herausforderungen des Alltags optimistisch und mit mentaler Kraft zu begegnen.

Nicht nur Zucker treibt den Blutzuckerspiegel in schwindelnde Höhen. Auch helle Mehlprodukte wie Nudeln, Pizza, Weißbrot usw. werden rasch zu Glukose abgebaut, mit demselben schädlichen Effekt.

Zucker – die schlimmste Glukosesünde

Der Verzehr von Süßem und süßen Getränken führt spontan zu einem steilen Anstieg der Blutzuckerkurve, weil die Kohlenhydrate aus solchen Lebensmitteln rasch zu Glukose abgebaut werden. Die Bauchspeicheldrüse schüttet in einer Gegenreaktion ihr Hormon Insulin aus, das die überschüssige Glukose in die Zellen verfrachtet. Jetzt sinkt der Blutzuckerspiegel ebenso steil ab – meist unter einen tieferen Wert als vorher, und der Zellstoffwechsel in Gehirn und Nerven stagniert. Viele Menschen greifen dann instinktiv zu Süßem. Dadurch hebt sich der Glukosespiegel kurzfristig – ehe er erneut tief absinkt.

Frauen sind häufiger betroffen, weil sie niedrigere Glukosereserven (Glykogen) in der Leber und den Muskeln haben. Bei Männern sind es im Durchschnitt 400 Gramm, bei Frauen 300 Gramm. Deshalb werden Frauen mitunter schneller nervös als Männer. Die Glykogenreserven reichen gerade mal für einen stressarmen normalen Alltag, für vier Stunden Büro- oder Haushaltsstress, für zwei Stunden Hektik oder für eine Stunde einer leidenschaftlichen Auseinandersetzung – in der Liebe oder bei einem Wutausbruch.

Hypoglykämie zerrt an den Nerven

Hypoglykämie nennen Wissenschaftler den Zustand, wenn der Blutzuckerspiegel zu tief sinkt. Warnsymptome: chronische Müdigkeit, Nervenschwäche. Liegen die Werte bei 70 oder 65 mg/dl, wird man gereizt und reagiert möglicherweise schnell aggressiv. Der Grund: Das Bauchspeicheldrüsenhormon Glukagon, Gegenspieler von Insulin, öffnet jetzt die eisernen Glykogenreserven der Leber und der Muskeln, um noch einen letzten Rest an Glukose ins Blut zu pumpen.

Für Zellforscher ist Aggressivität niemals Ausdruck von Charakter-schwäche, sondern hat lediglich biodefizitäre Ursachen. Sinkt der Glu-kosespiegel auf 50 oder gar 45 mg/dl, verlangen Gehirn- und Nerven-zellen nach ihrem Lebensstoff Glukose. Die Betroffenen könnten jetzt an die Decke springen vor nervlicher Verzweiflung. Gehirn- und Ner-venzellen quellen auf, im Bemühen, mehr Kontakt zu Blutgefäßen her-zustellen, um dort noch ein paar Moleküle Blutzucker abzuzapfen.

Alkohol – eine gefährliche Nothilfe

Dies kennzeichnet den Zustand, in dem so mancher Alkoholiker zur Flasche greift. Alkohol wird innerhalb Sekunden zu Blutzucker, befeu-ert Gehirn und Nerven, löst ein großartiges neues Lebensgefühl aus – das freilich nur kurz anhält. Denn auch in solchen Fällen sinkt der Glu-kosespiegel rasch wieder auf einen Tiefpunkt, vielleicht sogar darunter.

Auch Alkoholis-mus hat für mo-derne Zell- und Genforscher nichts mit Cha-rakterschwäche zu tun. Er ist eine Krankheit, u. a. ausgelöst durch zu niedrige Glu-kosewerte und entsprechend niedrigem Pro-teinstoffwechsel in Gehirn- und Nervenzellen.

Gute Laune durch ausreichend Glukose

- Finger weg von allem Süßen. Außerdem: keine hellen Mehlprodukte, Teig-waren, kein weißer Reis.

- Morgens eiweißreich frühstücken: z. B. Roastbeef, Magerkäse, Tofuwürstchen, dazu Vollkorntoast.

- Helles oder Mischbrot durch Vollkornbrot ersetzen: Die darin enthaltenen kom-plexen Kohlenhydrate sor-gen für einen konstanten Blutzuckerspiegel, weil sie im Darm nur langsam abge-baut werden.

- Idealer Snack: Avocados. Sie sind reich an Mannohep-tulose, einem Kohlenhydrat, das den Blutzuckerspiegel nach oben reguliert, ohne dass zu viel Insulin ausge-schüttet wird (das den Spie-gel absenken würde).

- Viel Obst, Salat, Rohkost, Gemüse, Vollkornprodukte und Naturreis essen.

- Zum Süßen ist ausschließ-lich Honig erlaubt.

- Ideale Nahrungsergän-zung für Hypoglykämiker: Bierhefe und Melasse.

Die Nerven beruhigen und entspannen

Für die Beruhigung der Nerven sorgt deren Schutzmembran, die so genannte Myelinschicht. Sie besteht etwa zur Hälfte aus Cholesterin sowie aus so genannten Sphingomyelinen und phosphorreichen Fettsubstanzen. Die Myelinschicht ist demnach ölig-feucht. Das muss sie auch sein, denn sie isoliert die einzelnen Nervenzellen untereinander – Voraussetzung für die Übertragung elektrischer Reizsignale. Sonst nämlich käme es in unserem Nervensystem zu einem Dauerkurzschluss.

Nerven wie Drahtseile – wer könnte die in unserer hektischen, spannungsreichen Zeit nicht gut gebrauchen? Wichtig ist dafür vor allem eine intakte Myelinschicht, die die Nerven schützend umhüllt.

Die schützende Myelinschicht

Myelinierte Axone (Nervenfortsätze) können Nervenimpulse zehnmal schneller übertragen als Nervenzellen ohne Myelinschicht (die es in Arm- und Beinnerven gibt). Je dünner die Myelinschicht um Nervenfortsätze wird, desto schwächer wird die Übertragungsleistung für Nervenimpulse. Etwa zehn Prozent des gesamten Hirnvolumens eines Menschen machen solche myelinierten Axone aus.

Die Myelinschicht wickelt sich Dutzende Male oder selbst 100-mal um ein Axon, um es zu schützen, ähnlich einem Schlafsack, den man zu 100 Schichten aufrollen und danach fest zusammenpressen würde. Der Natur ist es sehr wichtig, dass unsere Nerven optimal geschützt sind. Im Querschnitt macht die Myelinmembran fast die Hälfte des gesamten Axons aus.

Die Membran braucht Feuchtigkeit

So genannte schlechte Nerven bekommt ein Mensch schnell, wenn diese Myelinschicht dünner wird oder, was noch schlimmer ist, wenn sie ihre natürliche Viskosität verliert, den unendlich fein abgestimmten Feuchtigkeitswert, der ihren natürlichen Stoffwechsel garantiert. Wenn Cholesterin in der Schicht oxidiert und ranzig wird, oder wenn die Myelinmembran austrocknet, verklebt sie, und Impulse werden nicht mehr fix genug von Zelle zu Zelle übertragen.

Warnsymptome sind Vergesslichkeit, verbunden mit nervöser Unruhe und ständiger Gereiztheit. Ursachen: massiver mentaler Stress und eine katastrophale Ernährung.

Es ist schade, dass sich viele Menschen im Leben so schwer tun, nur weil mit der Myelinmembran ihrer Gehirn- und Nervenzellen irgendetwas nicht stimmt. Es ist auch bedauerlich, dass Ärzte nervenschwache Menschen nur selten darüber aufklären, was in ihren Nervenzellen eigentlich so alles passiert. Mit schlichter Hilfe, der Natur abgeguckt, könnte ihnen oft so leicht geholfen werden – ganz ohne Antidepressiva oder Neuroleptika.

Proteine bauen die Myelinschicht

Zwei Zelltypen im Nervensystem produzieren die Myelinschicht: so genannte Schwann-Zellen und Oligodendrozyten. Gene in diesen Zellen beauftragen den Bau bestimmter Proteine, die danach ihrerseits tüchtig an die Arbeit gehen und neues Myelinmaterial einbauen. Dieser Mechanismus funktioniert innerhalb von 24 bis 36 Stunden. Myelinproteine in Nervenzellscheiden einbauen – und schon am nächsten Morgen fühlt man sich möglicherweise viel besser. Dabei geht es hauptsächlich um drei neu entdeckte Eiweißmoleküle: Protein Zero (P0), Proteolipidprotein und Myelin-Basic-Protein. Wenn die Myelinschicht der Zellen extrem geschwächt wird, kann es bedrohlich werden. Das Immunsystem will mit weißen Blutkörperchen helfen – und greift (versehentlich) die eigenen Zellen an. Daraus resultieren Autoimmunerkrankungen des Nervensystems. Mit Worten erläutert, klingt dies alles sehr kompliziert. Es ist aber recht einfach, die drei Myelinproteine zu beeinflussen und gewissermaßen in Schwung zu bringen – mit dem Resultat starker, leistungsfähiger Nerven.

Supertipps für ruhige Nerven

● Viel Vitamin-C-reiches Obst essen. Das Vitamin ist allererster Schutzfaktor für die sensible Viskosität der Myelinschicht.

● In der Küche möglichst oft Pflanzenöle verwenden.

● Als regelmäßige Nahrungsergänzung Sojalezithin (im Reformhaus erhältlich) einnehmen. Es enthält bis zu 40 Prozent Phosphatidylcholin, das Cholesterin in myelinproduzierende Zellen transportiert und dort stoffwechselfähig macht. Schon einen Tag nach der Einnahme von etwa einem Teelöffel Lezithingranulat oder einer entsprechenden Menge Tabletten fühlt man sich möglicherweise bereits nervlich befreit und sogar aktiviert.

Der komplizierte Stoffwechselvorgang, der den Aufbau und die Reparatur der Myelinschicht einleitet, wurde erst vor kurzem genauer analysiert. Praktisch ist es aber recht einfach, diesen Prozess zu aktivieren.

● Fleisch komplett durch Fisch ersetzen. Die Arachidonsäure, eine reichlich in Fleisch und Wurst enthaltene Fettsäure, kann den Lipidaufbau in der Myelinschicht empfindlich stören, möglicherweise sogar – z. B. als Folge einer Infektion (Grippe, Scharlach usw.) – eine Autoimmunreaktion auslösen, die sich gegen die Myelinschicht selbst richtet. In Fisch und auch in Pflanzen enthaltene Omega-3-Fettsäuren sind hingegen die besten Verbündeten der Myelinschicht. Ideal: Kaltwasserfische wie Kabeljau, Hering, Heilbutt, Dorsch, Lachs, Makrele, Rotbarsch, Sardinen (auch Ölsardinen) und Seeteufel.

● Noch besser sind pflanzliche Produkte: Avocados, Bohnen, Soja- und Tofuprodukte sowie Oliven.

Wenn ein Schilddrüsenhormon den ganzen Kreislauf durchwandert, um am Ende eine Zelle im großen Zeh zu stimulieren, braucht es rund acht Sekunden. Ein Nervensignal vom Gehirn an denselben Ort dauert hunderttausendstel Sekunden.

Glückssignale aus dem Nervennetz

Gehirn und Nerven sind wie eine eigene Welt in unserem Körper, der souveräne Lotse aller Lebensfunktionen. Beide haben ihr eigenes Wegenetz, auf dem Signale millionenfach schneller dahinblitzen als Botschaften im übrigen Zellbereich.

Dies hat sich in den Jahrmilliarden der Evolution so geformt, nachdem Tiere immer größer und schneller wurden, Jagd und Flucht über blitzartige Reflexe funktionieren mussten. Alle Stimmungsbotschaften, wie Glück oder Angst, Optimismus oder Bestürzung, heitere Ausgeglichenheit oder Schrecken, Entzücken oder Niedergeschlagenheit, werden über Nervenleitbahnen befördert – und nicht träge über das Blut. Sie sind Produkte einer eigenen Bewusstseinswelt, unabhängig vom Geschehen um Glukoseenergie oder gesunde Myelinschichten in Gehirn- und Nervenzellen.

Die psychoaktiven Aminosäuren

Bestimmte Eiweißbausteine eignen sich besonders als Rohstoff für Happymacher, Glücksboten oder Neurotransmitter, die Gefühle und Stimmungen im Nervennetz übertragen.

Dazu zählen in erster Linie so genannte Monoamine. Sie heißen so, weil aus einer einzigen, quasi einer Monoaminosäure ein fertiges Nervenprodukt entsteht: aus Phenylalanin (bzw. seiner Stoffwechsel-

»Tochter« Tyrosin) wird Dopamin, daraus wiederum Noradrenalin. Beide sind die unverzichtbaren Fürsten im Reich unserer Glückseligkeit. Kein Lachen, kein Freudenimpuls, keine Liebe, keine Begeisterung ohne diese beiden. Und noch eine wichtige psychoaktive Aminosäure gibt es: Tryptophan. Daraus wird der Neurotransmitter (Nervenübertragungsstoff) Serotonin. Er wirkt beruhigend und stimmungsaufhellend, wo Noradrenalin euphorisiert und stressfreudig macht. Aus Serotonin entsteht auch das Schlafhormon Melatonin, das uns nachts süße Träume beschert.

Zur Synthese reicht ein Eiweißbaustein

Dass diese wichtigen Glücks- und Gedankenstoffe aus jeweils nur einem Eiweißbaustein synthetisiert werden, hat seinen Grund: elektronenschneller Stoffwechsel. Wo es um Leben oder Tod geht, darf der Nervenstoffwechsel keine großen Umwege machen. Freilich sind mehr oder weniger alle Aminosäuren an unserem Gefühlsleben beteiligt. Doch eine weitere gehört noch zu den dominierenden: Methionin. Dieser schwefelhaltige Eiweißbaustein spielt beim Bau der positiven Nervenboten eine besondere Rolle.

Verständlich, dass Zell- und Genforscher nicht mehr von Gesamteiweiß sprechen, sondern zwischen Muskel-, Bindegewebe- oder Psychoaminosäuren unterscheiden. Das Geheimnis der guten Laune besteht darin, ausreichend Phenylalanin, Tyrosin, Tryptophan und Methionin in Gehirn- und Nervenzellen einzuschleusen und zu speichern. Diese Zellen saugen den ganzen Tag und auch nachts gierig ihr Lieblingsfutter aus dem Blut. Aus den Eiweißbausteinen synthetisieren sie ihre Nervensignalstoffe; diese stopfen sie dann in winzige Säckchen, so genannte Vesikel, im Inneren der Zelle. Wenn möglichst viele solcher Säckchen prallvoll sind, sind Nerven- und Gehirnzellen »glücklich« – und wir Menschen auch.

Vesikel müssen gut gefüllt sein

An den Nervenenden wird der Inhalt der Vesikel, meist in Form von Neurotransmittern, ausgeschüttet. Diese Nervenenden, so genannte Terminals, produzieren aber auch selbst die kleinen »Glückssäckchen«. Sie sind die Außenposten der Nervenzelle, erhalten zwar Signale aus dem Zellinneren innerhalb von Mikrosekunden, müssen aber für ihren

Selbst die Gefühlswelt ein biochemischer Prozess, ein raffiniertes Wechselspiel verschiedener Stoffe mit komplizierten Namen? Es ist tatsächlich beeindruckend, in welcher wechselseitigen Abhängigkeit die seelische Verfassung mit den Stoffwechselvorgängen steht.

eigenen Stoffwechsel sorgen und sich dabei um ihren Hauptjob kümmern: die Freisetzung von Neurosignalen in die Synapse, den Spalt zwischen benachbarten Nervenzellen.

Das ist ungefähr so vorstellbar wie in einer dicht besiedelten Inselwelt, wo Glückssignale und frohe Botschaften per Taschenlampe von einer Insel zur anderen und am Ende kreuz und quer über die winzigen Wasserstraßen hinweg geblitzt werden. Wenn die Vesikel aber leer sind und keine Botenstoffe enthalten, können keine Signale übermittelt werden. Genauso wenig, wie wenn die Taschenlampenbatterien schließlich erschöpft sind.

Im ständigen Nachladen der Vesikel liegt das schlichte Geheimnis unserer guten Laune – zumindest aus physiologischer Perspektive. Der Rohstoff für das Nachladen sind Proteine.

Nerventerminals sind nährstoffhungrig

Sie versorgen sich selbst, über das Blut, brauchen Vitamine, Glukose, Spurenelemente usw. Sie haben auch jeweils eine besonders aktive Zone, in denen es von Mitochondrien geradezu wimmelt, den Energiebrennkammern, in denen Glukose zu Energiefeuer verheizt wird. Deshalb müssen gerade Gehirn- und Nervenzellen besonders gut gefüttert und mit Biostoffen hochgepäppelt werden. Schließlich werden in diesem gesamten riesigen Nervenbereich bis zu einem Fünftel aller in der Nahrung enthaltenen bioaktiven Substanzen verwertet.

Die Reaktion auf eine Freudenbotschaft

Angenommen, wir stellen gerade fest, dass wir in einem unserer beiden Lottokästchen vier Richtige haben, dann flutet heiße, süße Freude durch uns hindurch. Dabei handelt es sich beispielsweise um freigesetztes Noradrenalin am Nervenende, das denselben Stoff drüben an der benachbarten Zelle über die gute Nachricht informiert. Weitervermittelt über mehrere Hundert Milliarden Gehirn- und Nervenzellen, ergibt dies als »Gesamtprodukt« helle Freude. Die Noradrenalinvorräte reichen aus, um den Lottospaß zehn Minuten am Leben zu erhalten. Dann geschieht Folgendes:

● Die Vesikel an den Nerventerminals sind fast leer.
● Daraufhin werden die freigesetzten Neurotransmittermoleküle enzymatisch abgebaut oder wieder in die Terminals zurückgeholt.
● Auf diese Weise landen rund 50 Prozent der freigesetzten Glücksboten wieder in ihren Säckchen. Hier warten sie darauf, dass wieder ein Glückstreffer angezeigt wird.

Nachdem diese Mechanismen wissenschaftlich entschlüsselt worden waren, gingen Pharmakologen daran, neue Nervendrogen zu entwickeln. Sinn und Zweck: die Natur zu überlisten – mit einer Pille anstelle der scheinbar komplizierten Welt aus Neurotransmittern, Vesikeln, Nerventerminals usw. Das Motto: Im Grunde braucht der Mensch dies alles gar nicht, Glück lässt sich genauso gut auch schlucken.

Trügerisch – gute Laune durch Pillen

Zuerst hat die Pharmaindustrie so genannte Monoaminoxidase-Hemmer (MAO-Hemmer) entwickelt. Sie sorgen dafür, dass Noradrenalin, Dopamin und Serotonin möglichst nicht oder möglichst spät durch Enzyme abgebaut werden.

So entsteht also künstlich gute Laune. Später sind Firmen auf den Trick verfallen, die Glücksboten, wie z. B. Serotonin, daran zu hindern, in die Vesikel zurückzukehren. Serotonin-Wiederaufnahmehemmer nennt sich das Prinzip dann.

Freilich gibt es ernsthaft psychisch Kranke, denen diese Therapieprinzipien Hilfe bringen. Aber es gibt auch Leute, die um jeden Preis der Welt immer gut gelaunt sein wollen. Sie nehmen vielleicht die MAO-Hemmer ebenso wie die Wiederaufnahmehemmer. Damit bringen sie den sensiblen Mechanismus in ihren Nerventerminals heillos durcheinander. Und diese Pillen bergen Suchtgefahren in sich.

Die Serotonin-Wiederaufnahmehemmer haben eine verdächtig ähnliche Wirkungsweise wie ein gefährliches Rauschgift: Kokain wirkt nicht anders, es blockiert die Wiederaufnahme von Dopamin in die Vesikel.

Der Meerschweinchenversuch

An der University of Southern California in San Diego haben Zellforscher einen interessanten Versuch an Meerschweinchen unternommen. Die Tiere waren in ihrem Laborkäfig recht vergnügt, verspielt, sie liebten die Geselligkeit und hatten ganz offensichtlich viel Spaß an der Fortpflanzung. Die Wissenschaftler entzogen ihrem Futter nun die psychoaktive Aminosäure Tyrosin. Das Futter kam in dieselben Näpfchen, es schmeckte, roch und sah nicht anders aus als vorher. Aber es fehlte Tyrosin, unmittelbarer Rohstoff für die Stimmungsaufheller und Happymacher Dopamin und Noradrenalin. Schon bald zeigten sich Veränderungen unter den Versuchstieren:

● Nach etwa 14 Stunden wurden sie unruhig und wirkten nervös.

● Weitere sechs Stunden später reagierten sie gereizt, wurden nach und nach bissig und mieden die Geselligkeit.

- Nachdem weitere acht Stunden vergangen waren, reagierten sie ängstlich auf jede Bewegung außerhalb ihres Käfigs.
- Nach insgesamt rund eineinhalb Tagen hatten sie sich alle in irgendwelche Winkel verkrochen.

»Sie haben Angst, künstlich gezüchtet«, erläuterten die Wissenschaftler, die die Studie durchführten. Die Tiere erhielten schließlich wieder ihr normales Futter mit dem Psychostoff Tyrosin, und schon zwei oder drei Stunden später tummelten sie sich so fröhlich und verspielt wie zu Beginn der Studie.

Die Vesikel in ihren Nervenzellen hatten sich wieder mit den Neurotransmittern Dopamin und Noradrenalin gefüllt, diesen wichtigen Sekretstoffen für Glück, gute Laune und Stressfähigkeit.

Die Wirkung von Adrenalin kennt jeder, der plötzlich in eine gefährliche Situation, z. B. beim Autofahren, gerät: Der Herzschlag beschleunigt sich, man ist blitzschnell hellwach und konzentriert – von Glücksgefühlen kann allerdings keine Rede sein.

Adrenalin fehlt der Spaßfaktor

Den Menschen – so erklären es die Zellforscher – geht es im Vergleichsfall nicht anders. Fehlen Phenylalanin und Tyrosin als Rohstoff in den Nervenzellen, ist es biochemisch unmöglich, froh und optimistisch zu sein. Damit aber der oder die Betroffene lebensfähig bleibt, hat die Natur einen Ersatzstoff entwickelt: Adrenalin. Der unterscheidet sich von Noradrenalin lediglich dadurch, dass er über ein Molekülanhängsel mehr verfügt.

Adrenalin wird vorwiegend im Nebennierenmark synthetisiert, über die Blutbahn (nicht die Nervenbahnen) transportiert. Es macht ebenso hellwach und konzentriert, vermittelt aber nicht den euphorisierenden Spaß an Stresssituationen jeglicher Art.

Dopamin macht stillvergnügt

Es ist immer wieder faszinierend, wie geschickt psychoaktive Aminosäuren nach dem Plan der Natur dosiert werden. Ein weiteres Beispiel hierfür:

Zunächst entsteht aus Tyrosin der Nervenreizstoff Dopamin. Er macht ausgeglichen, vermittelt eine wundervolle innere Harmonie, eine sanfte Heiterkeit. Dopamin ist der Glücksstoff für ältere und alte Menschen, deren Organismus die allzu wilden Aufregungen der Jugend gar nicht mehr verkraften würde. Je älter wir werden, desto weniger Dopamin wandelt unser Stoffwechsel in Noradrenalin um. Dies ist der Nervenbotenstoff, der ungestüm, aggressiv macht, Eigenschaften, die im

Konkurrenzkampf nützlich sein können und vor allem der Fortpflanzung dienen. Flirten, Liebestrieb, Vereinigung werden zunächst unter
Noradrenalin stimuliert. Viele Menschen erklären deshalb, sie seien am
glücklichsten, wenn sie verliebt sind. Noradrenalin putscht enorm auf,
setzt den Zellen zu, es ist der Euphoriestoff der Jugend – nicht nur bei
uns Menschen, sondern auch bei Wildtieren.

Morgens fröhlich aufstehen

Dazu gehört ganz einfach eine Prise Noradrenalin. Diese hat die Natur
auch in den morgendlichen Hormoncocktail hineingemixt. Weckhormone machen uns wach – und spalten sich: z. B. in Beta-Endorphin, ein
reines Eiweißmolekül, das uns in einen rauschähnlichen Zustand ver-
setzt. Es ist so etwas wie körpereigenes Morphium. Synthetisiert wird
es mit Hilfe von Vitamin C, am Leben erhalten durch Noradrenalin.
Ohne ausreichend Noradrenalin in Gehirn- und Nervengewebe wird
der Euphoriestoff Beta-Endorphin extrem rasch abgebaut. Einen Mangel erkennt man an Schmerzempfindlichkeit. Beta-Endorphin ist ein
Stoff, der unempfindlicher gegenüber Schmerzen macht und sogar
narkotisierend wirken kann. Er wird z. B. bei der Akupunktur freigesetzt. Beta-Endorphin, Noradrenalin und Vitamin C sind quasi Garan-
ten guter Laune, sie wirken eng zusammen.

Berühmt wurde die Ausschüttung von Beta-Endorphinen in Sportlerkreisen als »Runners High« – der euphorisierende Effekt, der sich z. B. bei einem Marathonlauf irgendwann an der Grenze der Leistungsfähigkeit einstellt und der trotz Erschöpfung noch etwas länger durchhalten lässt.

Tipps für reichlich Beta-Endorphin

● Drei Tage lang Kohlenhydrate reduzieren, viel Fisch oder Krabben
essen (Vegetarier können auf Tofu ausweichen). Dazu viel frisches
Obst essen. Vor der Hauptmahlzeit etwas Zitronensaft trinken, den
Fisch mit Zitrone beträufeln.
● Als Nahrungsergänzung Sojalezithin aus dem Reformhaus einnehmen. Es enthält bis zu 40 Prozent Cholin. Dieses B-Vitamin besetzt so
genannte cholinerge Neuronen im Vagus-Verdauungsnerv, die wieder
die Freisetzung von viel Magensäure stimulieren – Voraussetzung für
die optimale Verwertung von Nahrungseiweiß.
● Kleine Warnung an Menschen mit Schlafstörungen: spätabends
keine eiweißreichen Mahlzeiten mehr! Bei der Verdauung wird viel
Energie erzeugt, die Stoffwechselrate angekurbelt. Außerdem steigt
der Blutdruck – und genau dies sollte nicht sein, wenn man wohlig in
den Federn liegt und Schlaf sucht.

Schlafen wie ein Murmeltier

Der Schlaf ist für alle Lebewesen elementar wichtig. Deshalb hat die Natur es so eingerichtet, dass er aus nur einer Aminosäure heraus entsteht. Im Schlaf:

- Regeneriert sich unser Immunsystem
- Reparieren und verjüngen sich unsere Zellen
- Kräftigt sich unser Organismus

Das Ein- und Durchschlafen ist deshalb ganz simpel geregelt. Rohstoffmolekül ist die Aminosäure Tryptophan. Sie wird im Gehirn in den Nervenreizstoff Serotonin umgewandelt, der schon auf sanfte Weise harmonisch einstimmt. Aus Serotonin wird dann das Schlafhormon Melatonin. Einschlafen und durchschlafen ist also, wie praktisch alles andere in unserem Körper, fest in der Hand von Proteinen.

Für einen erholsamen Schlaf spielen viele Faktoren eine Rolle: die harmonische Umgebung, das bequeme Bett, die innere Seelenruhe u. v. m. Hier erfahren Sie, welche biochemischen Voraussetzungen dafür erfüllt sein müssen.

Die unverzichtbaren Proteindrillinge

Tryptophan ist in nahezu allen Lebensmitteln enthalten, allerdings mit einem recht geringen Anteil. (Andere Aminosäuren sind in Eiern, Fleisch oder Linsen mit bis zu achtmal höheren Konzentrationen vertreten.) Das Bindegewebe in tierischer Kost enthält sogar überhaupt kein Tryptophan.

Wenn die kleinen und recht zerbrechlichen Tryptophanmoleküle die Blut-Hirn-Schranke passiert haben, streben sie sofort so genannte serotonerge Rezeptoren an Neuronen an, die für sie vorgesehenen Andockplätze. Hier warten schon zwei Enzyme, die die Tryptophanmoleküle zu Serotonin abbauen. Serotonin wandert ein paar Zentimeter weiter in die Zirbeldrüse und wird dort zum Schlafhormon Melatonin umgebaut. Tryptophan, Serotonin und Melatonin ähneln einander in ihrer molekularen Struktur wie Drillinge. Gemeinsam bergen sie das Geheimnis erquickenden Schlafs.

Die Zirbeldrüse – Heimat der Träume

Wenn es abends dunkler wird, fängt die Netzhaut unserer Augen die Lichtveränderungen auf und leitet sie gleich in die kleine Zirbeldrüse im Gehirn weiter, ein erbsengroßes Gewebe, das sich an die Gehirnbasis anschmiegt. Diese Drüse beginnt bereits jetzt mit der Produktion des Enzyms N-Azetyltransferase. Dieses Enzym macht aus Serotonin das

Schlafhormon Melatonin. Alles ist vorbereitet für eine erholsame Nacht. Bis etwa um Mitternacht steigen die Enzymkonzentrationen um das 100fache an, machen müder und müder. Und trotzdem: So mancher Mensch kann nicht einschlafen – weil die Rohstoffe Tryptophan und Serotonin fehlen. Und damit das Schlafhormon Melatonin.

Häufig liegt das Übel nur darin, dass es den Tryptophanmolekülen nicht gelingt, die streng kontrollierte Schranke von Blutgefäßen in das Hirngewebe zu passieren. Hier müssen nämlich alle durch – nicht nur Vitamine und Fettsäuren, sondern auch die übrigen Aminosäuren. Diese sind allesamt robuster als Tryptophan, verdrängen den Schlafrohstoff von der Schranke. Die serotonergen Rezeptoren und die Pinealozyten (die Zellen der Zirbeldrüse) warten vergebens.

Dem Tryptophan den Weg bahnen

Es gibt einen ganz einfachen Trick: abends Kohlenhydratreiches essen, vielleicht sogar etwas Süßes. Dann pumpt die Bauchspeicheldrüse sofort ihr Hormon Insulin ins Blut – und dieses verfrachtet sowohl Glukose als auch die Tryptophankonkurrenz, große, sperrige Eiweißbausteine wie Leuzin oder Valin, in die Körperzellen. Auf einmal lichtet sich das Gedränge vor den unzähligen porenartigen Übergängen der Blut-Hirn-Schranke. Tryptophan kann jetzt ungehindert hindurchschlüpfen und zu den serotoninsynthetisierenden Neuronen eilen.

Schon die alten Chinesen rieten vor 5000 Jahren: »Wenn du schlafen willst, süße deinen Tee.« Abends ein Glas warme Honigmilch kann Wunder wirken. Es gibt auch Psychobiologen, die raten, einen Esslöffel weißen Zucker zu essen. Überhaupt sind Kohlenhydrate Freunde des Einschlafens, eiweißreiche Kost (große Steaks, viel Fisch) behindert hingegen das Einschlafen. Der Grund: Eiweiß verengt die Gefäße, Kohlenhydrate wirken gefäßerweiternd.

So funktioniert die innere Uhr

Genau darin liegt die Wirkung des Tricks. Man könnte auch sagen: das Geheimnis der Schlaf-wach-Schaltung. Immer geht es darum, Gefäße, speziell Venen, etwas zu weiten. Dann versackt ein viertel oder ein halber Liter Blut darin, der Blutdruck sinkt etwas, alles Aufregende schwindet, die EEG-Aktivität (Hirnströme) verlangsamt sich, während Melatonin den Schlaf herbeizaubert. Mittags sind die Melatoninkon-

Alkohol am Abend ist zwar eine wirksame Einschlafhilfe, hat aber seine Tücken. Das Durchschlafen wird gestört, so dass so mancher nach wenigen Stunden wieder erwacht und ruhelos den Rest der Nacht wach liegt.

zentrationen der Zirbeldrüse am niedrigsten, kurz nach Mitternacht am höchsten. Melatonin steuert überhaupt zirkadiane Rhythmen (Tag-Nacht-Rhythmen); deshalb kann man auch im Hochsommer müde werden, wenn es noch hell ist. Selbst der heranwachsende Embryo im Mutterleib wird mit Hilfe von Melatonin gleich vorsorglich auf seine neue Lebenswelt vorbereitet. Noch nicht einmal geboren, schläft er, wenn seine Mutter schläft, und wacht mit ihr wieder auf.

Der Rhythmus der Zirbeldrüsenzellen

Die Unabhängigkeit der inneren Uhr vom Tageslicht kennt man von Langstreckenflügen, die einen in andere Zeitzonen befördern: Der Körper braucht mehrere Tage, bis er sich auf den veränderten Schlaf-wach-Rhythmus eingestellt hat.

Wenn Zellforscher Zirbeldrüsenzellen in eine Schale mit einer Nährlösung legen, beobachten sie etwas Erstaunliches: Die Zellen setzen weiterhin Melatonin frei – und zwar ganz in ihrem gewohnten Tag-Nacht-Rhythmus. Zwischen elf Uhr abends und sieben Uhr morgens ist ihre Melatoninproduktion am höchsten, und zwar unabhängig davon, ob im Labor Neonlampen ihr kaltes Licht abstrahlen oder ob nachts alle Lichter gelöscht sind. Dies haben die Zirbeldrüsenzellen mit Herzmuskelzellen gemeinsam, die ebenfalls über eigene rhythmisierende Eigenschaften verfügen. Wenn ein Vogel im Käfig im Dunkeln gehalten würde, tage- und wochenlang, würde sein Organismus immer noch exakt nach Tag-Nacht-Rhythmen funktionieren.

Melatonin – die Modedroge

Melatonin ist mit dem parasympathischen Nervensystem verbündet, das beruhigend wirkt. Es hemmt so ziemlich alles, was aus der Ruhe bringt, beispielsweise der Sexualtrieb; vor allem ist Melatonin der »Intimfeind« der so genannten HHN-Achse (Hypothalamus-Hirnanhangsdrüse-Nebennieren-Achse). Über diesen gewaltigen hormonellen Regelkreis laufen nämlich alle wach machenden, aufputschenden Reflexe. Melatonin zählt derzeit zu den »Modedrogen«, die vermeintlich ewiges Glück verheißen. Man kann das Hormon bei uns in Tablettenform kaufen. Wissenschaftler meinen: nichts dagegen einzuwenden, wenn man mal unter Stress steht oder nach einem Überseeflug Jetlagprobleme hat. Aber nie länger als 30 Tage einnehmen. Sonst entsteht nämlich ein Feedbackmechanismus, eine ständige Rückmeldung an die Zirbeldrüse, die hohe Konzentrationen an Melatonin meldet. Die Zirbeldrüse drosselt dann ihre Eigenproduktion entsprechend und verliert an Funktionsfähigkeit.

Das Für und Wider von Proteinpillen

Nachdem in den USA bekannt wurde, dass das Schlafhormon Melatonin und sogar auch der Stimmungsaufheller Serotonin aus der Aminosäure Tryptophan entstehen, gab es beim Kaufrausch kein Halten mehr. So mancher neue Tryptophanfan hatte nach Einnahme trotzdem Schlafstörungen und verfiel auf die Idee: »Wenn eine Kapsel nicht hilft, dann doch auf jeden Fall fünf. Und wenn fünf nicht geholfen haben, dann müssen doch 20 oder gar 30 Kapseln das nächtliche Träumen erzwingen.« Es kam dann in etlichen Fällen prompt zu bedrohlichen Nebenwirkungen und wahrscheinlich auch zu Todesfällen. Daraufhin wurde Tryptophan als Einzelaminosäure von der FDA, der Federal Drug Agency, verboten.

Das Angebot ist schwer durchschaubar

Als Folge der neuen Erkenntnisse über Aminosäuren wurde der Markt bald überflutet von einer schier unübersehbaren Menge an Einzel- und Kombipräparaten. »Muscle Maxx« heißen sie, oder »Power-Pro«, »Body King« oder »Protein-Winner«. Sportlich Gesinnte tragen Proteinmischungen eimerweise aus Health Shops (Gesundheitsläden), einer ganz neuen Spezies im Einzelhandel.

Auch bei uns gibt es inzwischen einzelne Aminosäuren zu kaufen, als Infusionspräparat oder in Form von Kapseln, Pillen oder Pulver. Dass noch nicht alle auch in den USA erhältlichen Aminosäuren auf dem Markt sind, hat Gründe: Es liegt z. B. an der Aufklärung. Ein Kunde wüsste gar nicht, was er mit dem Eiweißbaustein Glyzin, Methionin oder Phenylalanin anfangen sollte. Die Pharmafirma darf die Aminosäure (oder ein Kombipräparat) aber auch nicht im Rahmen einer Indikation anbieten, also z. B. auf das Etikett schreiben, dass das Pulver bei Nervosität, Muskelschwäche oder Schlafstörungen hilft.

Sie dürfte dies erst dann, wenn der wissenschaftliche Nachweis erbracht und beurkundet wurde, dass Threonin, Tyrosin oder Valin tatsächlich helfen – und zwar nicht im Tier-, sondern im Menschenversuch. Ein solcher Nachweis ist jedoch kaum zu erbringen. Und wenn, dauert dies Jahre und verschlingt horrende Mengen an Investitionen.

Wie alle angeblich wahre Wunder wirkenden und völlig nebenwirkungsfreien Mittel sind auch Proteinpräparate mit großer Skepsis zu betrachten. Was wirkt, hat prinzipiell immer auch Nebenwirkungen, die gerade bei den komplexen Stoffwechselvorgängen noch wenig erforscht sind.

Eine Selbsttherapie kann gefährlich sein

In den USA schreibt auch keine der marktbeherrschenden Firmen wie Solgar, VitaminShoppe, Schiff, Freeda, Nature Made, Solaray, Your Life, Twin Lab, Natrol, Source Naturals, Mason, Nature's Plus usw. auf das Etikett, dass der Proteininhalt von Kopfschmerzen und Depressionen befreit, die Haut glatt macht, Haare wachsen lässt, Arteriosklerose abbaut oder vor einem Herzinfarkt schützt.

Auf dem Etikett stehen lediglich Art und Quantität der Inhaltsstoffe, Einnahmeempfehlungen und eventuell ein Warnhinweis an schwangere Frauen, Menschen mit hohem Blutdruck o. Ä. Gespeist wird der Vertrieb durch eine Unmenge Bücher, Gesundheitsratgeber, deren Autoren die Wirkungsweise von einzelnen Aminosäuren oder Proteinmischungen erläutern und gleichzeitig selbst Kombinationsempfehlungen zusammenstellen. Die sehen dann etwa so aus:

Bestenfalls sind die meisten der neuen Eiweißpillen überflüssig – außer als Einkommensquelle für den Vertreiber. Schlimmstenfalls hält ihre Einnahme hoffnungsfreudige Kranke davon ab, sich rechtzeitig von einem Arzt behandeln zu lassen.

- Depressionen: Phenylalanin, Tyrosin
- Epilepsie: Taurin
- Gallenstauung: Taurin
- Magengeschwür: Glutamin
- Parkinsonsche Krankheit: Tyrosin
- Rheumatoide Arthritis: Histidin
- Unfruchtbarkeit: Arginin
- Wundheilung: Arginin

Unverantwortliche Empfehlungen allemal, Verlockung zur Selbsttherapie – irgendwann ist es möglicherweise zu spät, zum Arzt zu gehen.

Künstliche Zufuhr ist fast immer überflüssig

Die Aminosäuren entfalten erst dann ihre vollständige Wirkung, wenn sie alle gemeinsam in ausreichender Menge vorliegen. Ähnlich übrigens wie die B-Vitamine, die einzeln relativ wenig im Stoffwechsel ausrichten können und gegenseitig voneinander abhängig sind.

Proteine, Eiweißmolekülketten, enthalten meist alle Aminosäuren. Entscheidend für die Fähigkeit, sämtliche notwendigen Proteinsynthesen durchzuführen, ist der limitierende Faktor, d. h., diejenige Aminosäure, die am niedrigsten im Blut konzentriert ist, stellt diesen begrenzenden Faktor dar. Eiweißmoleküle können also nur so lange in Zellen produziert werden, bis diese betreffende Aminosäure aufgebraucht ist, ganz egal, ob es sich dabei um Isoleuzin, Tryptophan oder Phenylalanin handelt. In der Nahrung, pflanzlich oder tierisch, sind praktisch jeweils alle Aminosäuren gleichmäßig verteilt, in physiologisch idealer und gesunder Zusammensetzung. Wenn wir einen Gemüseteller essen, gibt es darin keine limitierenden Aminosäuren. Alle Eiweißbausteine werden auch aufgebraucht. Wenn wir zusätzlich ein Glas Wasser mit weißem Eiweißpulver aus Glyzin, Methionin und Phenylalanin trinken, entstehen limitierende Faktoren, weil die restlichen Aminosäuren jetzt in Unterzahl vorhanden sind.

Deshalb ist es Unsinn, seine Nahrung mit einzelnen Eiweißbausteinen oder Kombipräparaten aufzupeppen. Eine kerngesunde Basiskost reicht für die optimale Eiweißversorgung vollkommen aus.

Nur sinnvoll im Leistungssport

Einzige Ausnahme: Leistungs- oder Hochleistungssportler. Weil sie enorme Mengen an Zellproteinen synthetisieren und verheizen, können Proteingaben eventuell helfen. Die Entscheidung darüber sollte allerdings unter ärztlicher Kontrolle fallen. Sonst kann es – bei Extremdosen – zu Befindlichkeitsstörungen, Beschwerden oder auch ernsthaften Erkrankungen kommen.

Sämtliche Eiweißstoffe sind überreichlich in unseren Nahrungsmitteln enthalten bzw. werden vom Körper selbst gebildet. Bei einer ausgewogenen Ernährung kann also kaum ein Mangel entstehen – und gegen Verwertungsstörungen hilft auch eine vermehrte Zufuhr in Pillenform nicht.

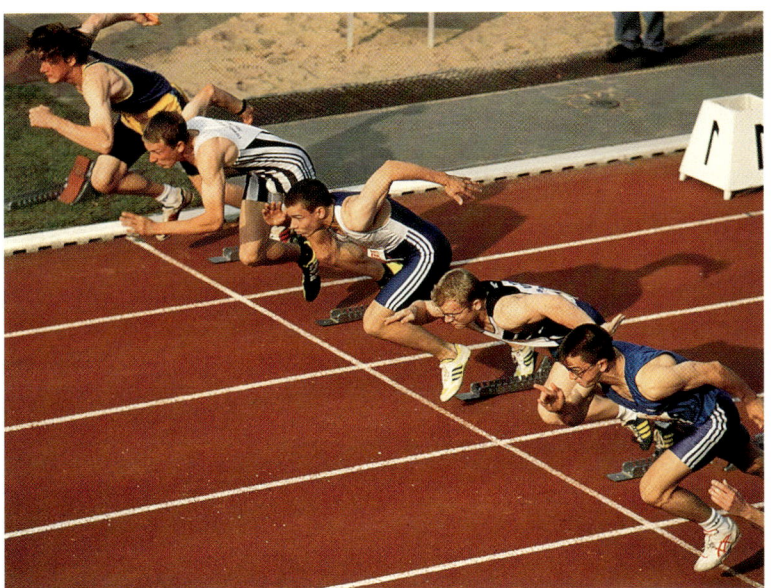

Leistungssportler verlangen ihrem Körper Enormes ab und verbrauchen dabei auch große Mengen an Eiweiß. Um diese Leistungskraft aufrechtzuerhalten, sollte aber nur in Ausnahmefällen auf künstliche Eiweiße zurückgegriffen werden.

165

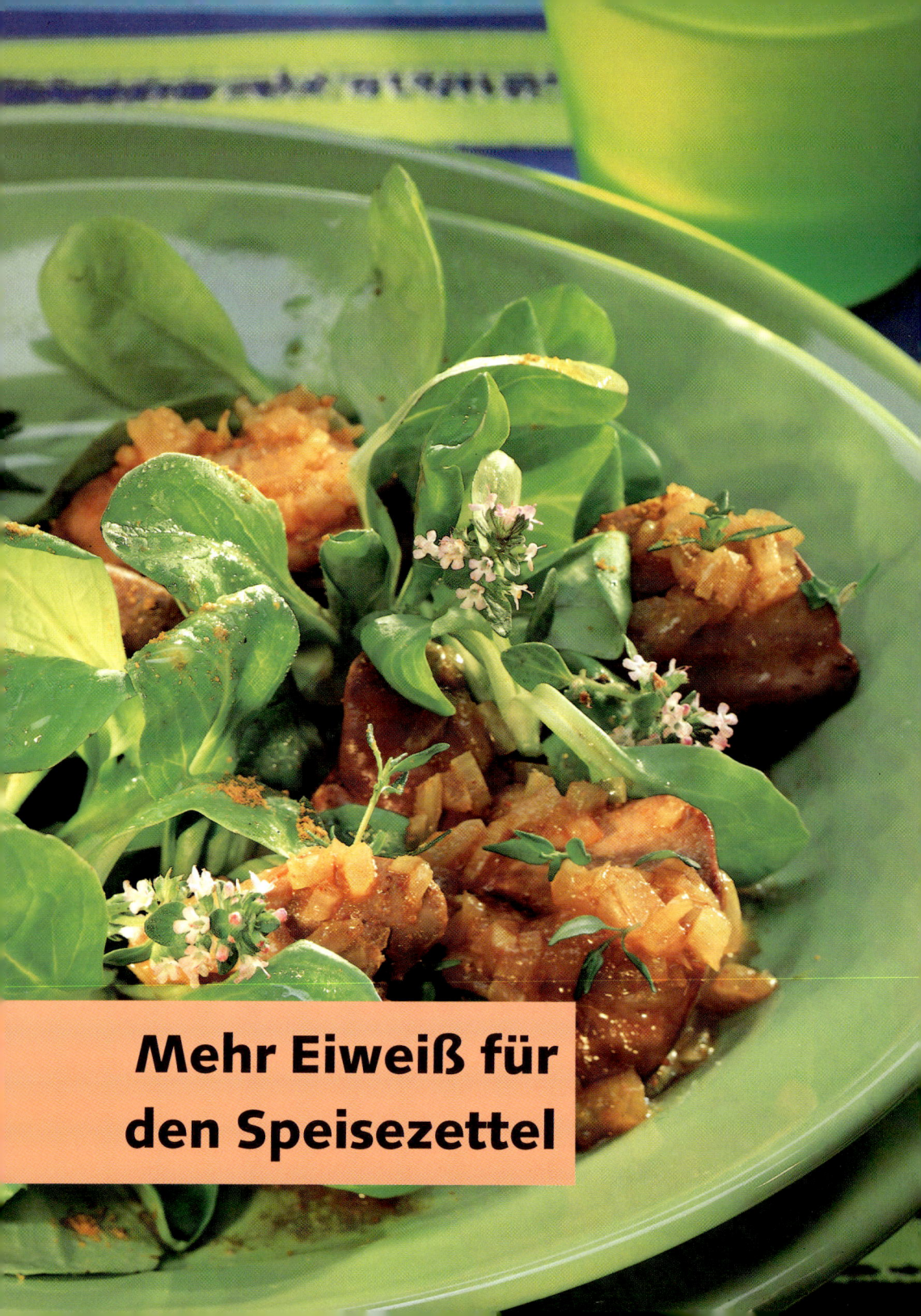

Mehr Eiweiß für den Speisezettel

Wie die Proteine auf den Teller kommen

Mehr Eiweiß im täglichen Essen bedeutet vor allem: dem Körper gezielt und in ausgewogener Form Proteine zuführen. Dabei zählt neben der richtigen Auswahl und Kombination der Nahrungsmittel vor allem auch die schonende Zubereitung. Schließlich kommt es darauf an, dass der Organismus das Gebotene auch möglichst vollständig verwerten kann und die wertvollen Proteine nicht einfach wieder ausgeschieden werden oder uns sogar schaden.

Tierisches kontra pflanzliches Eiweiß

Beim Gedanken an Eiweiß denken viele Menschen an Riesenschnitzel, die über den Tellerrand hinausragen. Dass pflanzliche Nahrung ebenso viele Proteine enthält, ist für sie kaum vorstellbar. Dabei ist die Sache ganz einfach: Pflanzen stellen für ihren eigenen Gewebeaufbau sehr viele Aminosäuren her – über 100 verschiedene. Einige wenige davon werden für den Aufbau von Proteinen genutzt. Von diesen speziellen Aminosäuren gibt es 25 (acht davon sind für den erwachsenen Menschen essenziell, siehe auch Seite 18ff.); manche Gewebeforscher rechnen dieser Anzahl noch den einen oder anderen Baustein hinzu. In pflanzlicher Kost sind alle diese Aminosäuren enthalten – interessanterweise sogar in ausreichender Quantität.

Alte Irrtümer halten sich hartnäckig

Vor etwa 30 oder 40 Jahren lief die Proteinforschung schon mal auf Hochtouren, und es wurden jede Menge Versuche mit Aminosäuren, vorwiegend an Versuchstieren wie z. B. Ratten, durchgeführt. Dies sah folgendermaßen aus: Ratten bekamen nur noch pflanzliches Futter, daraufhin sanken ihre Blutkonzentrationen an der schwefelführenden Aminosäure Methionin rapide, auf nur noch 30 Prozent der Ausgangs-

Bei proteinreichen Nahrungsmitteln denkt man bei uns unwillkürlich an Milchprodukte und vor allem üppige Fleischportionen – dabei lebt ein großer Teil der Weltbevölkerung vegetarisch, ohne an Eiweißmangel zu leiden.

werte. Und damit war vor allem der so genannte limitierende Eiweiß-baustein betroffen. Wenn nämlich von einer essenziellen Aminosäure zu wenig vorhanden ist, können auch alle anderen nur noch im entsprechenden Maß genutzt werden – in diesem Fall also nur noch zu etwa 30 Prozent. Damals folgerte man daraus, dass vegetarische Kost zu schwersten Eiweißdefiziten führen würde. Moderne Zellforscher lachen heute über diese Aussage. Ihre Hightech-Analysegeräte vermitteln ganz andere Einsichten in den Proteinstoffwechsel. Was bei den Rattenversuchen nicht berücksichtigt wurde: Das Fell von Tieren hat einen sehr hohen Methionin-, also Schwefelbedarf. Das Rattenfell »fraß« also das ganze Nahrungsmethionin des pflanzlichen Futters auf. Auf uns Menschen mit unserer inzwischen felllosen Haut ist eine solche Studie daher natürlich nicht zu übertragen.

Obwohl die wichtigsten Aminosäuren in fast allen Obst- und Gemüse-sorten enthalten sind, gibt es Stars unter den pflanzlichen Eiweißlieferanten. Dazu gehören Soja-produkte, alle Hülsenfrüchte und Hirse.

Genauere Analysen korrigierten das Ergebnis

Inzwischen können Zellforscher Gewebeproben äußerst exakt analysieren. Es ist kein Problem, ein Artischockenblatt oder eine Kartoffelschale daraufhin zu untersuchen, welche Aminosäuren in welchen Konzentrationen enthalten sind.

Und siehe da: Pflanzenkost ist enorm reich an allen acht essenziellen Eiweißbausteinen! Ob Spargel, Brokkoli, Pfirsiche, Rüben, Nüsse, Endivien, Pflaumen oder Knoblauch – sie alle enthalten sämtliche acht lebensnotwendigen und mit der Nahrung aufzunehmenden Eiweißbausteine. Oft sind die Konzentrationen allerdings gering – bei wässrigen Früchten wie z. B. Apfel oder Melone.

Aus pflanzlicher Kost kann der Mensch also durchaus seinen Gesamtbedarf an Aminosäuren rekrutieren. Trotzdem fällt es vielen Menschen sehr schwer, daran zu glauben. Der Heißhunger nach Fleisch, nach Fisch oder Geflügel ist einfach zu groß.

Reines Eiweiß schmeckt nach nichts

Eiweiß riecht nach nichts, und es ist geschmacklich völlig neutral. Die Fans von Fleischeiweiß fallen tagtäglich auf etwas ganz anderes herein: Die Kombination von Fett und Salz (oder auch anderen Gewürzen) produziert einen verführerischen Geschmack. Entsprechende Saucen oder Marinaden vermitteln einem eigentlich langweiligen Putenschnitzel erst den Gaumenkitzel. Deshalb schwören viele Menschen darauf, dass Fleisch besser schmeckt als Gemüse. Wer aber häufig wechselnde Gemüsesorten in den Speiseplan einbaut, weiß, welch großartige Fülle an Geschmacksnuancen sich da eröffnet. Er darf gleichzeitig sicher sein, dass er kein Eiweißdefizit in sich aufbaut.

Eine Mär – mehr Nährstoffe im Fleisch

Es gibt auch Zeitgenossen, die erklären, dass Fleischeiweiß »einfach mehr Substanz und Nährstoffe enthält«. Sie liefern gleich den »Beweis« dafür: »Ich merke es genau, ich bleibe länger satt. Wenn ich mittags nur Gemüse esse, kriege ich gleich wieder Hunger, weil meinem Körper Eiweiß fehlt.«

Wieder ein typischer Irrglaube. Genau das Gegenteil ist richtig. Gemüse wird relativ rasch verdaut, liefert seine Nährstofffülle unverzüglich – ganz genau so, wie es sich die Natur auch wünscht. Fleisch aber bleibt stundenlang in Magen und Darm liegen, ehe es sich endlich zersetzt. Nur daher rührt die Überzeugung, Fleisch liefere mehr an Biostoffen – und dies auch noch über Stunden hinweg.

Eine Mahlzeit aus komplexen Kohlenhydraten, wie beispielsweise ein Vollkornmüsli am Morgen, liefert dem Organismus nicht nur sämtliche acht essenziellen Aminosäuren, sondern gleichzeitig auch die anderen nicht essenziellen.

Die Verdauung von Fleisch, insbesondere dunklen Sorten, die gebraten oder geschmort und mit reichlich Fett zubereitet werden, machen dem Magen schwer zu schaffen. Der klassische Braten mit Sauce sollte deshalb ein seltenes Essvergnügen bleiben.

Die Aminosäuren in pflanzlichen Lebensmitteln

100 g Banane enthalten
- 40 mg Isoleuzin
- 85 mg Leuzin
- 55 mg Lysin
- 9 mg Methionin
- 35 mg Phenylalanin
- 40 mg Threonin
- 18 mg Tryptophan
- 55 mg Valin

100 g Avocado enthalten
- 110 mg Isoleuzin
- 195 mg Leuzin
- 155 mg Lysin
- 45 mg Methionin
- 110 mg Phenylalanin
- 120 mg Threonin
- 20 mg Tryptophan
- 170 mg Valin

Wenn Eiweiß schädlich wird

Pflanzliches Eiweiß schadet unserem Körper niemals – da kann man noch so viel Gemüse auf einmal essen. Anders verhält es sich aber, wenn wir zu viel Fleisch, also tierisches Eiweiß, essen. Eiweiß enthält Stickstoff, und der kann möglicherweise giftig werden. Deshalb behält der Organismus nur so viel von diesem Element, wie er auch tatsächlich braucht. Seine Stickstoffbalance wird dabei durch mehrere Komponenten gesichert:

Gicht war in früheren Zeiten eine typische Wohlstandskrankheit, von der ärmere Schichten kaum betroffen waren. Große Fleischportionen konnten sich über Jahrhunderte nur der Adel und reiche Kaufleute leisten.

● Endprodukte des Stickstoffwechsels werden in Form von Harnstoff oder Ammoniak mit dem Urin ausgeschieden.
● Stickstoff in nicht verdautem Nahrungseiweiß wird über den Stuhl ausgeschieden.
● Stickstoffreiche Substanzen verliert der Körper über Haut, Nasensekrete, ausfallende Haare, Menstruations- oder Samenflüssigkeit.

Bei extremem Fleischverzehr kann es sein, dass die Nieren all die anfallenden Schadstoffe nicht mehr ausscheiden können, weil ihre Nephronen, die Nierenfilter, zum Teil verstopft werden. Dann kann es zu einem giftigen Rückstau von Harnstoff im Blut kommen.

Eine weitere bei erhöhtem Eiweißverzehr anfallende und möglicherweise schädliche Substanz ist die Harnsäure, das Endprodukt des Purinstoffwechsels. Aus Purinen werden die Nukleinsäuren im Zellkern gebildet; jedes Rumpsteak, Steak oder jeder Schweinebraten liefert eine Menge davon. Harnsäure bildet harte, scharfe Kristalle, die sich in schädlichen Konzentrationen im Gewebe und in Gelenken ablagern können, Ursache u. a. von Gicht.

Warum pflanzliches Eiweiß nicht schadet

Diese Gefahren bestehen bei pflanzlichem Eiweiß nicht: Gemüse, Obst und Nüsse enthalten keine purinhaltigen Zellkerne, die ein Übermaß an Harnsäure verursachen können.

In Pflanzen ist Eiweiß in optimaler Kombination mit Kohlenhydraten und anderen Nährstoffen vorhanden, während tierische Produkte Eiweiß auf Kosten der Ausgewogenheit meist im Übermaß, in allzu konzentrierter Form, liefern. Wer ohne Fleisch nicht leben kann, geht noch weitere gesundheitliche Risiken ein: Störung im Kalziumstoffwechsel mit Knochenabbau, Bildung mutagener, Krebs erregender Substanzen in Urin und Stuhl, Fettleibigkeit, Übersäuerung usw.

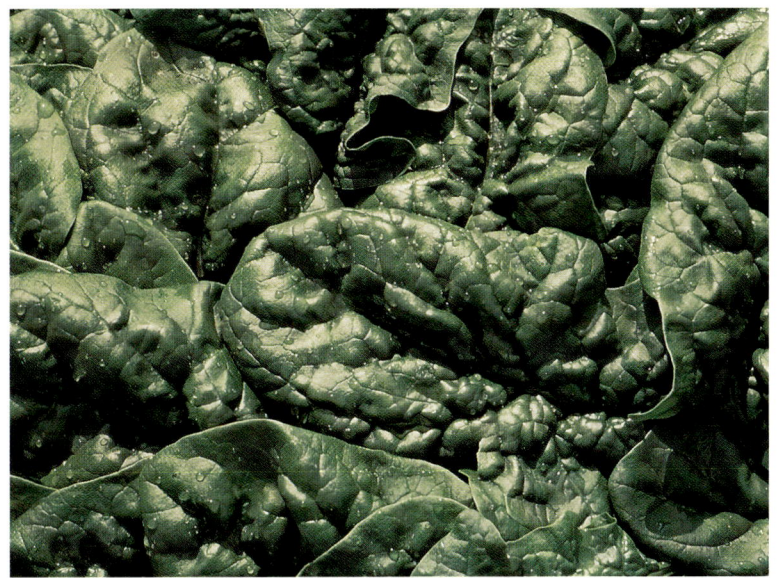

Frischer Spinat sollte in einem großen Topf zugedeckt mit wenig Wasser etwa ein bis drei Minuten lang gegart werden – also so lange, bis die Blätter in sich zusammenfallen. Wird er länger gekocht, verliert er zu viel von seinen Nährstoffen.

Die richtige Zubereitung proteinreicher Mahlzeiten

Aminosäuren mögen keine Hitze

Aminosäuren sind verletzlich. Wie auch bei den meisten naturbelassenen Lebensmitteln werden sie hauptsächlich in ihrer ursprünglichen, natürlichen Form zellaktiv. Ein Beispiel: Spinat ist genetisch auf Temperaturen programmiert, wie sie gewöhnlich in seiner Umgebung herrschen. Bei Tiefsttemperaturen wächst und gedeiht er überhaupt nicht, sondern seine Keime warten lieber auf Frühling und Sommer. Spinat mag aber auch keine Hitze über 50 °C. Da geht er ein. Auch in unseren Kochtöpfen spendet er seinen Reichtum an Aminosäuren, Vitaminen usw. nur, solange er nicht völlig zerkocht wird.

Ganz genauso verhält es sich auch mit den Aminosäuren. Wenn z. B. Rind-, Schweine- oder anderes Fleisch mit hohen Temperaturen zubereitet wird, kommt es in den kleinen Molekülen zu Veränderungen, die denen der so genannten Propionylierung ähneln, einem natürlichen Stoffwechselabbauvorgang.

Glücklicherweise sind die Zeiten vorbei, in denen Gemüse immer als zerkochter Brei serviert wurde. Knapp gegart, bewahrt es nicht nur mehr Eigengeschmack, sondern liefert auch reichlich gesunde Biostoffe.

Die Bioverwertbarkeit leidet

Besonders betroffen sind bestimmte essenzielle Eiweißbausteine (also solche, die wir unbedingt mit der Nahrung zu uns nehmen müssen), wie Serin, Histidin, Lysin, Methionin, Zystin und Tryptophan. Sie alle verlieren an Bioverwertbarkeit; jene von Lysin kann bis zu 40 Prozent reduziert sein. Ein Mangel an Lysin führt zu ungenügender Fettverbrennung – Lysin ist schließlich (mit Methionin) Bestandteil von Karnitin, dem Eiweißstoff, der große Fettmoleküle in die Energiebrennkammern der Zellen schleust.

Außerdem entsteht ein Ungleichgewicht unter den Aminosäuren; im Fall des Lysins gerät die Balance mit dem Eiweißbaustein Arginin durcheinander – mit möglicherweise bedenklichen Folgen. Zwar wird so manches eiweißreiche Lebensmittel durch Erhitzen oder Kochen besser verdaut (z. B. das weiße Eiklar), doch beim anhaltenden Kochen entstehen in Nahrungsproteinen enzymresistente Verbindungen, die der Verdauung und der Resorption im Darm widerstehen. Auch Alkohol kann eine solche negative Wirkung haben.

Man muss nicht auf sommerliche Grillpartys mit Freunden verzichten: Die schädlichen Benzpyrene haben keine Chance, wenn pikant mariniertes Fleisch oder Fisch in Alufolie oder in Alugrillschalen auf dem Rost gegart werden.

Vorsicht beim Grillen

Es brutzelt und duftet so herrlich, wenn das Hüftsteak auf den Grillstäben liegt, feine Blasen im Saft treibt, während abtropfendes Fett zischend kleine Glutflammen bildet. Im Fleisch selbst entstehen gleichzeitig (ähnlich übrigens wie beim Kochen oder Braten) so genannte Mutagene, schädliche chemische Substanzen, die unser Erbgut, also Gene, verändern können.

Im Grillfleisch sind dies vorwiegend heterozyklische Amine, die wiederum karzinogen, also Krebs auslösend, wirken können. Je heißer die Glut, desto bedenklicher wird das Grillen.

Schadstoffe vom heißen Rost

Wissenschaftler sprechen von thermischen Mutagenen. Sie entstehen z. B. aus Kreatin, einer energiereichen Substanz im Muskelgewebe, aber auch aus Aminosäuren selbst und aus Glukose, das Kohlenstoffatome für den raschen Aufbau dieser giftig-schädlichen Substanzen bereitstellt. Darüber hinaus behaupten Wissenschaftler, dass das Grillen die wohl grundsätzlich ungesündeste Art und Weise der Nahrungszubereitung darstellt. Ein Beispiel: das Krebs erregende Benzpyren (ein so genannter aromatischer Kohlenwasserstoff), das sich in der Grillglut aus herabtropfendem Fett bildet. Mit dem Rauch steigt diese Substanz (und einige weitere schädliche) auf und heftet sich auf Fleisch, Wurst oder anderem Grillgut an.

Bausteine für den täglichen Proteinfahrplan

Zum Frühstück gibt es Obst

Zum ersten Frühstück eignet sich am besten Leichtes und Vitaminreiches, z. B. eine Schale bunte, klein geschnittene Früchte. Wahlweise ist sie zusammengestellt aus:

- Apfel
- Aprikose
- Avocado
- Banane
- Birne
- Frischer Feige
- Kiwi
- Orange
- Papaya
- Pfirsich
- Pflaume
- Weintrauben

Darüber gestreut ein Esslöffel Sonnenblumen- oder andere Kerne bzw. Samen oder auch Nüsse. Anreichern darf man das Ganze mit etwas Sahne oder Fruchtsaft.

Als Getränk zum Proteinfrühstück empfehlen sich Kaffee, Tee oder Kräutertee mit oder ohne Sahne, aber ohne Zucker. Alternativ sind auch Obst- oder Gemüsesäfte oder Milch gut.

Am Vormittag kommt der große Hunger

Ein gutes Zeichen. Der Zellstoffwechsel ist auf Touren und macht mächtig Appetit. Jetzt nicht zu früh zum Kühlschrank, abwarten, bis aus Appetit echter Hunger wird. Diese 10 oder 20 Minuten machen viel aus – sie fressen Fett aus Adipozyten, Stresshormone kurbeln den Proteinstoffwechsel weiter an. Jetzt gibt es Eiweißreiches mit Vollkornbrot, Vollkorntoast oder auch einem ganz normalen hellen Brötchen, wahlweise belegt mit:

- Kaltem Braten, Roastbeef, Tatar, magerem Schinken (z. B. jeweils mit Gewürzgurke, Mixed Pickles oder Tomatenscheiben), Hähnchenfleisch (ohne Haut) oder Putenwurst
- Forellenfilet, Thunfisch (ohne Öl, aus der Dose), Krabben (z. B. mit exotischen Früchten und Diätmayonnaise angemacht) oder Forellen- oder Lachsrogen

● Für Vegetarier: Tofuwürstchen, Kräuterquark, Käse (ideal: Schafs- oder Ziegenkäse)

● Dazu gibt es Butter. Und als Belohnung fürs lange Warten: den ersten Kaffee des Tages (sogar mit etwas Zucker und Sahne)

Kerngesundes zum Mittagessen

Proteinspender

● Seefisch wie Kabeljau, Seeteufel, Hering, Rotbarsch, Heilbutt, Seezunge, Scholle, Seelachs, Flunder. Oder auch Fische aus unseren Binnengewässern wie Forelle, Zander, Hecht, Felchen, Karpfen, Barsch, Schleie oder Brasse. Auch Hummer, Garnelen oder Krabben sind enorm reich an Eiweiß.

● Fleisch sollte mager sein, darf aber ruhig auch ein wenig Fett enthalten (wie z. B. der Fettrand beim Rumpsteak): Rind-, Kalb-, Lamm- oder Hammelfleisch, Leber, Nieren, Herz.

● Geflügel möglichst ohne die Haut essen, die eine reine Cholesterinbombe ist (bei der Weihnachts- oder Kirchweihgans darf man dann schon einmal sündigen): Hähnchen, Ente, Gans, Truthahn.

● Je nach Saison gibt es Wild: Hase, Reh, Hirsch, Fasan.

● Vegetarier kochen und braten mit Tofu, einem ganz exzellenten Eiweißspender.

Vitamin- und Mineralienspender

Jetzt kommt die große Gemüsezeit (möglichst nur kurz in wenig Wasser garen):

● Tomaten, Brokkoli, Spinat, Kohl, Artischocken, Rüben, Möhren, Schwarzwurzeln, Spargel, Auberginen, Blumen- und Rosenkohl, Mangold, Lauch, Zucchini, Kohlrabi, Fenchel, Sellerie, Sauerkraut, Zwiebeln, Knoblauch, Paprika.

● Auch empfehlenswert: alle Speisepilze wie Champignons, Steinpilze, Morcheln, Pfifferlinge, Rotkappen, Butter- oder Birkenpilze.

● Öfter sollten auch Hülsenfrüchte auf den Tisch: beispielsweise Erbsen, Bohnen, Linsen.

● Und natürlich Salat (mit Essig und Pflanzenöl anmachen und vor der Hauptmahlzeit essen): Kopf- und Feldsalat, Eisbergsalat, Endivien, Chicorée, Salatgurke, Mais.

Der hochwertige Eiweißlieferant Fisch war lange ein wenig geschätztes Billigessen. Dienstboten in küstennahen Orten bestanden sogar auf der vertraglichen Zusicherung, ihn nicht häufiger als zweimal wöchentlich auf den Tisch zu bekommen.

Kohlenhydratspender

Hier eignen sich ideal: Kartoffeln (möglichst »Bio«, mit der Schale essen), Süßkartoffeln, Naturreis, Polenta (Maisgrieß), Vollkornteigwaren (es dürfen aber auch ruhig mal der weiße »Chinesenreis« oder die geliebten hellen Spaghetti oder Tortellini sein).

Abends – ein Fitnessschub für die Zellen

Essen Sie möglichst früh zu Abend, damit die Verdauungsorgane vor dem Zubettgehen noch mit der Mahlzeit fertig werden. Absoluter Favorit: eine große, bunte Rohkostplatte, angemacht mit Essig und Pflanzenöl, reich garniert mit Zutaten wie Schinken- oder Roastbeefstreifen, kaltem Braten, Hähnchenfleisch, Thunfisch, Krabben, geräucherter Forelle, Schafskäse, gebratenem Räuchertofu, Eischeibchen. Dazu gibt es Vollkorntoast oder -baguette. Was Zellen sonst noch glücklich macht:

- Folienkartoffel mit Kräuterkäse
- Scharf gewürztes Tatar auf gebutterten Toastscheiben
- Mozzarella mit Tomaten, angemacht mit Essig, Öl und Basilikum
- Vollkornbrötchen mit Butter und Honig
- Gebratene Tofuwürstchen mit Senf, Pumpernickel und Butter
- Krabbencocktail mit Ananasstückchen und Diätmayonnaise
- Geräuchertes Forellenfilet mit Meerrettich, Vollkorntoast und Butter
- Gebratene Hähnchenleber auf gebuttertem Vollkorntoast
- Kräuterrührei mit Butter und Vollkornbrötchen

Besonders ältere Menschen können abends Rohkost und Eiweißreiches nicht mehr gut verdauen. Sie sollten besser mittags proteinreich essen und abends möglichst früh eher Kohlenhydrate zu sich nehmen.

Snacks gegen den Hunger am Nachmittag

- 1 Avocado oder 1 Banane
- 1 Hand voll Nüsse, Samen oder Kerne
- 1 Hand voll ungeschwefelte Trockenfrüchte
- Parmaschinken mit Melonenschiffchen
- Pumpernickel mit 1 Scheibe Käse
- 1 Scheibe Vollkornbrot mit Butter und Eischeibchen
- 1 kleiner Becher Früchtequark oder 1 Becher Milchreis

Die besten Rezepte für jeden Tag

Zehn köstliche Frühstücksideen

Schinkenbrot mit Radieschen

Zutaten *1 Scheibe Vollkornbrot • 1 TL Butter • 1 Scheibe magerer gekochter Schinken • 1/2 Bund Radieschen • Salz, Pfeffer 1 TL gehackte Petersilie*

Alle Rezepte sind, wenn nicht anders angegeben, für eine Person berechnet.

Zubereitung Brot mit Butter bestreichen, Schinken darauf legen. Radieschen waschen, in dünne Scheiben schneiden und auf dem Schinken verteilen. Mit Salz, Pfeffer und Petersilie bestreuen.

Rührei mit Tofu

Zutaten *2 Eier • 1 EL Mineralwasser • Kräutersalz 30 g Tofu • 1 TL Butter • 2 TL gehackter Schnittlauch 2 Scheiben Vollkorntoast*

Pikantes zum Frühstück liefert gleich reichlich Nährstoffe für einen guten Start. Süßschnäbel dagegen sollten dem Marmeladenbrötchen wenigstens mit einer Schicht Quark statt Butter zu einer besseren Proteinbilanz verhelfen.

Zubereitung Eier mit Mineralwasser und Kräutersalz verquirlen. Tofu klein schneiden und mit der Eimasse vermengen. Butter in der Pfanne erhitzen, Ei-Tofu-Masse zugeben und stocken lassen. Schnittlauch darüber streuen. Toast rösten und mit Butter bestreichen. Alles zusammen rasch servieren.

Krabben mit Dill

Zutaten *4 Scheiben Vollkornknäcke • 2 TL Diätmayonnaise 1 Kopfsalatblatt • 50 g Krabben • 1/2 TL Zitronensaft 1/2 TL gehackter Dill*

Zubereitung Knäckebrote mit Mayonnaise bestreichen. Salatblatt waschen, trocknen und in vier Teile reißen, auf die Knäckebrote legen. Krabben überbrausen, gut abtrocknen und auf den Salatstücken verteilen. Mit Zitronensaft beträufeln und mit Dill bestreuen.

Kräuterquark mit Pumpernickel

Zutaten *4 EL Magerquark • 1 TL saure Sahne • Kräutersalz, Pfeffer*
2 Scheiben Pumpernickel • 1 TL Butter • 1 EL gehackter Dill und
Schnittlauch

Zubereitung Magerquark mit saurer Sahne verrühren, mit Kräutersalz und Pfeffer würzen. Pumpernickel mit Butter bestreichen, Quark darüber geben. Mit Dill und Schnittlauch bestreuen.

Dreikornbrot mit kaltem Braten

Zutaten *1 Salatblatt • 1 Scheibe Dreikornbrot • 1 TL Butter*
80 g kalter Braten • 2 TL Diätmayonnaise

Zubereitung Salatblatt gut abwaschen und trocknen. Brot mit Butter bestreichen und mit dem Salatblatt belegen. Kalten Braten darauf legen und mit Diätmayonnaise bestreichen.

Lachs auf Toast

Zutaten *2 Scheiben Vollkorntoast • 1 TL Butter • 80 g Räucherlachs*
2 TL gehackter Dill • Pfeffer, Salz

Zubereitung Toast rösten, mit der Butter bestreichen. Lachs darauf verteilen, mit Dill, Pfeffer und Salz bestreuen.

Tofuwürstchen mit Senf

Zutaten *2 TL Butter • 2 Tofuwürstchen (aus dem Naturkostladen)*
2 TL mittelscharfer Senf • 1 Tomate • Vollkorntoast

Zubereitung 1 Teelöffel Butter in der Pfanne erhitzen, Tofuwürstchen leicht anbraten. Mit dem Senf garnieren. Tomate in Scheiben schneiden und dazu servieren. Vollkorntoast rösten und mit der restlichen Butter bestreichen.

Toast mit Ei und Forellenrogen

Zutaten *2 Eier • 2 Scheiben Vollkorntoast • 2 TL Butter*
20 g Forellenrogen (oder auch Lachsrogen)

Morgens Fisch? Wer sich das höchstens als Katerfrühstück vorstellen kann, sollte sich vielleicht zum ersten Imbiss mit Obst begnügen und das Fischsandwich erst etwas später im Büro genießen.

Zubereitung Eier hart kochen und in Scheibchen schneiden. Toastscheiben rösten und mit der Butter bestreichen. Eischeibchen darauf verteilen, mit dem Rogen bestreichen.

Vollkornbrot mit Parmaschinken

Zutaten *1 Salatblatt • 1 Scheibe Vollkornbrot • 1 TL Butter 1/2 TL mittelscharfer Senf • 50 g Parmaschinken*

Zubereitung Salatblatt waschen und abtrocknen. Brot mit der Butter bestreichen, den Senf darauf streichen. Mit dem Salatblatt abdecken. Parmaschinken zu Röllchen formen und darauf legen.

Türkisches Frühstück

Zutaten *1 Tomate • 1 Ei • 50 Gramm Gurke • 30 g Schafskäse 5 Oliven • Pfeffer, Paprika • 1 Vollkornbrötchen*

Zubereitung Tomate überbrühen, Haut abziehen, in Viertel schneiden. Ei hart kochen, in Scheibchen schneiden. Gurke waschen, schälen, in Scheiben schneiden. Alles zusammen mit dem Schafskäse auf einem Teller anrichten. Oliven, Paprika und Pfeffer auf dem Tellerrand garnieren. Zusammen mit dem Vollkornbrötchen servieren.

Wer einfach »Feta« kauft, bekommt nicht unbedingt Schafskäse. Besonders die in Deutschland produzierten Sorten sind fast immer aus Kuhmilch und viel milder als die griechischen oder korsischen Varianten.

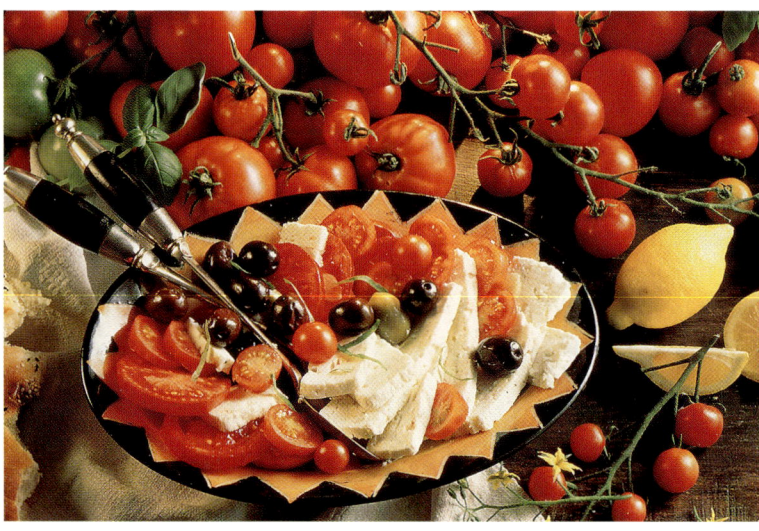

Mit diesem etwas ausgefallenen türkischen Frühstück gelingt der Start in den Tag optimal – und außerdem weckt es schöne Urlaubserinnerungen.

Eiweißreiches aus Fluss und Meer

Fischtopf mit Gemüse (für 2 Personen)

Zutaten *2 mittelgroße Zucchini • 2 Möhren • 1 Zwiebel*
1/2 l Gemüsebrühe • 1 Knoblauchzehe • 300 g Kabeljaufilet
Pfeffer • 1 EL gehackte Petersilie • 30 g Parmesan

Zubereitung Zucchini und Möhren waschen und in Scheiben schneiden. Zwiebel abziehen und würfeln. Gemüsebrühe erhitzen, Zwiebelstücke, Gemüse und Knoblauchzehe für 5 Minuten darin kochen. Fisch in Würfel schneiden und dazugeben. Mit Pfeffer würzen, bei schwacher Hitze weitere 5 Minuten lang kochen. Zum Schluss Petersilie unterrühren. In Suppenteller geben, den geriebenen Parmesankäse darüber streuen.

Heilbutt mit Meerrettichsahne (für 2 Personen)

Zutaten *200 g Kartoffeln • 250 g Heilbuttschnitte • Salz*
1 EL Zitronensaft • 1 EL Butter • 1 TL frisch geriebener Meerrettich
1 EL saure Sahne

Zubereitung Kartoffeln waschen und schälen, in Salzwasser gar kochen. Fisch waschen, trocknen, salzen und mit Zitronensaft beträufeln. Eine Auflaufform mit Butter auspinseln, Fisch hineinlegen, Butterflöckchen darüber streuen. Im Backofen bei 200 °C für 15 Minuten backen. Geriebenen Meerrettich mit etwas Zitronensaft und der sauren Sahne verrühren. Kartoffeln auf Tellern anrichten, Petersilie darüber streuen. Fisch dazulegen, mit der Sauce übergießen.

Krabben mit grüner Pasta (für 2 Personen)

Zutaten *150 g grüne Nudeln • 1 Schalotte • 2 EL Butter*
150 g Krabben • 2 Zweige Estragon • 30 g Parmesan

Zubereitung Nudeln in Salzwasser al dente kochen. Schalotte abziehen und in kleine Würfel schneiden, in der Pfanne mit 1 Esslöffel Butter goldgelb dünsten. Krabben überbrausen, abtrocknen und in die Pfan-

Südländisches Flair bekommt der Fischtopf, wenn er vor dem Servieren noch mit ein bis zwei Esslöffeln Pesto verfeinert wird. Danach nicht mehr kochen lassen!

ne geben. Auch die abgezupften Estragonblätter hinzugeben. Alles für 2 Minuten dünsten. Nudeln abgießen und gut abtropfen lassen. Mit der restlichen Butter und den Krabben vermischen. Mit geriebenem Parmesan überstreuen.

Forelle in pikanter Sauce

Zutaten *2 kleine Kartoffeln • 1 küchenfertige Forelle • 1 TL Zitronensaft • Salz, Pfeffer • 2 EL Gemüsebrühe • 1 TL gehackte Petersilie 1 EL saure Sahne • 1 Lorbeerblatt*

Wer seine Kinder zu Fischessern erziehen möchte, sollte auch Fischfilets vor dem Kochen mit den Fingerspitzen untersuchen: An der Bauchseite bleiben fast immer noch einige Gräten hängen, die sich mit einer Pinzette leicht herausziehen lassen.

Zubereitung Kartoffeln waschen und schälen, in Salzwasser gar kochen. Forelle mit Zitronensaft, Salz und Pfeffer einreiben, in eine feuerfeste Form legen. Gemüsebrühe mit gehackter Petersilie mischen, über die Forelle gießen. Die Auflaufform in den Backofen schieben. Bei 200 °C ca. 20 Minuten lang garen. Forelle auf einen Teller legen, die Petersiliensauce mit saurer Sahne verrühren, zu der Forelle und den Kartoffeln servieren.

Balkan-Fischragout (für 3–4 Personen)

Zutaten *1 Tasse Naturreis • 500 g Goldbarschfilet • 1 EL Zitronensaft 2 Zwiebeln • 1 Paprikaschote • 1 EL Butter • Salz, Pfeffer 100 ml Weißwein • 3 EL saure Sahne • Paprikapulver*

Zubereitung Reis in Salzwasser körnig kochen. Fischfilet waschen, in Scheiben schneiden, mit Zitronensaft beträufeln. Zwiebeln abziehen und in Ringe, Paprika waschen, putzen und in dünne Streifen schneiden. Butter im Topf erhitzen, Zwiebeln und Paprika darin andünsten. Fischfilet darauf legen, mit Salz und Pfeffer würzen. Weißwein dazugießen und alles bei schwacher Hitze 10 Minuten lang dünsten. Fisch herausnehmen und warm stellen. Saure Sahne unter die Sauce mischen, mit Salz, Pfeffer und Paprikapulver abschmecken. Naturreis und Fisch auf Tellern anrichten und mit der Sauce umgießen.

Garnelen Korsika (für 2 Personen)

Zutaten *12 rohe Garnelen • 1 Knoblauchzehe • 1 Schalotte 3 EL Öl • 1/8 l trockener Weißwein • Petersilie • Salbei*

Zubereitung Garnelen aus der Schale lösen, die Schwanzspitzen jedoch nicht entfernen. Knoblauchzehe und Schalotte abziehen, Knoblauch durch eine Presse geben, Schalotte fein hacken. Beides in 2 Minuten im Öl in der Pfanne rosa dünsten. Weißwein, Petersilie und Salbei hinzufügen. Zugedeckt alles 5 Minuten lang schmoren lassen. Garnelen aus der Pfanne nehmen, abtropfen lassen, den Sud schnell dickflüssig einkochen. Garnelen wieder hinzugeben. Eventuell mit Baguettescheiben servieren.

Heilbutt gegrillt (für 4 Personen)

Zutaten *4 mittelgroße Kartoffeln • 4 Scheiben Heilbutt*
Salz, Pfeffer • 1 EL Sonnenblumenöl • 4 Tomaten
1 Bund Petersilie • 50 g Kräuterbutter

Zubereitung Kartoffeln waschen, in Salzwasser gar kochen, pellen. Heilbutt waschen, gut abtrocknen, mit Salz und Pfeffer würzen. Auf beiden Seiten mit Öl einreiben. Den Fisch in einer vorgeheizten Grillpfanne grillen, bis sich die Mittelgräte leicht herausziehen lässt. Tomaten waschen und halbieren, in der Pfanne mitgrillen. Petersilie waschen und klein hacken. Fisch auf Tellern anrichten, Kartoffeln mit gehackter Petersilie mischen und zum Fisch dazugeben. Kräuterbutter vorsichtig erwärmen und über den Fisch gießen.

Rotbarsch à la Siciliana

Zutaten *4 EL Naturreis • 150 g Rotbarschfilet • 1 TL Zitronensaft*
1 kleine Zwiebel • 1 Knoblauchzehe • 1 Tomate • 1 EL Sonnen-
blumenöl • 2 TL Tomatenmark • 2 EL trockener Weißwein
1 Stückchen Lorbeerblatt • Thymian, Basilikum

Zubereitung Naturreis bissfest kochen. Rotbarsch waschen, abtrocknen, mit Zitronensaft beträufeln und durchziehen lassen. Zwiebel und Knoblauchzehe abziehen und klein hacken. Die Tomate überbrühen, Haut abziehen, in kleine Würfel schneiden. Öl in der Pfanne erhitzen, Zwiebel und Knoblauchzehe darin andünsten. Tomatenwürfel, Tomatenmark, Weißwein und die Kräuter dazugeben. Fisch in Würfel schneiden und in die Pfanne geben. Alles 10 Minuten lang dünsten. Rotbarsch samt Sauce zum Reis anrichten.

Jeder Fisch (mit Ausnahme von Räucherfisch und Lachs) sollte nach dem Einkauf gründlich gewaschen, mit Küchenpapier abgetupft, gesalzen und mit Zitronensaft beträufelt werden. Das macht das Fleisch schön weiß und fest und verhindert den typischen Fischgeruch.

Zehn kerngesunde Proteinsnacks für den kleinen Hunger

- Honigmelonenstücke mit Parmaschinken und Vollkornknäckebrot

- Forellenfilet mit Meerrettich, Vollkornbrot und etwas Butter

- Kleiner Rohkostteller, mit Essig und Öl angemacht, mit Hähnchenstücken und Knäckebrot

- 1 Vollkornbrötchen mit Schinken, etwas Butter und Gewürzgurke

- 1 Scheibe Toast mit Tatar, Zwiebelringen und Kapern

- 1 Tomate, mit Kräuterquark gefüllt, und Vollkornbrötchen

- Bohnensalat mit kleinen Tofustückchen und Vollkorntoast

- 1 Scheibe Roastbeef, mit Mixed Pickles garniert, Pumpernickel und Butter

- Thunfisch (50 Gramm, aus der Dose, ohne Öl), Vollkorntoast, etwas Butter

- 1 Becher Magerquark, mit bunten Fruchtstückchen vermengt

Probieren Sie zu Kalbsleber auch einmal andere Blattgemüse wie z. B. Mangold oder Radicchio, der in Italien häufig nicht als Salat, sondern als Gemüse serviert wird.

Köstlich kochen mit Fleisch

Kalbsleber mit Blattspinat

Zutaten *1 Kartoffel (aus dem Bioladen) • 200 g Blattspinat*
Salz, Pfeffer, Muskat • 1 Zwiebel • 150 g Kalbsleber • 1 TL Butter
1 EL saure Sahne • 1 TL Tomatenmark • etwas Thymian

Zubereitung Kartoffel waschen und in Salzwasser gar kochen. Nicht pellen (mit der Schale essen). Spinat waschen, putzen, tropfnass im Topf erhitzen und dünsten, bis er zusammengefallen ist. Herausnehmen, klein hacken und wieder in den Topf zurückgeben. Mit Salz, Pfeffer und Muskat würzen. Zwiebel abziehen und in dünne Ringe schneiden. Leber waschen, abtrocknen. Butter in der Pfanne erhitzen, Leber und Zwiebelringe beidseitig für 2 Minuten braten, pfeffern und salzen. Herausnehmen und warm stellen. Saure Sahne mit Tomatenmark und Thymian verrühren, in die Pfanne geben, etwas einkochen lassen. Sauce über die Leber gießen, mit der Kartoffel anrichten.

Lamm mit Bohnen

Zutaten *200 g grüne junge Bohnen • 1 kleine Zwiebel*
1 Knoblauchzehe • 1 Zweig Bohnenkraut • 1 EL Sonnenblumenöl
Salz, Pfeffer • 2 Lammkoteletts • 1 TL Zitronensaft

Zubereitung Bohnen waschen und putzen, Zwiebel und Knoblauchzehe abziehen und klein hacken. Bohnenkraut waschen und klein rupfen. Zwiebel und Knoblauchzehe im Topf in heißem Öl glasig dünsten. Bohnenkraut, Salz und Pfeffer darunter mischen, mit etwas Wasser ablöschen und ca. 10 Minuten lang dünsten. Lammkoteletts in heißem Öl auf beiden Seiten für etwa 2 Minuten braten. Salzen, pfeffern und mit Zitronensaft beträufeln. Zusammen mit den Bohnen anrichten. Eventuell mit ein paar Scheiben Baguette servieren.

Kasseler mit Rotkohl

Zutaten *1 mittelgroße Kartoffel • 150 g mageres Kasseler*
200 g Rotkohl • Lorbeerblatt • Kräutersalz • 6 Nelken
1 kleine Zwiebel • 1/2 Apfel

Zubereitung Kartoffel waschen, in Salzwasser gar kochen, pellen. Kasseler in Alufolie einwickeln, im Backofen bei 200 °C für 15 Minuten garen. Rotkohl waschen, putzen und in feine Streifen schneiden. Mit etwas Wasser, Lorbeerblatt, Kräutersalz und der mit den Nelken gespickten Zwiebel in ca. 15 Minuten bissfest kochen. Zum Abschluss den Apfel dazureiben. Das Kasseler aus der Alufolie nehmen und alles zusammen anrichten.

Gepökeltes Kasseler oder auch geräuchertes Fleisch sollten immer sehr schonend gegart und auf keinen Fall scharf angebraten werden. Sonst entstehen beim Kochen die schädlichen Nitrosamine.

Rinderfilet mit Möhren

Zutaten *200 g Möhren • 1 TL Butter • 1 Scheibe Rinderfilet • Pfeffer*
Paprikapulver • 1 TL Öl • Salz • 1 TL gehackte Petersilie

Zubereitung Möhren waschen, putzen und in Scheiben schneiden, im Topf mit Butter und 1 Esslöffel Wasser ca. 8 Minuten lang garen. Rinderfilet mit Pfeffer und Paprikapulver würzen. In der Pfanne in heißem Öl beidseitig braun braten, danach salzen. Möhrengemüse mit Petersilie überstreuen und zum Rinderfilet servieren. Eventuell ein Vollkornbrötchen dazu essen.

Im Allgemeinen sind hochwertige Pflanzenöle in der Küche zu bevorzugen. Zum Anbraten eignet sich aber besser Butterschmalz: Es ist sehr ergiebig, gibt einen feinen Buttergeschmack und kann hoch erhitzt werden, ohne zu spritzen.

Hackfleisch im Gemüsetopf

Zutaten *1 kleine Zwiebel • 25 g durchwachsener Speck 1 TL Butterschmalz • 100 g Schweinehack • 300 ml Gemüsebrühe (Würfel) • 100 g tiefgefrorenes Suppengemüse • Salz, Pfeffer 1 kleine Paprikaschote • 1 kleine Knoblauchzehe • etwas Petersilie*

Zubereitung Zwiebel abziehen, fein hacken. Speck würfeln und in heißem Butterschmalz glasig braten. Zwiebel mit dem Hackfleisch vermengen und zu dem Speck geben. Bei schwacher Hitze 5 Minuten lang schmoren lassen. Gemüsebrühe erhitzen, Suppengemüse darin zugedeckt 15 Minuten lang garen lassen. Mit Salz und Pfeffer abschmecken. Paprikaschote waschen, putzen, Kerne und Trennwände entfernen und fein würfeln. 5 Minuten vor Ende der Garzeit zum Gemüse geben. Hackfleischmasse unterheben. Noch einmal würzen. Knoblauchzehe abziehen, zerdrücken und dazugeben. Zum Schluss fein gehackte Petersilie darüber geben.

Saltimbocca

Zutaten *1 dünn geschnittenes Kalbsschnitzel (125 g) • etwas Mehl 2 dünne Schinkenscheiben • 2 Salbeiblätter • 1 EL Butterschmalz 1 EL Butter • Salz, Pfeffer • 1 TL Zitronensaft • 1 TL Weißwein*

Zubereitung Kalbsschnitzel trockentupfen, halbieren und in Mehl wenden. Mit den Schinkenscheiben belegen, jeweils ein Salbeiblatt darauf legen und mit Holzspießchen flach zusammenstecken. Butterschmalz in der Pfanne erhitzen und die Fleischstücke auf der unbelegten Seite anbraten. Butter zufügen und langsam weiterbraten. Die Schnitzelchen mit dem flüssigen Fett begießen. Einmal kurz wenden und mit Salz und Pfeffer würzen. Vor dem Servieren mit Zitronensaft und Weißwein beträufeln. Eventuell mit Vollkorntoast servieren.

Schweinelendchen mit Gorgonzola

Zutaten *150 g Schweinelende • 1 EL Butter • Salz, Pfeffer*
1 Knoblauchzehe • 2 EL Sahne • 40 g Gorgonzola • Muskat
1 TL Zitronensaft

Zubereitung Schweinelende in Scheiben schneiden. Butter in der Pfanne erhitzen, Schweinelende von beiden Seiten in ca. 2 Minuten braun braten. Salzen und pfeffern, aus der Pfanne nehmen und warm stellen. Knoblauch abziehen und halbieren, im Fett kurz andünsten und wieder aus der Pfanne nehmen. Sahne in die Pfanne geben, den klein geschnittenen Gorgonzola darin schmelzen lassen. Mit Muskat, Pfeffer und Zitronensaft abschmecken. Über die Schweinelende gießen.

Rumpsteak mit Gurke

Zutaten *1/2 Schlangengurke • 1 kleine Zwiebel • 1 EL Butter*
2 EL saure Sahne • 1 EL Sonnenblumenöl • 1 Rumpsteak • Salz, Pfeffer
etwas gehackter Dill

Zubereitung Gurke schälen, der Länge nach halbieren, Kerne mit dem Löffel herauskratzen. In 1 Zentimeter dicke Halbmonde schneiden. Zwiebel abziehen und hacken, in heißer Butter dünsten. Gurkenscheiben zugeben und bei mittlerer Hitze für etwa 7 Minuten schmoren lassen. Saure Sahne unterrühren und für weitere 5 Minuten dünsten. Öl in der Pfanne erhitzen, Rumpsteak darin von beiden Seiten je 2 Minuten lang braten. Salzen und pfeffern. Dill unter die Gurken mischen, mit Salz und Pfeffer würzen. Rumpsteak und Gemüse anrichten.

Die Fettkante von Rumpsteaks muss vor dem Braten an mehreren Stellen eingeschnitten werden, damit sich das Steak in der Pfanne nicht wölbt. Nicht zu lange garen – das Fleisch wird sonst zäh.

Schweinefilet mit Möhren und Frischkäse

Zutaten *2 Möhren • 3 Frühlingszwiebeln • 1 TL Sojaöl • Salz, Pfeffer*
Saft von 1/2 Zitrone • 100 g Schweinefilet • 25 g Frischkäse

Zubereitung Möhren waschen, putzen, schälen und in Scheiben, Frühlingszwiebeln in Ringe schneiden. Beides in 1/2 Teelöffel Öl andünsten, salzen und pfeffern. Zitronensaft zugeben und alles für 8 Minuten dünsten. Filet im restlichen Öl in ca. 6 Minuten knusprig braten und warm stellen. Frischkäse unter das Gemüse heben, mit Salz und Pfeffer würzen. Mit dem Filet anrichten.

Geflügel ohne Haut – immer eine gute Wahl

Hähnchen exotisch

Zutaten *4 EL Naturreis • 200 g Hähnchenbrustfilet • 1 kleine Mango*
1 TL Öl • Salz, Pfeffer • 1 EL saure Sahne • 1 TL Curry • Ingwerpulver
1 TL gehackte Petersilie

Zubereitung Naturreis in Salzwasser körnig kochen. Hähnchenfleisch (ohne Haut) in Würfel schneiden. Mango schälen, halbieren, in dünne Streifen schneiden. Öl in der Pfanne erhitzen, Hähnchenwürfel 3 Minuten lang rundherum braten, salzen und pfeffern, herausnehmen und warm stellen. Mangostreifen in den Bratfond geben, in 2 Minuten weich dünsten, die saure Sahne unterrühren. Mit Curry und Ingwerpulver würzen. Reis und Hähnchenwürfel hinzugeben. Mit der gehackten Petersilie bestreuen.

Der braune Naturreis braucht etwa doppelt so lange wie weißer Reis, bis er gar ist. Deshalb rechtzeitig aufsetzen, damit das Fleisch nicht kalt oder zäh wird, bis die Beilage fertig ist.

Putenroulade mit Kräuterkäse

Zutaten *1 Putenschnitzel (150 g) • 50 g Kräuterfrischkäse*
1/2 Banane • 1 TL gehackte Petersilie • 1 TL Butter • Salz, Pfeffer

Zubereitung Putenschnitzel mit dem Kräuterkäse bestreichen. Banane schälen, in Scheibchen schneiden und darauf legen, mit Petersilie bestreuen. Schnitzel zusammenrollen, mit einem Holzspieß (z. B. Zahnstocher) zusammenstecken. Butter im Topf erhitzen, Putenroulade bei mittlerer Hitze 10 Minuten lang braten. Danach salzen und pfeffern. Eventuell mit ein paar Scheiben Baguette servieren.

Pute mit Mandeln (für 2 Personen)

Zutaten *4 EL Naturreis • 2 Putensteaks à 100 g • Salz, Pfeffer*
Mehl • 1 Ei • 40 g Mandelblättchen • Butter

Zubereitung Naturreis in Salzwasser körnig kochen. Putensteaks salzen, pfeffern, nacheinander in Mehl, verschlagenem Ei und zuletzt in den Mandelblättchen wenden. Für etwa 10 Minuten in Butter beidseitig braten. Zusammen mit dem Naturreis servieren.

Hühnerfrikassee

Zutaten *4 EL Naturreis • 1 Hähnchenbrustfilet • 1 Tasse Gemüsebrühe 1/2 Becher saure Sahne • 1 TL Zitronensaft • Worcestersauce • Salz, Pfeffer • 50 g Champignons (aus der Dose) • 50 g Spargel (aus der Dose) • 1 TL gehackte Petersilie*

Zubereitung Naturreis körnig kochen. Hähnchenbrustfilets in der Gemüsebrühe 15 Minuten lang bei schwacher Hitze garen und herausnehmen. Brühe etwas einkochen und mit saurer Sahne, Zitronensaft, Worcestersauce, Salz und Pfeffer abschmecken. Champignons, Spargel und Hähnchenbrust klein schneiden, zu der Sauce geben und kurz erwärmen. Naturreis mit gehackter Petersilie vermischen und mit dem Frikassee servieren.

Für eine Edelvariante des Hühnerfrikassees nimmt man frische Pilze und junge Spargelköpfe. Das Gemüse lässt man zusammen mit der Hähnchenbrust kurz bei schwacher Hitze gar ziehen.

Rohkost mit Hähnchen (für 2 Personen)

Zutaten *3 Möhren • 1/2 Sellerieknolle • 1 kleiner Blumenkohl 1 Zwiebel • 100 g Hähnchenbrustfilet • etwas Butter • Salz, Pfeffer 4 EL saure Sahne • 2 EL Sonnenblumenöl • 2 TL Zitronensaft*

Zubereitung Gemüse waschen und putzen. Möhren in Scheiben schneiden. Sellerie grob raffeln. Blumenkohl in kleine Röschen zerlegen. Zwiebel abziehen und fein würfeln. Das Gemüse in einer großen Schüssel mischen. Hähnchenfilet in Butter beidseitig kurz braten, mit Salz und Pfeffer würzen, in Streifen schneiden. Rohkost mit einer Sauce aus saurer Sahne, Sonnenblumenöl, Zitronensaft, Salz und Pfeffer übergießen, etwas einziehen lassen. Hähnchenstreifen dazu garnieren. Eventuell zusammen mit ein paar Baguettescheiben servieren.

Peking-Hühnchen (für 2 Personen)

Zutaten *4 EL Naturreis • 2 Tassen Gemüsebrühe • 250 g Hähnchenbrustfilet (ohne Haut und Knochen) • 2 EL trockener Weißwein 2 EL Sojasauce • 2 Frühlingszwiebeln • 1 TL Sonnenblumenöl 2 EL Cashewnüsse*

Zubereitung Naturreis in Gemüsebrühe körnig kochen. Hähnchenbrust in 2 Zentimeter dicke und 5 Zentimeter lange Streifen schneiden. In eine Schüssel geben und mit Wein und Sojasauce übergießen.

1/2 Stunde lang ziehen lassen. Zwiebeln putzen, in dünne Ringe schneiden. Öl in der Pfanne erhitzen, abgetropftes Hähnchenfleisch anbraten, dabei häufig wenden. Zwiebelringe zugeben und für 1 Minute mitbraten. Marinade in die Pfanne geben, bei schwacher Hitze für 2 Minuten mitschmoren. Nüsse in einer Pfanne ohne Fett anrösten und zum Geflügel geben. Zusammen mit dem Reis servieren.

Die Füllung der Hähnchenbrust kann man vielseitig variieren: Probieren Sie auch mal rohen Schinken statt gekochten, oder nehmen Sie etwas Gorgonzola oder Kräuterfrischkäse statt Schweizer Käse.

Gefüllte Hähnchenbrust

Zutaten *200 g Blattspinat • 200 g Hähnchenbrustfilet (ohne Haut und Knochen) • Salz, Pfeffer • 1 Scheibe gekochter Schinken (ca. 30 g)*
1 Scheibe Schweizer Käse (ca. 20 g) • 10 g Butterschmalz
1 Tasse Gemüsebrühe • 1/4 TL Delikatesssauce zum Braten
1 EL saure Sahne

Zubereitung Spinat waschen und ein besonders großes Blatt heraussuchen. Geflügelfilet trockentupfen, mit Salz und Pfeffer würzen. Schinken und Käse darauf legen, ebenso das große Spinatblatt. Hähnchenfilet zusammenklappen und mit Küchengarn seitlich zusammennähen. Spinat in einem kleinen Topf mit etwas Wasser 10 Minuten lang dünsten. Butterschmalz in der Pfanne erhitzen und das Geflügel darin von jeder Seite für ca. 5 Minuten anbraten. Brühe zugießen, mit einem Deckel abdecken. Noch 2 Minuten lang weiterdünsten lassen, dann herausnehmen und warm stellen. Delikatesssauce einstreuen und saure Sahne einrühren. Zusammen mit dem Spinat und eventuell etwas Baguette anrichten.

Grillhähnchen mit Spargel

Zutaten *1 mittelgroße Kartoffel • 200 g Hähnchenbrust*
Salz, Pfeffer, Paprika-, Knoblauchpulver • 200 g Spargel (frisch oder aus der Dose) • 1 TL Butter • 1 TL gehackte Petersilie

Zubereitung Kartoffel waschen, schälen und in Salzwasser gar kochen. Hähnchenbrust mit den Gewürzen einreiben, im Backofen etwa 15 Minuten lang grillen. Spargel schälen, holzige Enden abschneiden. Für etwa 10 Minuten in Salzwasser kochen (Dosenspargel im eigenen Saft erhitzen). Spargel abtropfen lassen, Butterflöckchen und Petersilie darüber streuen. Alles zusammen anrichten.

Pflanzliches Eiweiß – nicht nur für Vegetarier

Gemüsepfanne mit Ei

Zutaten *1 Paprikaschote • 1 kleine Aubergine • 1 kleine Zucchini*
1 Stängel Bleichsellerie • 1 kleine Zwiebel • 1 Knoblauchzehe
1 EL Olivenöl • 3 EL Gemüsefond (Instant) • Salz, Pfeffer
frisches gehacktes Basilikum • 1 TL Butterschmalz • 1 Ei

Zubereitung Gemüse waschen. Paprikaschote halbieren, Kerne und Trennwände entfernen, in kleine Würfel schneiden. Aubergine, Zucchini und Sellerie ebenso in kleine Würfel schneiden. Zwiebel und Knoblauch abziehen und fein hacken. Aubergine in der Pfanne in heißem Öl anbraten. Zwiebel, Knoblauch und Gemüse hinzufügen. Gemüsefond angießen. Alles würzen und mit gehacktem Basilikum bestreuen. Das Ei in heißem Butterschmalz zum Spiegelei braten und auf dem Gemüse anrichten.

Biokartoffeln mit Gemüsequark

Zutaten *3 kleine Kartoffeln (aus dem Naturkostladen) • 1/2 TL Kümmel • 1 Tomate • 1 Frühlingszwiebel • 1 kleine Fenchelknolle*
100 g Magerquark • 1 EL Mineralwasser • Salz, Pfeffer • 1 TL Zitronensaft • 1 TL gehackte Petersilie

Zubereitung Kartoffeln waschen, in der Schale mit dem Kümmel gar kochen. Tomate überbrühen, abziehen, in Würfel schneiden. Frühlingszwiebel putzen und in dünne Ringe schneiden, Fenchel waschen, putzen und raspeln. Magerquark mit Mineralwasser glatt rühren, Gemüse darunter heben. Mit Salz, Pfeffer und Zitronensaft würzen. Petersilie darüber streuen. Kartoffeln samt Schale dazu essen.

Zucchini-Tomaten-Gratin

Zutaten *1 Fleischtomate • 2 kleine Zucchini • 50 g Mozzarella*
1 EL saure Sahne • 1 TL Zitronensaft • Salz, Pfeffer • 1 TL Oregano
1 Vollkornbrötchen

Mehr Pepp bekommt die Gemüsepfanne, wenn sie mit einer halben Chilischote und einem Teelöffel getrockneten Provencekräutern gewürzt wird. Vorsicht beim Anbraten der Aubergine: Sie saugt Fett auf wie ein Schwamm und brennt sehr leicht an.

Zubereitung Tomate überbrühen, abziehen, in Scheiben schneiden. Zucchini waschen, putzen und wie den Mozzarella in Scheiben schneiden. Alles dachziegelartig in eine Auflaufform einschichten. Saure Sahne mit Zitronensaft, Salz und Pfeffer mischen. Über das Gemüse geben. Oregano darüber streuen. Im Backofen bei 200 °C 15 Minuten lang überbacken. Mit dem Vollkornbrötchen servieren.

Tofuwürstchen mit Kartoffelsalat (für 2 Personen)

Zutaten *300 g fest kochende Kartoffeln • 2 Zwiebeln • 3 EL Essig 2 TL Gemüsebrühe • Salz, Pfeffer • etwas Süßstoff • 1/2 Schlangengurke • 1 Bund Schnittlauch • 4 Tofuwürstchen (aus dem Naturkostladen) • Senf*

Zubereitung Kartoffeln waschen, schälen und in Salzwasser gar kochen. Zwiebeln abziehen und in kleine Würfel schneiden, mit 1/8 Liter Wasser, dem Essig sowie der Brühe aufkochen. Mit Salz, Pfeffer und etwas Süßstoff abschmecken. Kartoffeln pellen und in Scheiben schneiden. Gurke schälen, entkernen und in Stücke schneiden. Kartoffeln und Gurkenstücke mischen und mit der heißen Salatsauce übergießen. Alles gut mischen und für 5 Minuten ziehen lassen. Kartoffelsalat mit Schnittlauchröllchen überstreuen. Tofuwürstchen im Wasser erhitzen und mit dem Senf zum Kartoffelsalat servieren.

Vollkornnudeln mit Zucchini (für 2–3 Personen)

Zutaten *125 g Grünkernmehl • 125 g Weizenmehl Type 1050 60 g Roggenmehl Type 1370 • 3 Eier • 3 EL Öl • 1 TL Salz 2 kleine Tomaten • 2 Zucchini • 60 g Kürbiskerne • 60 g Butter 3 EL Kürbiskernöl • 60 g geriebener Parmesan • 3 EL gehackte Petersilie • 3 Stiele Kerbel • Salz, Pfeffer*

Zubereitung Aus Grünkern-, Weizen- und Roggenmehl sowie Eiern, Öl und Salz einen geschmeidigen Nudelteig bereiten, dabei tropfenweise Wasser hinzugeben, bis der Teig zusammenhält, aber nicht klebt. Dünn ausrollen und in Streifen schneiden. Tomaten überbrühen, abziehen, würfeln. Zucchini waschen, in Scheiben und diese in dünne Stifte schneiden. Kürbiskerne grob hacken. Butter in der Pfanne zerlassen. Zucchinistreifen darin andünsten, Tomatenwürfel unterheben

Der Kartoffelsalat zu den Tofuwürstchen gelingt nur gut mit wirklich fest kochenden Kartoffelsorten. Besonders geeignet sind z. B. die Salatkartoffeln Hansa, Sieglinde oder Bamberger Hörnle.

und würzen. Nudeln in reichlich Salzwasser bissfest kochen. Herausnehmen und gut abtropfen lassen. Kürbiskernöl in der Pfanne erhitzen, Kürbiskerne hinzufügen, abschmecken, die Nudeln darin wenden. Die Hälfte des Parmesan unterheben. Zucchini-Tomaten-Mischung, Kräuter und den restlichen Käse darüber verteilen.

Austernpilze mit grünen Nudeln

Zutaten *100 g grüne Nudeln • 200 g Austernpilze • 1 kleine Zwiebel*
1 Knoblauchzehe • 1 TL Öl • 1/2 TL Butter • 1 EL saure Sahne
Salz, Pfeffer • 1 TL Zitronensaft

Zubereitung Grüne Nudeln in Salzwasser bissfest kochen. Austernpilze putzen, Stiele abschneiden, Hütchen in Streifen schneiden. Zwiebel und Knoblauchzehe abziehen und klein würfeln, in Öl und Butter in der Pfanne goldgelb dünsten. Pilze dazugeben und alles etwa 5 Minuten lang braten. Dabei gut umrühren. Saure Sahne dazugeben, mit Salz und Pfeffer würzen. Mit Zitronensaft abschmecken und die Sauce zusammen mit den Nudeln anrichten.

Kartoffelsuppe mit Tofu (für 2 Personen)

Zutaten *100 g Tofu • 1 TL Öl • 1 Zwiebel • 2 TL Mehl*
1/2 l Milch • 1/4 l Mineralwasser • 10 EL Kartoffelpüreeflocken
Gemüsebrühwürfel für 1/2 l • 1 TL Oregano • Muskat, Selleriesalz
1 Bund Petersilie

Zubereitung Tofu in feine Scheiben schneiden und in Öl anbraten. Zwiebel abziehen und fein würfeln, dazugeben, goldgelb dünsten. Alles mit Mehl bestäuben, dann Milch, Mineralwasser, Kartoffelpüreeflocken und zerkrümelte Brühwürfel dazugeben. Erhitzen. Mit Oregano, Muskat und Sellerie würzig abschmecken. Klein gehackte Petersilie darüber streuen.

Eiertofu pikant

Zutaten *1 Knoblauchzehe • 1 kleine Zwiebel • 2 EL trockener Weißwein • 1/2 Päckchen Delikatesskräutersauce • 100 g Räuchertofu • Salz, Pfeffer • 3 Eier*

Austernpilze sind sehr gesund, haben aber relativ wenig Eigengeschmack. Eine wahre Delikatesse wird dieses Gericht mit frischen Steinpilzen, wenn Sie sie im Herbst auf dem Wochenmarkt entdecken können.

Zubereitung Knoblauch und Zwiebel abziehen, fein würfeln. Wein erhitzen, Zwiebel und Knoblauch hineingeben und bei mittlerer Hitze weich kochen. Kräutersauce in 1/4 Liter Wasser unter ständigem Rühren zum Kochen bringen. Tofu in kleine Würfel schneiden und in die Sauce geben. Darin ziehen lassen, mit Salz und Pfeffer abschmecken. Eier wachsweich kochen, abkühlen lassen, pellen und halbieren. Eier auf eine Platte geben und Tofu samt Sauce darüber verteilen. Nach Belieben mit Vollkorntoast oder Baguette servieren.

Neuerdings findet man häufiger nicht nur die bekannte Gartenkresse im Angebot, sondern auch die etwas schärfere Brunnenkresse. Sie wird ebenfalls in Kästchen angeboten und hat etwas dunklere und größere Blättchen.

Kleine Delikatessen zum Abendessen

Heringssandwich (für 2 Personen)

Zutaten *2 Zweige Minze • 1 kleine Zwiebel • 2 Scheiben Vollkornbrot • 2 TL Butter • 4 marinierte Heringsfilets • 1/2 Zitrone • Pfeffer*

Zubereitung Minzeblätter abspülen und gut trocknen. Zwiebel abziehen und in dünne Ringe schneiden. Brotscheiben mit etwas Butter bestreichen. Mit den Minzeblättchen belegen. Je 2 Heringsfilets auf die Scheiben legen. Darauf die Zwiebelringe und die in dünne Scheiben geschnittene Zitrone verteilen. Mit Pfeffer bestreuen.

Tofuwürstchen mit Gurke

Zutaten *1 Scheibe Vollkornbrot • 1 TL Butter • 1/2 TL Senf*
etwas Kresse • 2 Tofuwürstchen (aus dem Naturkostladen)
1 Gewürz- oder Senfgurke

Zubereitung Vollkornbrot mit Butter und Senf bestreichen. Etwas Kresse darüber geben. Tofuwürstchen in Scheiben schneiden und auf dem Brot verteilen. Gurke fächerförmig aufschneiden und dazu essen.

Sellerierohkost mit kaltem Braten

Zutaten *250 g Sellerie • 200 g Rote Bete • 1 Orange • 2 EL Apfelessig • 3 EL Sonnenblumenöl • Salz, Pfeffer • 60 g kalter Braten*
2 EL Sonnenblumenkerne

Zubereitung Sellerie und Rote Bete waschen, schälen und grob raspeln. Orange schälen und in kleine Stücke schneiden. Essig, Öl und 1 Esslöffel Wasser mit Salz und Pfeffer verrühren. Über das Gemüse geben. Etwas durchziehen lassen. Kalten Braten in Streifen schneiden und dazu garnieren. Mit Sonnenblumenkernen überstreuen.

Schinkenbrot mit Tomate

Zutaten *1 Scheibe Vollkornbrot • 1 TL Butter • 2 Kopfsalatblätter*
1 große Scheibe magerer gekochter Schinken • 1 Tomate
etwas Kresse

Zubereitung Vollkornbrot mit Butter bestreichen. Gewaschene Salatblätter darauf legen. Den Schinken und die in Scheiben geschnittene Tomate auf die Salatblätter geben. Mit Kresse überstreuen.

Tatar mit Vollkorntoast

Zutaten *1 kleine Zwiebel • 1 kleine Gewürzgurke • 100 g Beefsteakhack • Salz, Pfeffer • 1/2 TL Paprikapulver • 2 Scheiben Vollkorntoast*
2 TL Butter • 2 Tomaten

Zubereitung Zwiebel abziehen und fein würfeln, Gurke abtropfen lassen und ebenfalls würfeln. Beefsteakhack mit klein gewürfelter Zwiebel und Gurke, Salz, Pfeffer und Paprikapulver mischen. Toast rösten und mit Butter bestreichen. Tatar auf den Scheiben verteilen. Tomaten waschen und in Scheiben schneiden, Tatarbrote damit garnieren.

Beim Tatar kommt es ganz entscheidend auf die Frische des Fleischs an. Kaufen Sie es möglichst nicht abgepackt, sondern lassen Sie es beim Fleischer vor Ihren Augen frisch durchdrehen.

Paprikasalat mit Tofuwurst (für 2 Personen)

Zutaten *je 1 rote und grüne Paprikaschote • 150 g Tofuwürstchen*
1 kleine Gewürzgurke • 1 EL Zitronensaft • 1 TL Wasser • Salz, Pfeffer
1 Prise Zucker • 1 TL mittelscharfer Senf • 1 EL Pflanzenöl

Zubereitung Paprikaschoten vierteln, abspülen, Trennwände und Kerne entfernen. Paprikaschoten in feine Streifen, Tofuwürstchen in dünne Scheiben schneiden. Gewürzgurke fein würfeln. Für die Marinade Zitronensaft, Wasser, Salz, Pfeffer, Zucker, Senf und Öl verrühren und mit den Salatzutaten mischen. Zugedeckt für 20 Minuten durchziehen lassen, eventuell mit Vollkornbrötchen oder -toast servieren.

Rührei mit Krabben

Zutaten *1 Ei • 2 EL Schlagsahne • Salz, Muskat • 1/2 TL gehackte Petersilie • 1/2 TL Schnittlauchröllchen • 1/2 kleine rote Paprikaschote • 1 TL Butterschmalz • 50 g Krabben • 2 Scheiben Pumpernickel • 1 EL Butter*

Zubereitung Ei und Sahne verquirlen, würzen. Kräuter untermischen. Die halbe Paprikaschote putzen, waschen, Kerne und Trennwände entfernen, fein würfeln und zur Eimasse geben. In heißem Butterschmalz unter Rühren stocken lassen. Beiseite stellen. Krabben überbrausen, trocknen. Pumpernickel mit Butter bestreichen, Rührei darauf anrichten. Krabben darüber verteilen.

Putenbrust exotisch

Zutaten *100 g geräucherte Putenbrust • 2 Scheiben frische Ananas 1 Frühlingszwiebel • 50 g Sojasprossen • 2 EL Sojasauce 1 EL Zitronensaft • 1 TL Pflanzenöl • Pfeffer*

Sojasprossen sind leider nicht immer frisch zu bekommen. Zur Not tun es auch solche aus der Dose oder dem Glas, obwohl ihre Nährstoffe natürlich gelitten haben. Nach einem kurzen Bad in Eiswasser sind sie wieder knackig frisch.

Zubereitung Putenbrust in dünne Streifen schneiden. Ananas in mundgerechte Stücke, Frühlingszwiebel in dünne Ringe schneiden. Sojasprossen überbrausen und gut abtropfen lassen. Alles vermischen. Mit einer Sauce aus Sojasauce, Zitronensaft, Öl und Pfeffer übergießen. Für 10 Minuten ziehen lassen. Eventuell mit Knäckebrot, Toast oder Vollkornbrötchen servieren.

Hähnchenleber auf Feldsalat

Zutaten *50 g mehlig kochende Kartoffeln • 50 g Feldsalat 2 große Champignons • 1 TL Butter • 100 g Hähnchenleber 1 kleine Schalotte • 2 EL Hühnerbrühe • 1 EL Rotweinessig 2 EL Olivenöl • Salz, Pfeffer*

Zubereitung Kartoffeln waschen und in der Schale kochen. Feldsalat und Champignons waschen und putzen. Champignons in feine Scheiben schneiden. Butter in der Pfanne erhitzen, Hähnchenleber darin 6 Minuten lang anbraten. Schalotte abziehen und fein hacken. Gekochte Kartoffeln pellen, noch heiß im Mixer pürieren. Brühe, Essig und Öl dazugeben. Gehackte Schalotte untermischen, mit Pfeffer und Salz

abschmecken. Feldsalat auf Teller geben, Champignons darauf verteilen. Die noch warme Hähnchenleber in Scheiben schneiden und ebenfalls auf dem Salat anrichten. Mit der Sauce übergießen und servieren.

Krabbencocktail mit Fenchel

Zutaten *1 kleine Fenchelknolle • 80 g Krabben • 3 EL Schlagsahne
1 TL Tomatenmark • 1 TL Zitronensaft • Pfeffer • 2 Scheiben Vollkorntoast • 1 TL Butter*

Zubereitung Fenchelknolle waschen, putzen und in dünne Streifen
schneiden. Mit den gewaschenen und abgetropften Krabben mischen.
Sahne leicht schlagen, mit Tomatenmark, Zitronensaft und Pfeffer verrühren. Über den Salat geben. Toast rösten und mit Butter bestreichen,
zum Salat servieren.

Magerquark mit Erdbeeren

Zutaten *1 Becher Magerquark • 1 TL Honig • 2 TL Zitronensaft
100 g Erdbeeren • Pfeffer • 1 Vollkornbrötchen*

Zubereitung Magerquark mit Honig und Zitronensaft cremig verrühren. Erdbeeren kurz waschen, die Stängelansätze entfernen und
das Fruchtfleisch in Viertel schneiden. Früchte vorsichtig unter den
Quark heben. Mit etwas Pfeffer bestreuen. Zusammen mit einem Vollkornbrötchen essen.

Bohnensalat Sirtaki

Zutaten *125 g grüne Bohnen • 1/2 TL Bohnenkraut • 1 Schalotte
1 EL Weinessig • 1 TL Olivenöl • Kräutersalz, Pfeffer
30 g Schafskäse • 50 g kalter Braten • 1 Scheibe Toast • 1 TL Butter*

Zubereitung Bohnen waschen und abfädeln, eventuell einmal durch-
brechen. In wenig Salzwasser mit etwas Bohnenkraut bissfest kochen.
Schalotte abziehen und fein würfeln, über die fertigen Bohnen streuen.
Aus Essig, Öl, Kräutersalz und Pfeffer eine Sauce rühren, die Bohnen
damit übergießen. Schafskäse und kalten Braten klein würfeln und
unter die Bohnen mischen. Vollkorntoast rösten, mit Butter bestreichen
und dazu essen.

Grüne Bohnen sind eine der ganz wenigen Gemüse-sorten, die nicht zum Rohverzehr geeignet sind. Sie enthalten Gift-stoffe, die erst durch mindestens fünfminütiges Ko-chen neutralisiert werden.

Bildnachweis

Image Bank, München: 2 (Gio Barto), 28 (David de Lossy), 115 (Alain Altair), 132 (Simon Wilkinson), 171 (Benn Michel); Jump, Hamburg: Titel/Einklinker (Kristiane Vey), 165 (Martina Sandkühler); Premium, Düsseldorf: 9 (M. Carr), 10 (Lippert, 17 (Chroma Zone), 33 (M. Iwago/Minden), 36, 68, 110 (Stock Image), 42 (J.-M. Foujols), 50 (Maximilian), 55 (Food Pix), 60 (M. Faltner), 84 (M. Berton/Stock Image), 106, 131 (Orion Press); Südwest Verlag, München: Titel/Fond (Ute Schoenenburg), 166 (Karl Newedel), Freisteller Inhalt; Tony Stone, München: 75 (Frank Orel), 109 (Ian O'Leary), 140 (Sanders Nicolson), 178 (Christel Rosenfeld)

Literatur

Hamm, Michael: Ernährung für Spitzenpower. Südwest Verlag. München 1999
Helberg, Dörte: Die FIT FOR FUN-Diät. Südwest Verlag. 7. Auflage, München 2000

Hinweis

Impressum

© 2000 Südwest Verlag, München, in der Econ Ullstein List Verlag GmbH & Co. KG, München

Redaktion: Dr. Marion Onodi, Nicola von Otto

Projektleitung: Nicola von Otto

Redaktionsleitung: Dr. Christiane Lentz

Bildredaktion: Tanja Nerger

Produktion: Manfred Metzger (Leitung), Annette Aatz, Dr. Erika Weigele-Ismael

Layout: Wolfgang Lehner

Umschlag: Heinz Kraxenberger, München; Till Eiden

DTP-Produktion: Mihriye Yücel

Printed in Italy

Gedruckt auf chlor- und säurerarmem Papier

ISBN 3-517-6156-5

Sachregister

Rezepteregister